"十三五"国家重点图书出版规划项目

上海高校服务国家重大战略出版工程

毕业后医学教育出版工程

Anesthesiology

CASE STUDY

名誉总主编　王振义　汤钊猷
总　主　编　黄　红　李宏为
执行总主编　张　勘

住院医师规范化培训示范案例丛书

住院医师规范化培训
麻醉科示范案例

U0295268

本册主编：于布为

　副主编：罗　艳　张富军　薛庆生

组织编写：上海市卫生与计划生育委员会
　　　　　上海市医药卫生发展基金会
　　　　　上海市住院医师规范化培训事务中心

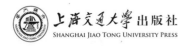上海交通大学出版社
SHANGHAI JIAO TONG UNIVERSITY PRESS

内容提要

本书根据《住院医师规范化培训实施细则》的要求,选取了 34 个临床病例,根据患者的病情、手术类型等,预测麻醉中可能出现的问题并准备相应的防治措施,通过病例分析与要点讨论等,帮助住院医师形成正确的临床思维能力。

本书的主要读者对象为住院医师,也可供社区医生、进修医师及临床手术人员阅读。

图书在版编目(CIP)数据

住院医师规范化培训麻醉科示范案例/于布为主编.—上海:上海交通大学出版社,2016(2024 重印)

(住院医师规范化培训示范案例丛书)

ISBN 978-7-313-14836-0

Ⅰ.①住… Ⅱ.①于… Ⅲ.①麻醉学−医师−岗位培训−自学参考资料
Ⅳ.①R614

中国版本图书馆 CIP 数据核字(2016)第 087362 号

住院医师规范化培训麻醉科示范案例

主　　编:于布为

出版发行:上海交通大学出版社　　　　　　　　　地　　址:上海市番禺路 951 号

邮政编码:200030　　　　　　　　　　　　　　　电　　话:021-64071208

印　　制:苏州市越洋印刷有限公司　　　　　　　经　　销:全国新华书店

开　　本:889mm×1194mm　1/16　　　　　　　印　　张:12.25

字　　数:349 千字

版　　次:2016 年 5 月第 1 版　　　　　　　　　印　　次:2024 年 3 月第 4 次印刷

书　　号:ISBN 978-7-313-14836-0

定　　价:58.00 元

"住院医师规范化培训示范案例"
丛书编委会名单

《住院医师规范化培训麻醉科示范案例》
编委会名单

主　编　于布为

副主编　罗　艳　张富军　薛庆生

秘　书　李　强　严　俊

编　委（按姓氏拼音为序）

包程蓉　曹　佳　郭　茜　何　苗　胡天然

黄燕华　江金健　蓝海珍　李　强　陆　菡

陆肖坚　吕卓辰　孟　莹　陶　磊　王蔚隽

徐　悦　许细某　薛景景　张丽芸　朱倩林

序

Forword

住院医师规范化培训是毕业后医学教育的第一阶段,是医生成长的必由之路,是提高医疗技术和服务水平的需要,也是提升基层医疗机构服务能力,为基层培养好医生,有效缓解"看病难"的重要措施之一,是深化医药卫生体制改革的重要基础性工作。

自 2010 年以来,在市政府和国家卫计委的大力支持和指导下,上海根据国家新一轮医改精神,坚持顶层设计,探索创新,率先实施与国际接轨的住院医师规范化培训制度,并把住院医师规范化培训合格证书作为全市各级公立医院临床岗位聘任和晋升临床专业技术职称的必备条件之一。经过 6 年多的探索实践,上海市已构建了比较完善的组织管理、政策法规、质控考核、支撑保障等四大体系,在培养同质化、高水平医师队伍方面积累了一定的经验,也取得了初步成效。

因一直立足于临床一线,对医生的培养特别是住院医师规范化培训工作有切身体验,我曾希望编写一套关于"住院医师规范化培训"的教材。如今,由上海市卫生计生委牵头组织编写的这套"住院医师规范化培训示范案例"丛书书稿已出炉,不觉欣然。丛书以住培期间临床真实案例为载体,按照诊疗流程展开,强调临床思维能力的培养,病种全、诊疗方案科学严谨、图文并茂,是不可多得的临床诊疗参考读物,相信会对住院医师临床思维能力和技能培训有很大帮助。这套图书是上海医疗界相关专家带教经验的传承,也是上海 6 年来住院医师培养成果的集中展示。我想这是上海住院医师规范化培训工作向国家交出的一份阶段性答卷,也是我们与其他兄弟省市交流的载体;它是对我们过去医学教育工作的一种记录和总结,更是对未来工作的启迪和激励。

借此机会,谨向所有为住院医师规范化培训工作做出卓越贡献的工作人员和单位,表示衷心的感谢,同时也真诚希望这套丛书能够得到学界的认可和读者的喜爱。我期待并相信,随着时间的流逝,住院医师规范化培训的成果将以更加丰富多彩的形式呈现给社会各界,也将愈发彰显出医学教育功在当代、利在千秋的重大意义。

是为序。

王振义

2016 年 3 月

前言
Preface

2013 年 7 月 5 日,国务院 7 部委发布《关于建立住院医师规范化培训制度的指导意见》,要求全国各省市规范培训实施与管理工作,加快培养合格临床医师。到 2020 年,在全国范围内基本建立住院医师规范化培训制度,形成较为完善的政策体系和培训体系,所有新进医疗岗位的本科及以上学历临床医师均接受住院医师规范化培训,使全国各地新一代医师的临床诊疗水平和综合能力得到切实提高与保障,造福亿万人民群众。

上海自 2010 年起在全市层面统一开展住院医师规范化培训工作,在全国先试先行,政府牵头、行业主导、高校联动,进行了积极的探索,积累了大量的经验,夯实了上海市医药卫生体制改革的基础,并积极探索上海住院医师规范化培训为全国服务的途径,推动了全国住院医师规范化培训工作的开展。同时,上海还探索住院医师规范化培训与临床医学硕士专业学位研究生教育相衔接,推动了国家医药卫生体制和医学教育体制的联动改革。上海的住院医师规范化培训制度在 2010 年高票入选年度中国十大最具影响力医改新举措,引起社会广泛关注。

医疗水平是关系国人身家性命的大事,而住院医师规范化培训是医学生成长为合格医生的必由阶段,这一阶段培训水平的高低直接决定了医生今后行医执业的水平,因此其重要性不言而喻,它肩负着为我国卫生医疗事业培养大批临床一线、具有良好职业素养的医务人员的历史重任。要完成这一历史重任,除了构建合理的培养体系外,还需要与之相配套的文本载体——教材,才能保证目标的实现。目前国内关于住院医师规范化培训方面的图书尚不多见,成系统的、以临床能力培养为导向的图书基本没有。为此,我们在充分调研的基础上,及时总结上海住院医师规范化培训的经验,编写一套有别于传统理论为主的教材,以适应住院医师规范化培训工作的需要。

本套图书主要围绕国家和上海市出台的《住院医师规范化培训细则》规定的培训目标和核心能力要求,结合培训考核标准,以《细则》规定的相关病种为载体,强调住院医师临床思维能力的构建。

本套图书具有以下特点:

(1) 体系科学完整。本套图书合计 23 册,不仅包括内、外、妇、儿等 19 个学科(影像分为超声、放射、核医学 3 本),还包括《住院医师法律职业道德》和《住院医师科研能力培养》这两本素质教育读本,体现了临床、科研与医德培养紧密结合的顶层设计思路。

（2）编写阵容强大。本套图书的编者队伍集聚了全上海的优势临床医学资源和医学教育资源，包括瑞金医院、中山医院等国家卫生计生委认定的"住院医师规范化培训示范基地"，复旦大学"内科学"等 15 个国家临床重点学科，以及以一批从医 30 年以上的医学专家为首的、包含 1000 多名临床医学专家的编写队伍，可以说是上海各大医院临床教学科研成果的集中体现。

（3）质量保障严密。本套图书编写由上海市医师协会提供专家支持，上海市住院医师规范化培训专家委员会负责审核把关，构成了严密的质量保障体系。

（4）内容严谨生动，可读性强。每本图书都以病例讨论形式呈现，涵盖病例资料、诊治经过、病例分析、处理方案和基本原则、要点与讨论、思考题以及推荐阅读文献，采取发散性、启发式的思维方式，以《住院医师规范化培训细则》规定的典型临床病例为切入点，详细介绍了临床实践中常见病和多发病的标准诊疗过程和处理规范，致力于培养住院医师"密切联系临床，举一反三"的临床思维推理和演练能力；图书彩色印刷，图文并茂，颇具阅读性。

本套图书的所有案例都来自参编各单位日常所积累的真实病例，相关诊疗方案都经过专家的反复推敲，丛书的出版将为广大住院医师提供实践学习的范本，以临床实例为核心，临床诊疗规范为基础，临床思维训练为导向，培养年轻医生分析问题、解决问题的能力，培养良好的临床思维方法，养成人文关怀情操，必将促进上海乃至国内住院医师临床综合能力的提升，从而为我国医疗水平的整体提升打下坚实的基础。

本套图书的编写得到了国家卫生与计划生育委员会刘谦副主任、上海市浦东新区党委书记沈晓明教授的大力支持，也得到了原上海第二医科大学校长王一飞教授，王振义院士，汤钊猷院士，戴尰戎院士的悉心指导，上海市医药卫生发展基金会彭靖理事长和李宣海书记为丛书的出版给予了大力支持，此外，上海市卫生与计划生育委员会科教处、上海市住院医师规范化培训事务中心以及各住院医师规范化培训基地的同事都为本套图书的出版做出了卓越贡献，在此一并表示感谢！

本套图书是上海医疗卫生界全体同仁共同努力的成果，是集体智慧的结晶，也是上海多年住院医师规范化培训成效的体现。在住院医师规范化培训已全国开展并日渐广为接受的今天，相信这套图书的出版会在培养优秀的临床应用型人才中发挥应有的作用，为我国卫生事业发展做出积极的贡献。

"住院医师规范化培训示范案例"编委会

编写说明

Instructions

　　《住院医师规范化培训麻醉科示范案例》与以往的麻醉学教科书所不同，它以临床病例为切入点，根据患者的病情、手术类型等，预测麻醉中可能出现的问题并准备相应的防治措施，以帮助培养住院医师形成正确的临床思辨能力，从而提高围术期麻醉管理的质量和内涵。

　　本书从酝酿到撰写大约花费了一年多的时间，倾注了大量的心血，并查阅了大量的资料，这是上海交通大学附属瑞金医院麻醉科老中青专家共同努力的成果。本书总共提供34个临床病例，其中不乏国内外罕见病例，每个病例后均精心设计思考题。主要读者对象为接受规范化培训的住院医师，为住院医师进一步继续教育的学习引导。

　　尽管我们参考了许多文献资料，请教了有关专家进行了深入的研究探讨，付出了最大的努力，书中仍存有不足之处，敬请批评指正。

上海交通大学医学院附属瑞金医院

于布为

2015 年 11 月

目 录
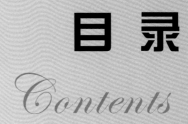

案例 1

急性心肌梗死患者行非体外循环冠状动脉旁路移植术

一、病历资料

1. 现病史

患者，男性，80岁。因"反复胸闷胸痛2天，加重6h余"就诊。患者24h前睡眠过程中出现胸闷胸痛不适，含服"保心丸"1h后上述症状逐步缓解。今晨5点患者再次出现胸闷胸痛不适，并且持续不缓解，胸痛主要位于胸骨中下段，伴双下肢无力，无大汗，心慌，肩背部放射痛，无头晕黑矇。遂至我院急诊科查心电图提示：

(1) 室性早搏。

(2) ST-T改变(ST段V_{1-4}呈弓背型抬高)。

(3) V_1 R/S>1。

心肌蛋白CK-MB定量101 ng/ml，肌红蛋白定量254 ng/ml，肌钙蛋白I 78.12 ng/ml。立即给予口服阿司匹林肠溶片300 mg，波立维300 mg，同时微泵泵入异舒吉扩冠，皮下注射低分子肝素1支，患者自觉胸闷胸痛症状逐步缓解。病程中患者无双下肢水肿，无夜间阵发性呼吸困难。收入病房后行CAG检查发现：LM远端90%狭窄，LAD开口80%狭窄，中段70%狭窄，LCX开口95%狭窄，RCA近中段40%狭窄，PDA开口70%狭窄。患者为明确的冠脉"三支病变"，建议转入心脏外科行冠状动脉旁路移植(简称"搭桥")手术。

2. 既往史

10年前患者曾于我院行CAG+PCI术，当时发现中间支中段90%狭窄，放置支架。另患者有高血压病史，血压最高曾达200 mmHg/110 mmHg，血压平时控制于140 mmHg/80 mmHg左右。糖尿病史5年，未规律服药。3年前本院头颅MRI证实有脑梗。慢性肾病史4年，具体不详。患者长期患有老慢支，间断服用阿斯美对症处理。否认药物食物过敏史。

3. 体格检查

(1) 患者Ht 170 cm, Wt 73 kg, T 37.1℃, P 80次/min, R 17次/min，较浅快，BP 135 mmHg/85 mmHg。

(2) 患者神清，精神可，半卧位，对答切题，检查能配合。鼻吸氧5 L/min时，SpO_2维持于93%～95%。屏气试验无法配合完成。

(3) 听诊患者双肺R音略粗，未及干、湿啰音哮鸣音，律不齐，可闻及5～8个早搏/min，未及心脏杂音。

(4) 患者张口度>3指，Mallampati分级Ⅱ级，头颈活动度好，甲颏间距6 cm。有缺齿、义齿。

4. 实验室及影像学检查或特殊检查

（1）心肌蛋白 CK - MB 定量 101 ng/ml，肌红蛋白定量 254 ng/ml，肌钙蛋白 I 78.12 ng/ml。

（2）胸片：两肺纹理增多增粗紊乱模糊，两下肺渗出考虑；两侧胸膜反应；纵隔增宽；心影增大，主动脉迂曲。

（3）心电图：①室性早搏；②ST - T 改变（ST 段 V_{1-4} 呈弓背型抬高）；③V_1 R/S>1。

（4）心脏彩超：LA 43，LV 53/37，室间隔中下段和心尖部收缩活动明显减弱，二尖瓣主动脉瓣轻中度反流，轻度三尖瓣反流，估测肺动脉压 57 mmHg，EF 56%。

（5）血常规正常范围，Bs 6.79 mmol/L，Cr 177 μmol/L，BUN 8.8 μmol/L，BUA 483 μmol/L，BNP 3 392 pg/ml。

（6）血管造影：LM 远端 90% 狭窄，LAD 开口 80% 狭窄，中段 70% 狭窄，LCX 开口 95% 狭窄，RCA 近中段 40% 狭窄，PDA 开口 70% 狭窄。

二、诊治经过

1. 麻醉前初步诊断

①急性 ST 段抬高型前壁心肌梗死；②心律失常（室早）；③高血压 3 级（极高危）；④Ⅱ型糖尿病；⑤脑梗死；⑥慢性支气管炎。

2. 治疗方案

（1）拟全麻下行非体外循环冠状动脉旁路移植术。

（2）患者进入手术室后，即刻为患者行面罩供氧。常规心电监护，并建立外周静脉通路，抽取血样行血气分析，给予镇静药物咪达唑仑 2 mg 和舒芬太尼 5 μg，并在局麻下行左手桡动脉穿刺连续测压。

（3）麻醉诱导：充分预供氧后，予以咪达唑仑 2 mg、丙泊酚 60 mg、罗库溴铵 40 mg、舒芬太尼 10 μg、地塞米松 10 mg 诱导，面罩通气 1 级，经口顺利插入 ID 7.50 普通气管导管，插管过程无阻力，导管固定于距门齿 23 cm 处。听诊双肺呼吸音对称，连接呼吸机，设置呼吸机参数潮气量 500 ml、呼吸频率 12 bpm/min、气道压维持于 16~17 cmH$_2$O。常规右侧颈内静脉穿刺置入 Swan-Ganz 漂浮导管，监测得肺动脉压 35 cmH$_2$O/13 cmH$_2$O。初始化 SvO$_2$ 75%，CCI 2.2。

（4）胸部正中切口进胸，术中取左侧大隐静脉（SVG）并游离左侧乳内动脉（LIMA）制备血管桥，半量肝素化后行 LIMA - LAD，Aorta - SVG - OM 不停跳搭桥，测桥血管流量满意后鱼精蛋白拮抗，复查血气分析，严密止血排查出血点，缝合心包，逐层关胸。患者带管回心外科 ICU 病房。麻醉维持期常规微泵维持多巴胺、硝酸甘油、米力农三种血管活性药物，加上瑞芬太尼、顺式阿曲库铵和异丙酚维持麻醉深度。循环波动时以手推去氧肾上腺素 40~80 μg/次，去甲肾上腺素 20~40 μg/次，硝酸甘油 50~100 μg/次；甚至肾上腺素 10~20 μg/次为首选，辅以微泵背景剂量调整。应注意：①取乳内动脉时通常使用胸骨撑开器，后者在撑开一侧胸腔的同时压迫心脏，降低心排，必须严密监测血压心电图 ST 段和肺动脉压的改变，结合 SvO$_2$ 和 CI 的变化，调整硝酸甘油[0.05~0.3 μg/(kg·min)]及米力农剂量[0.1~0.3 μg/(kg·min)]，以保证有效心排和心肌收缩，避免心功能进一步恶化。②在搭桥期间，心脏被多次搬动，并需要在搭桥部位放置固定器，固定局部心室表面以便于血管缝合。这些操作也会限制心脏收缩，对心功能有不同程度影响，甚至引起急性二尖瓣反流影响循环。此期间要观察心脏表面收缩频率、幅度和协调性，结合 ST 段和 CI 变化，调整血管活性药物用量，必要时改变患者体位也有利于缓解血压波动。本例患者在搭完 LIMA - LAD 后视心率逐步开大多巴胺至 5 mg/(kg·min)，减少手推药的用量，根据 CVP 和 ST 段变化调整硝酸甘油微泵[0.05~0.5 μg/(kg·min)]，根据肺动脉压和 CI 调整米力农微泵[0.1~0.5 μg/(kg·min)]。而在搭桥整体血管流量满意后逐步减少两者用量至 0.03 μg/(kg·min) 和 0.05 μg/(kg·min)，维持带入监护室。另外患者在搭桥过程中曾出现室早，室早连发，发现血钾水平低于 4 mmol/L,静脉补钾,适当给予利多卡因和硫酸镁静推,并适度加深麻醉。

（5）患者送入监护室时多巴胺 5 μg/(kg·min),硝酸甘油 0.03 μg/(kg·min),米力农 0.05 μg/(kg·min),血气分析都在正常范围,SvO_2 83%,CCI 4.1。术后第一天拔管,当天下午转入普通病房,术后 10 天顺利出院。

三、病例分析

1. 病史特点或术前小结

（1）患者,男性,80 岁。反复胸闷胸痛 2 天,加重 6 h 余。患者 24 h 前睡眠过程中出现胸闷胸痛不适,含服"保心丸"1 h 后上述症状逐步缓解。今晨 5 点患者再次出现胸闷胸痛不适,并且持续不缓解,胸痛主要位于胸骨中下段,伴双下肢无力,无大汗心慌肩背部放射痛,无头晕黑矇。遂至我院急诊科查心电图提示:①室性早搏;②ST-T 改变(ST 段 V_{1-4} 呈弓背型抬高);③V_1 R/S>1。心肌蛋白CK-MB定量 101 ng/ml,肌红蛋白定量 254 ng/ml,肌钙蛋白 I 78.12 ng/ml。立即给予口服阿司匹林肠溶片 300 mg,波立维 300 mg,同时微泵泵入异舒吉扩冠,皮下注射低分子肝素 1 支,患者自觉胸闷胸痛症状逐步缓解。病程中患者无双下肢水肿,无夜间阵发性呼吸困难。收入病房后行 CAG 检查发现:LM 远端 90% 狭窄,LAD 开口 80% 狭窄,中段 70% 狭窄,LCX 开口 95% 狭窄,RCA 近中段 40% 狭窄,PDA 开口 70% 狭窄。患者为明确的冠脉"三支病变",建议转入心脏外科行冠状动脉旁路移植手术。

（2）无手术外伤史,无哮喘过敏史。

（3）麻醉相关体格检查发现:

① 患者 Ht 170 cm,Wt 73 kg,T 37.1℃,P 80 次/min,R 17 次/min,较浅快,BP 135 mmHg/85 mmHg。

② 患者神清,精神可,半卧位,对答切题,检查能配合。鼻吸氧 5 L/min 时,SpO_2 维持于 93%～95%。屏气试验无法配合完成。

③ 听诊:患者双肺呼吸音略粗,未及干湿啰音哮鸣音,律不齐,可闻及 5～8 个早搏/min,未闻及心脏杂音。

④ 患者张口度>3 指,Mallampati 分级 Ⅱ 级,头颈活动度好,甲颏间距 6 cm。有缺齿、义齿。

2. 诊断与诊断依据

诊断:①急性 ST 段抬高型前壁心肌梗死;②心律失常(室早);③高血压 3 级(极高危);④Ⅱ 型糖尿病;⑤脑梗死;⑥慢性支气管炎。

诊断依据:

（1）男性,80 岁。主诉:反复胸闷胸痛 2 天,加重 6 h 余。

（2）既往曾于我院行 CAG 提示中间支中段 90% 狭窄,行 PCI 植入支架。另有高血压多年,糖尿病史 5 年,有脑梗病史、慢性肾病史、老慢支病史。

（3）查体:听诊　患者双肺呼吸音略粗,未及干湿啰音哮鸣音;心律不齐,可闻及 5～8 个早搏/min,未及心脏杂音。

（4）辅助检查:本院 EKG 示:①室性早搏;②ST-T 改变(ST 段 V_{1-4} 呈弓背型抬高);③V_1 R/S>1。心肌蛋白 CK-MB 定量 101 ng/ml,肌红蛋白定量 254 ng/ml,肌钙蛋白 I 78.12 ng/ml。

3. 鉴别诊断

（1）主动脉夹层:表现为胸背部撕裂样疼痛,伴有虚脱表现但血压下降不明显甚至增高,脉搏细速甚至消失或两侧肢体动脉血压明显不等,行 CT/MRI 检查可见血管夹层形成,累及冠脉时可表现为心电图心肌缺血,必要时可行胸部增强 CT 进一步鉴别。

（2）X 综合征:患者多表现为胸痛、胸闷,但无明显诱因,心电图可有缺血表现,运动负荷试验阳性,但冠脉造影正常,主要机制为微血管内皮功能异常。该患者目前不考虑此病。

四、处理方案及基本原则

（1）麻醉前积极评估患者心功能，做好术前准备，给予恰当的术前用药。急性心肌梗死患者应加强围术期心脏功能的维护，术前给予抗凝、扩张冠状动脉的治疗；还要考虑应用 β 受体阻滞剂，有效控制心率，充分降低心肌的氧耗。

（2）麻醉诱导应做到个体化，必须达到足够的深度以抑制插管应激反应，同时尽量避免对循环功能的过度抑制。

（3）麻醉期间要维持血流动力学平稳，维护心肌的氧供需平衡，预防心肌缺血，保护心脏功能。

五、要点与讨论

冠状动脉突然发生阻塞，局部心肌由于血供中断而发生缺血坏死。左冠状动脉前降支阻塞最常见，主要产生前壁、心室间隔前部及部分侧壁的心肌梗死，这与该患者冠状动脉造影结果相符合。急性心肌梗死因心肌严重缺血坏死，可出现四种异常形式的心肌收缩运动，包括非同步收缩运动、运动功能减退、不能运动、反常运动，常导致左心室功能不全、心功能下降。而非梗死区心肌运动则通过 Frank-Starling 机制和血循环中儿茶酚胺类物质的增加而使代偿性增强，即呈高动力性收缩状态。当心肌梗死面积较大时，左心室功能抑制明显，每搏输出量降低，左心室充盈压升高。此时，膜电位明显降低，促使出现慢反应动作电位。慢反应的自律活动随膜电位减小而不断增高。心脏内的潜在起搏点可由于这种特殊自律活动而形成异位节律，常见为室性期前收缩（也称"室早"）。此外缺血区心肌细胞缺血性损害程度不一致，造成复极化的速度不均匀或有部分极化状态存在，易引起折返性室性心动过速。若同时合并房室传导阻滞、二尖瓣关闭不全，则血流动力学更趋恶化。但如果心肌梗死不严重，正常心肌可以代偿以维持左心室功能。

随着心肌保护及外科技术的进步，近来的观点认为，对于确诊为急性心肌梗死的患者，在无法实施经皮腔内冠状动脉成形术（PTCA）时，应考虑施行非体外循环下冠状动脉旁路移植术（OPCAB）。因为早期重建冠状动脉血运可缩小心肌梗死范围，保护局部及整体的心肌功能，提高患者的生存率，但由于急性心肌梗死的病理生理改变，使麻醉处理难度大、风险高。

急性心肌梗死患者行 OPCAB 的麻醉管理原则为：维持心肌的氧供需平衡，预防心肌缺血，保护心脏功能。但冠状动脉粥样硬化性心脏病（简称"冠心病"）患者的冠状动脉储备能力差，难以通过增加冠状动脉血流来弥补心肌氧耗增加，因此，维持氧供需平衡的重点在于降低心肌氧耗，这是手术成功和降低早期死亡率的关键。具体做法是：①控制心率（60～80 次/min）：首先要维持足够的麻醉深度，其次应用血管活性药物，最常用的是艾司洛尔，但要注意此类患者药物的耐受力低，应用时要防止心功能恶化；②维持血压稳定：足够的灌注压对维持侧支循环和狭窄远端的心肌灌注至关重要，因此必须维持有效的灌注压，同时应用硝酸甘油以增加冠状动脉血流。

冠心病患者应给予术前用药，防止出现患者因手术紧张，导致心率血压升高的情况。该患者术前心功能较好，术前用药选择舒芬太尼 5 μg，咪唑安定 2 mg 静脉推注，使其在麻醉诱导前处于镇静状态，再完成外周静脉和桡动脉穿刺置管的操作。但患者处于心肌梗死的亚急性期，药物耐受性差，因此给药后可能出现循环的一过性波动。

心功能较好的冠心病患者诱导期最常用的阿片类药物仍然是芬太尼（或舒芬太尼），剂量为 10～20 μg/kg。异丙酚对循环有较大抑制作用，诱导时应根据患者循环反应酌情添加或辅以咪唑安定加深镇静。肌松药可选择罗库溴铵或维库溴铵等起效迅速的非去极化药物。诱导期一旦出现循环不稳血压下降，立即给予去氧肾上腺素纠正，直到完成插管并无明显心血管反应。注意掌握缓慢、多次、间断给药的原则。冠心病患者的麻醉维持要力求血流动力学平稳,在切皮和劈胸骨等刺激大的手术步骤前应加深麻醉。术中维持麻醉应根据患者心功能变化予以动态调整深度,若能辅助以脑电功能监测如 BIS/Narcotrend 之类指标则更能做到精确化管理。

患者经漂浮导管监测 CO 较低,血压也较低,多次给予去氧肾效果不佳,单用米力农维持心排易致外周血管床过度开放加重低血压状态,遂加用低剂量肾上腺素[0.03~0.05 μg/(kg·min)]泵入维持有效心排,增加心肌收缩力及足够心率。在搬动心脏、上固定器及冠状动脉吻合期间,由于心脏位置和容积的改变,血压会波动明显,一般如果平均压低于 60 mmHg 或收缩压低于 80 mmHg,同时伴有心律失常或 ST-T 改变,应立刻处理,一般首先考虑去氧肾上腺素 50~100 μg 单次推注,若改善无效且伴有心肌收缩乏力心脏饱满等情况,就应考虑改用其他强有效的升压药(如去甲肾上腺素 20 μg 甚至肾上腺素 10 μg 单次推注)并辅以强心药(泵注米力农或肾上腺素剂量调整)以求迅速改善心脏整体状态,避免进一步恶化,若给药无效可与外科医师商榷暂停该步骤,让心肌"休息"改善氧供减少氧耗。但需注意的是,搭桥期间需避免不必要的心率增快,过高的心率如超过 90~100 次/min 会大量增加心肌氧耗,也不利于外科操作进行。另外术中需要持续泵入硝酸甘油,防止冠状动脉吻合期间血管张力增加及痉挛,但要注意剂量应不影响血压。

低体温可以导致心率减慢、冠状动脉痉挛和心肌氧耗增加,因此术中要积极保温,维持外周和中心体温 36.5℃以上。

六、思考题

1. 若患者术中出现急性心功能不全,监护指标会有何表现?如何处理?
2. 如患者搭桥过程中出现连续恶性心律失常,甚至室颤,可能原因有哪些?该如何处理?

七、推荐阅读文献

1. Shanewise JS, Ramsay JG. Off-pump coronary surgery: how do the anesthetic considerations differ? [J] Anesthesiol Clin North Am, 2003,21:613-623.

2. Chassot PG, Van der Linden P, Zaugg M. Off-pump coronary artery bypass surgery: physiology and anaesthetic management [J]. Br J Anaesth, 2004,92:400-413.

(朱倩林)

案例 2

主动脉球囊反搏(IABP)技术
在心脏外科手术中的运用

一、病历资料

1. 现病史

患者,男性,69岁。因"反复出现活动后胸闷气急不适2月余",患者休息后能逐渐缓解,同时伴夜间阵发性呼吸困难,坐起后有所缓解,无明显胸痛,无恶心呕吐,无头晕黑矇,无端坐呼吸等不适。患者1周前至当地医院就诊,行冠脉CTA示"冠脉一支多发混合斑块形成,管腔重度狭窄,LAD远段浅表型心肌桥",予扩冠、抗血小板、调脂、利尿等治疗。现患者为求进一步诊疗,来我院就诊,拟"冠心病"收入病房。

追问病史,患者自诉20年前曾有心肌梗死发作,经保守治疗好转,未复查。

病程中,患者神清,精神尚可,胃纳可,夜眠差,二便无殊,体重无明显变化。

2. 既往史

20年前曾有心肌梗死发作,经保守治疗好转,未复查。糖尿病史多年,目前服用拜糖苹及来得时(甘精胰岛素注射液)夜晚皮下注射,控制可。对辅酶Q10过敏。否认哮喘病史,否认手术外伤史。

3. 体格检查

(1)患者 Ht 175 cm, Wt 69 kg, T 37.0℃, P 88 次/min, R 20 次/min, BP 91 mmHg/60 mmHg。

(2)患者神清,精神可,双肺呼吸音清,HR 88 次/min,律齐,未闻及明显杂音,双下肢无水肿,四肢肌力正常。

4. 实验室和影像学检查

(1)心肌蛋白:CK - MB 1.1 ng/ml,肌红蛋白定量 31.1 ng/ml,肌钙蛋白 I 0.07 ng/ml。

(2)氨基末端 B 型利钠肽前体:12 371.0 μg/ml。

(3)胸片:两肺纹理增多模糊,右肺门影增浓。心影增大。主动脉迂曲钙化。

(4)胸部 CT 平扫:两肺纹理增多,两上肺散在条索灶,右侧少量胸腔积液。

(5)心电图:完全性右束支传导阻滞,ST - T 改变。

(6)心脏彩超:左房内径 47 mm,左室舒张末期内径 64 mm,左室收缩末期内径 52 mm,左室壁节段活动异常,中度二尖瓣关闭不全,主动脉瓣、三尖瓣轻微反流,心功能不全,EF 37%, PA 45 mmHg。

(7)冠脉造影:LM 正常;LAD 近段、中远段弥漫性 70%～90%狭窄;LCX 近中段 70%～99%弥漫性狭窄伴钙化;RCA 全程弥漫性狭窄伴钙化病变。

(8)四肢血管超声:右侧颈动脉及左侧颈总动脉斑块形成,狭窄率＜50%,左侧颈内动脉起始处斑块形成,狭窄率显示不清,左侧颈总动脉阻力指数增高,双侧下肢动脉斑块形成,双侧胭动脉以下末梢动脉流速减低供血不足。

(9) 上腹部 CT 平扫:肝内低密度影,囊肿可能,左肾小结石,左肾囊肿可能。腹腔、肾周脂肪间隙模糊,腹膜后多发淋巴结影显示;腹主动脉、肾动脉壁钙化。

(10) 盆腔 CT 平扫:前列腺增大伴钙化,左侧精囊腺稍饱满。腹主动脉及双侧髂动脉及其分支壁钙化。盆底软组织水肿。

(11) PET‑CT:心尖、左室前壁、下壁、左室外侧壁局部心肌缺血,左室前壁及下壁心肌代谢与灌注不匹配(75%),提示缺血心肌活力存在;左室心腔扩大。左室功能 EF 值降低(19%)。

(12) 肺通气功能:正常。

二、诊治经过

1. 麻醉前初步诊断
冠心病,二尖瓣中度反流,陈旧性心肌梗死,心功能不全,心功能Ⅲ级,2型糖尿病。

2. 治疗方案
(1) 拟全麻下行体外循环下冠状动脉旁路移植(CABG)+二尖瓣成形术(MVP)。

(2) 患者进入手术室后,常规心电监护,BP 130 mmHg/70 mmHg, HR 78 次/min, SpO_2 100%,建立外周静脉通路,予咪唑安定 1 mg、舒芬太尼 5 μg 静脉推注,查 ACT:196 s,静脉血气示"pH 值7.429, BE 9.0 mmol/L, Hb 15.1 g/L, Hct 46.2% mmol/L, K^+ 4.7 mmol/L, Ca^{2+} 1.13 mmol/L",面罩供氧,局麻下行左手桡动脉穿刺连续测压。

(3) 充分预供氧后,予以丙泊酚 120 mg、罗库溴铵 45 mg、舒芬太尼 15 μg、地塞米松 10 mg、甲强龙 80 mg 诱导,普通喉镜辅助下暴露声门,经口顺利插入 ID 7.5 普通气管导管。听诊双肺呼吸音对称,连接呼吸机,设置呼吸机参数潮气量 475 ml、呼吸频率 12 次/min。后于右颈内静脉置入 Swan-Ganz 漂浮导管,测得心脏指数(CI)1.1, SvO_2 64%,肺动脉收缩压/肺动脉舒张压(PASP/PADP)40 mmHg/22 mmHg。

(4) 食道超声见二尖瓣中度反流。予肝素 200 mg 后,查 ACT:698 s,于右侧腋动脉插供血管,上下腔插管建立体外循环,室颤下行搭桥+二尖瓣成形术。术中发现心尖区室壁瘤直径 5 cm,予以切除。于心脏表面置临时起搏器,逐步停止体外循环,食道超声示二尖瓣轻微反流,室间隔区域收缩差,流量 SVG 109 ml/min,吸入浓度(PI)3.2。停体外循环困难,血压波动于 60 mmHg/40 mmHg,食道超声提示二尖瓣轻度反流,室间隔收缩差,遂自左侧腹股沟置入(主动脉内球囊反搏)(IABP),随后停体外循环成功, DA 8 μg/(kg·min), NTG 0.1 μg/(kg·min), MiliN 0.3 μg/(kg·min), AD 0.4 患者 μg/(kg·min),术中输注乳酸钠林格 1 000 ml,琥珀酰明胶 1 000 ml,少浆血 4 IU,血浆 400 ml,术毕 BP 90 mmHg/60 mmHg, HR 109 次/min CVP 8 mmHg, PA 34 mmHg/15 mmHg, PCWP 13 mmHg, CI 2.3, SvO_2 70%,尿量 1 000 ml。血气分析:pH 值 7.330, BE 4 mmol/L, K^+ 4.0 mmol/L, Ca^{2+} 1.12 mmol/L, Hb 10.2 g/L, Hct 30%。

(5) 术后第一天拔除气管导管,术后第三天拔除 IABP,术后两周顺利出院。

三、病例分析

1. 病史特点
(1) 患者,男性,69 岁。患者反复出现活动后胸闷气急不适 2 月余,休息后能逐渐缓解,同时伴夜间阵发性呼吸困难,坐起后有所缓解,无明显胸痛,无恶心呕吐,无头晕黑矇,无端坐呼吸等不适。患者 1 周前至当地医院就诊,行冠脉 CTA 示"冠脉一支多发混合斑块形成,管腔重度狭窄,LAD 远段浅表型心肌桥",予扩冠、抗血小板、调脂、利尿等治疗。现患者为求进一步诊疗,来我院就诊,拟"冠心病"收入病房。

(2) 患者自诉 20 年前曾有心肌梗死发作,经保守治疗好转,未复查。

(3) 麻醉相关体格检查:患者 Ht 175 cm,Wt 69 kg,T 37.0℃,P 88 次/min,R 20 次/min,BP 91 mmHg/60 mmHg。患者神清,精神可,双肺呼吸音清,HR 88 次/min,律齐,未闻及明显杂音,双下肢无水肿,四肢肌力正常。

2. 诊断和诊断依据

诊断:冠心病,二尖瓣中度反流,陈旧性心肌梗死,心功能不全,心功能Ⅲ级,Ⅱ型糖尿病。

诊断依据:

(1) 患者反复出现活动后胸闷气急不适 2 月余,休息后能逐渐缓解,同时伴夜间阵发性呼吸困难,坐起后有所缓解。20 年前曾有心肌梗死发作,经保守治疗好转,未复查。糖尿病史多年,目前服用拜糖苹及来得时夜晚皮下注射,控制可。

(2) 冠脉造影提示冠状动脉三支病变,心脏彩超提示中度二尖瓣关闭不全、心功能不全,血管超声及 CT 提示多处动脉壁钙化。

3. 鉴别诊断

(1) 肋间神经痛及肋软骨炎:本病疼痛常累及 1～2 个肋间,但并不一定局限在胸前,为刺痛或灼痛,多为持续性而非发作性,咳嗽、用力呼吸和身体转动可使疼痛加剧,肋软骨处或沿神经行径处有压痛,手臂上举活动时局部有牵拉疼痛。该患者可排除。

(2) X 综合征:患者有明显的胸闷、胸痛症状,并且可反复发作,心电图有时可见心肌供血不足的表现,但冠脉造影结果显示正常,多见于年轻女性患者。该患者可排除。

四、处理方案及基本原则

此患者瓣膜病合并冠心病患者行瓣膜置换同期行冠状动脉搭桥术,无疑会增加手术风险,手术后早期病死率(5%～9%)较单纯瓣膜置换或单纯冠状动脉旁路移植要高。高龄、左心功能低下、心功能Ⅲ～Ⅳ级、左主干病变、新近发生的心肌梗死,合并室性心律失常是增加术后危险性的主要因素。

1. 术前用药

心脏病患者麻醉前精神紧张,血压升高和心率增快,易诱发心绞痛和心力衰竭,因此应给予镇静药物,安定患者情绪。年老体弱或心功能较差患者,对麻醉性镇痛药耐受性较差,应酌情减量,以免呼吸抑制和血压降低。对于此患者,在诊疗中予咪唑安定 1 mg、舒芬太尼 5 μg。

2. 麻醉监测

(1) 心电图:ECG 监测心率及心律,监测 ST 段的变化。

(2) 体温:包括机体"核心"温度(鼻咽温),可反映脑和其他高灌注组织的温度;血温,经肺动脉导管测得;体表温(直肠温),可反映低灌注区域的温度。

(3) 有创动脉压:①提供正确、可靠和连续的动脉血压数据。②可进行动脉压波形分析。③便于抽取动脉血进行血气分析。

(4) Swan-Ganz 漂浮导管:可测得中心静脉压(CVP)、右房压(RAP)、右室压(RVP)、肺动脉收缩压(PASP)、肺动脉舒张压(PADP)、肺动脉平均压(PAP)及肺毛细血管楔压(PCWP),可:①反映左心室前负荷和后心室后负荷,以估计左、右心室功能。②区别心源性和非心源性肺水肿。③诊断心脏病。④指导液体治疗。⑤估计心肌缺血。⑥指导药物治疗。⑦计算氧供和氧耗。⑧确定最佳 PEEP。⑨波形分析。

(5) 经食管超声心动图(TEE):通过监测室壁运动是否存在节段性反常运动,以发现心肌缺血的存在。同时观察瓣膜情况,了解手术效果。

3. 术中的注意事项

(1) 要求循环稳定,血压和心率不应随着手术刺激的强弱而上下波动。

(2) 术中 $PaCO_2$ 应维持在正常范围,避免过度通气减少冠脉血流。

(3) 对于二尖瓣关闭不全的患者,麻醉期间应保持轻度的心动过速,同时维持较低外周阻力,从而可有效地降低反流量。

(4) 体外循环转流前,适当追加肌松药、静脉全麻药等,以维持转流中合适的深度,维持较高的灌注压 50～80 mmHg。体外循环转流中,心肌缺血仍然存在,因此应继续维持循环稳定,预防心动过速、高血压等。鉴于患者多处动脉壁钙化,未行主动脉阻断,室颤下完成手术。体外循环转流后,如每搏量满意,可逐渐减少灌流量,缓慢回输血液,在 ECG 和循环动力学指标满意的情况下缓慢脱机。该患者脱离心肺机困难,遂决定置入 IABP。

五、要点与讨论

1. IABP 的作用原理是什么?

IABP 是机械辅助循环方法之一,系通过动脉系统植入一根带气囊的导管到降主动脉内左锁骨下动脉开口远端,起到辅助衰竭心脏的作用。心脏舒张期,气囊迅速充气,主动脉舒张压升高,冠状动脉流量增加,心肌供养增加;心脏收缩前,气囊迅速排气,主动脉压力下降,心脏后负荷下降,心脏射血阻力减少,心肌耗氧量下降。

2. IABP 的适应证是什么?

(1) 高危因素心脏病患者手术中预防性应用,如瓣膜患者术前心功能Ⅳ级,冠状动脉血流重建术前 EF<0.3。

(2) 心脏手术后脱离心肺机困难。

(3) 心脏手术后低心排综合征。

(4) 缺血性心脏病,急性心肌梗塞并发心源性休克;机械性并发症室间隔穿孔,二尖瓣反流;顽固性心绞痛;顽固性严重心律失常;冠状动脉造影,PTCA,冠脉溶栓及外科手术前后的辅助。

(5) 心脏移植前后的辅助。

(6) 体外循环手术中产生搏动性血流。

3. IABP 的禁忌证是什么?

(1) 绝对禁忌证:较重的主动脉瓣关闭不全;主动脉窦瘤破裂;主动脉动脉瘤;脑出血。

(2) 相对禁忌证:不可逆的脑损伤;心内畸形纠正不满意;有转移的肿瘤。

4. 应用 IABP 后,哪些表现提示辅助有效?

(1) 动脉压力波形改变:舒张压升高,大部分舒张压高于收缩压,但有时血管张力低,心率过快(>120 次/min)或血容量不足,舒张压虽升高,但略低于收缩压,也有辅助效果;收缩压及舒张末压力下降。

(2) 临床情况改善:

① 升压药用量逐渐减少。

② 心输出量增加。

③ 血压逐渐回升。

④ 心率、心律恢复正常。

⑤ 尿量增加。

⑥ 末梢循环改善,手脚变暖。

5. IABP 的停用指征是什么？

患者经 IABP 辅助,心功能恢复,可逐渐减少反搏频率 1∶1、1∶2、1∶3。并密切观察病情变化,如病情稳定,可停反搏机并立即撤出气囊导管,切不可停搏后留在体内观察,这样易致血栓形成,下列情况,可以考虑停用 IABP。

（1）多巴胺用量<5 μg/(kg·min),且依赖性小,减药后对血流动力学影响小。

（2）心指数>2.5 L/(m^2·min)。

（3）平均动脉压>80 mmHg。

（4）尿量>1 ml/(kg·h)。

（5）手足暖,末梢循环好,意识清醒,问答正确。

（6）已撤除呼吸机且血气正常。

（7）减少反搏频率时,上述指标稳定。

6. IABP 的并发症有哪些？

（1）下肢缺血。

（2）感染。

（3）出血或血肿形成。

（4）导管插入夹层。

（5）动脉穿孔。

（6）导管插入困难。

（7）气囊破裂。

六、思考题

1. 药物治疗、IABP 与左室辅助装置如何取舍及各自利弊是什么？

2. 运用 IABP 时,调整好反搏时相非常重要,若充气过早或过迟、排气过早或过迟,分别会导致什么效果？

七、推荐阅读文献

1. Ma P, Zhang Z, Song T, et al. Combining ECMO with IABP for the treatment of critically Ill adult heart failure patients [J]. Heart Lung Circ, 2014, 23(4):363 - 8.

2. Imamura T, Kinugawa K, Nitta D, et al. Prophylactic Intra-Aortic Balloon Pump Before Ventricular Assist Device Implantation Reduces Perioperative Medical Expenses and Improves Postoperative Clinical Course in INTERMACS Profile 2 Patients [J]. Circ J, 2015.

3. Ding W, Ji Q, Wei Q, et al. Prophylactic application of an intra-aortic balloon pump in high-risk patients undergoing off-pump coronary artery bypass grafting [J]. Cardiology, 2015, 131(2):109 - 15.

4. Ahmad Y, Sen S, Shun-Shin MJ, et al. Intra-aortic Balloon Pump Therapy for Acute Myocardial Infarction: A Meta-analysis [J]. JAMA Intem Med, 2015, 175(6):931 - 9.

（张丽芸）

案例 3
重症联合瓣膜病

一、病历资料

1. 现病史

患者,男性,50 岁,58 kg,因"反复活动后气短、乏力伴上腹部不适 14 年"入院,入院超声心动图检查结果提示:二尖瓣重度狭窄伴重度关闭不全,主动脉瓣中度关闭不全,三尖瓣重度关闭不全,重度肺动脉高压(65 mmHg),巨大左房,左室、右房扩大,左房后壁可见中低回声团,3.3 cm×3.9 cm,左房血栓形成,二尖瓣开放面积 0.6 cm²,左室射血分数 33%,左室收缩功能减低。X 线胸片报告:心影增大,呈梨形,右侧胸膜肥厚,合并胸腔积液。腹部 B 超提示:肝脏稍大,肝淤血,大量腹水,心包少量积液,双侧胸腔积液。心电图提示房颤。拟定在全麻体外循环下行二尖瓣置换术、主动脉瓣置换术、三尖瓣成形术。

2. 既往史

否认其他系统性疾病史,否认既往手术外伤史,否认药物食物过敏史。

3. 体格检查

患者神清,精神科,半卧位,对答切题,检查合作。Ht 170 cm, Wt 58 kg, T 36.9℃, P 78 次/min, R 25 次/min, BP 136 mmHg/75 mmHg。吸空气时 SpO₂ 93%。

二、诊治经过

1. 初步诊断

联合瓣膜心脏病,慢性心力衰竭,胸腔积液。

2. 治疗方案

在全麻体外循环下行二尖瓣置换术、主动脉瓣置换术、三尖瓣成形术,术前用药:吗啡 5 mg＋咪达唑仑 2 mg＋东莨菪碱 0.3 mg,肌内注射。患者入室后吸氧能短暂平卧,5 min 后主诉憋闷,心前区不适,要求坐位,症状稍微缓解后方可处于仰卧位。开放两条静脉通道,分别放置 16 号和 18 号静脉留置套管针,静脉输注多巴胺 5 μg/(kg·min)。局麻下行左侧桡动脉穿刺,放置 20 号动脉留置套管针进行有床动脉压监测。此时患者生命体征为 BP 90 mmHg/76 mmHg, HR 100 次/min,麻醉诱导,静脉注射咪达唑仑 3 mg,丙泊酚 100 mg,罗库溴铵 25 mg,舒芬太尼 35 μg,面罩通气,顺利置入 7.5 号气管导管。头低位,右颈内静脉放置双腔静脉导管,CVP 15 mmHg。监测鼻温 36.3℃。诱导后心率降至 80 次/min,常规消毒铺巾,手术开始,正中开胸,静脉注射肝素 180 mg,迅速建立体外循环。体外循环期间,鼻温维持在 28℃,双瓣置换顺利。心脏复跳时,30J 除颤 2 次,50J 除颤 3 次心脏复苏成功,静脉输注多巴胺

$5\sim8~\mu g/(kg\cdot min)$，多巴酚丁胺 $5\sim8~\mu g/(kg\cdot min)$，硝酸甘油 $0.2\sim0.5~\mu g/(kg\cdot min)$。心脏复跳后，心电图 ST 段抬高明显，血压、心率不稳定，间断出现室速，HR $180\sim200$ 次/min，同时血压降为 60 mmHg/40 mmHg 左右，CVP 8 mmHg，静脉注射利多卡因 100 mg，效果不明显，随后静脉注射胺碘酮 100 mg，同时输注肾上腺素 $0.1\sim0.2~\mu g/(kg\cdot min)$，胺碘酮 60 mg/h，血压、心率逐渐趋于稳定，HR $100\sim120$ 次/min，血压维持在 90 mmHg/60 mmHg 左右，CVP $5\sim9$ mmHg。体温恢复至 36℃。血气分析：pH 值 7.35，$PaCO_2$ 42 mmHg，PaO_2 462 mmHg，BE -3.5 mmol/L，HCT 30%，K^+ 3.9 mmol/L。主动脉阻断 88 min，体外循环时间 119 min，手术历时 4 h 30 min。术中失血 1 000 ml，尿量 1 700 ml，静脉输注压积红细胞 400 ml，血浆 400 ml，乳酸林格液 2 000 ml，琥珀酰明胶 1 000 ml。术后回重症监护室，继续用血管活性药物进行心功能支持治疗，术后 3 天拔除气管导管。术后病理报告：（主动脉瓣及二尖瓣）致密纤维结缔组织伴局灶黏液变性及钙化。4 周后痊愈出院。

三、病例分析

1. 病史特点
男性，50 岁。患者在全麻体外循环下行二尖瓣置换术、主动脉瓣置换术、三尖瓣成形术。

2. 既往史
否认其他系统性疾病史，否认既往手术外伤史，否认药物食物过敏史。

3. 麻醉相关体格检查发现
患者神清，精神可，半卧位，对答切题，检查合作。Ht 170 cm，Wt 58 kg，T 36.9℃，P 78 次/min，R 25 次/min，BP 136 mmHg/75 mmHg。吸空气时 SpO_2 93%。

4. 诊断与诊断依据
1）诊断

联合瓣膜心脏病；慢性心力衰竭；胸腔积液。

2）诊断依据

（1）主诉：反复活动后气短、乏力伴上腹部不适 14 年。

（2）辅助检查

超声心动图：二尖瓣重度狭窄伴重度关闭不全，主动脉瓣中度关闭不全，三尖瓣重度关闭不全，重度肺动脉高压（65 mmHg），巨大左房，左室、右房扩大，左房后壁可见中低回声团，3.3 cm×3.9 cm，左房血栓形成，二尖瓣开放面积 0.6 cm²，左室射血分数 33%，左室收缩功能减低。

X 线胸片：心影增大，呈梨形，右侧胸膜肥厚，合并胸腔积液。

腹部 B 超：肝脏稍大，肝淤血，大量腹水，心包少量积液，双侧胸腔积液。心电图提示房颤。

（3）既往史：否认其他系统性疾病史。

5. 鉴别诊断
（1）干下室间隔缺损引起主动脉瓣、二尖瓣反流：随着病情加重，先天性心脏病干下型室间隔缺损可发展到主动脉无冠瓣脱垂及主动脉瓣反流，随着左心室腔的扩大，出现二尖瓣关闭不全，尤其是脱垂的主动脉瓣遮盖室间隔缺损时，易被误诊为联合瓣膜病。

（2）冠心病：心脏瓣膜病合并冠心病的临床表现主要是瓣膜病的症状和体征，只有部分患者有心绞痛的表现。严重主动脉瓣狭窄有心绞痛表现者，25% 有明确的冠状动脉病变。瓣膜病合并冠心病患者，因瓣膜病引起左心室压力或容量负荷过重，且多数患者口服地高辛治疗，冠状动脉造影是目前临床上确诊冠状动脉狭窄唯一准确的方法，因心脏瓣膜病合并冠心病，直接影响瓣膜手术的病死率和手术效果。

四、处理方案及基本原则

重症心脏瓣膜病的患者一般病史较长,病情危重,心功能严重受损,生活质量差,如果不从根本上解决心脏瓣膜的问题,患者将不能改善生活质量,甚至危及生命。但此类手术风险极大,为此,麻醉医生与手术医生对此类患者应共同制订详细的治疗方案,包括术前改善心功能,纠正酸碱平衡及电解质紊乱,增强体质,锻炼心肺功能,仔细评估手术的可行性及手术时机,制订周密的手术及麻醉方案,对可能出现的意外情况进行积极的预防,尽可能地降低病死率。

麻醉管理应注意以下情况:

(1) 麻醉前熟悉患者的病史,了解其心功能的状况及治疗情况。与患者及家属反复沟通,详细讲解病情、麻醉方法及术中可能出现的意外情况及相应的解决办法,让患者及家属了解手术麻醉的必要性和危险性,取得患者及其家属的配合,减少紧张情绪。

(2) 术前充分改善患者的心功能,增强营养体质,锻炼心肺功能。术前给予强心利尿(监测出入量),纠正酸碱平衡及电解质紊乱,合理使用血管活性药物,间断吸氧,对于消瘦、体质差的患者给予补充白蛋白、血浆,以增强体质,提高对手术麻醉的耐受性,对合并其他病情的患者积极处理,待病情改善及平稳后,经仔细评估,在认为是最合适的时机进行手术。

(3) 麻醉诱导和维持:麻醉诱导力求平稳,合理选择麻醉药物,密切关注血压及心率,控制好药量及注射速度,药物注射速度过快会引起心率减慢、血压过低、心率失常,从而影响心肌的灌注。舒芬太尼镇痛作用最强,效价是芬太尼的 10 倍,不抑制心肌收缩力,心血管状态更稳定,临床有取代芬太尼用于心血管麻醉的趋势。麻醉诱导开始至体外循环开始前,力求血压、心率的平稳,防止心律失常的发生,在锯胸骨前应适时加深麻醉,以减少机体的应激反应,维持血压心率的平稳。

(4) 所有患者术后送入 ICU 进行复苏治疗,严密监测心率、心律、血压、尿量、电解质、血气、体温、CVP 等指标,严格控制出入量,防止血压波动过大。

五、要点与讨论

目前我国的心脏瓣膜疾病主要由风湿性心脏病所致,心脏瓣膜病变的共同起始都是因为通过瓣膜的血流发生异常,引起心腔内容量或压力负荷增加,进一步发展则导致 CO 下降,机体通过各种代偿机制以尽量维持有效的 CO。心脏瓣膜患者往往病史较长,特别是重症瓣膜病患者,虽然经过长期反复多次的内科治疗,但病因未得到根本的解决,导致血流动力学的改变、心功能严重受损,心肌肥厚,心脏增大,心肌收缩力和能量储备功能下降,心肺功能代偿能力差,手术麻醉及复苏难度高,病死率也相对较高。

对这类患者术前应准备充分,缩短入手术室至麻醉诱导时间。给予足够的镇静药,避免患者精神紧张,导致体内儿茶酚胺大量释放。要注意控制心率、降低心肌氧耗,选用对心肌抑制作用较小的麻醉药物,以避免用药过程中血流动力学状态急剧变化,保证足够的麻醉深度防止强刺激(如插管及劈胸骨)引起的不良反应。避免缺氧和二氧化碳的蓄积,调控心率、血压和中心静脉压等处于相对稳定状态。根据手术刺激程度调节麻醉深度,如在切皮、锯胸骨、转流时适当加深麻醉以减轻应激反应,从而使麻醉过程趋于平稳。体外循环后,由于血液稀释,麻醉可能变浅,尤其是低温下机体发生强烈的反应,内源性儿茶酚胺增加,外周血管收缩,易导致组织灌注不良及缺氧。复苏后根据动脉压、静脉压及心功能情况调整血管活性药物的剂量,增强心肌收缩力,保持相对血液循环的稳定。当药物反应不良时,应做出正确的判断,血压低是否有电解质紊乱及酸碱平衡失常的存在;伴有心律紊乱时,应及时纠正。此外,还要注意正确合理应用血管活性药物。联合应用心血管活性药物可减少单独用药时的各药剂量、耐药性和不良反应,效果更佳。本例患者在心脏复苏后常规使用多巴胺 $5\sim8\ \mu g/(kg\cdot min)$ 联合多巴酚丁胺 $5\sim8\ \mu g/(kg\cdot min)$ 和硝酸甘油 $0.2\sim0.5\ \mu g/(kg\cdot min)$,以达到扩张血管、增强心肌收缩力、降低心脏负荷、维持血液循环稳定的目的。

根据加拿大胸外科医师协会(STS)的数据库(2003)显示,主动脉瓣置换的病死率为3%,二尖瓣置换是5%。国内一组261例心脏瓣膜置换术临床结果报告,1990年前病死率为14.4%,1990年后为1.72%。随着外科手术技术的日益成熟,麻醉、体外循环及术后复苏水平的提高,重症瓣膜病置换手术的病死率正在下降。综上所述,对重症瓣膜病患者,经过术前严格细致的治疗,仔细的评估,合理的手术时机选择,精湛的手术技术,麻醉及体外循环良好的技术支持,严密的术后监测与复苏治疗,能有效降低病死率。

六、思考题

1. 试想该例患者在心脏复跳后出现的心律失常如对应用的心血管活性药物无效时,该如何处理?

2. 简述目前临床常用的强心药物米力农的药理作用特点,以及在心血管手术麻醉过程中,如何选择药物配伍以避免其不良反应,维持血流动力学稳定?

七、推荐阅读文献

1. 刘聪霞,孟庆友,李小涛,等.联合心瓣膜病变合并心源性恶液质手术患者的麻醉处理[J].实用医药杂志,2006,23(1):47-48.

2. 邓伟,常勇男.重症心脏瓣膜置换术57例麻醉管理体会[J].昆明医科大学学报,2013,(4):135-136.

3. 李立环,薛玉良,岳云,等.心血管手术和麻醉临床指南[M].北京:人民卫生出版社,2006:11.

(孟　莹)

案例 4

颈动脉内膜剥脱术的围术期麻醉管理

一、病历资料

1. 现病史

患者,男性,71 岁。患者因"左侧上下肢活动受限两月余"入院。患者两月余前出现左侧上下肢活动受限,偶有头晕,无视物模糊、黑矇、言语不利,病程开始未予重视,自认为与劳累相关,休息两周后病情无缓解。就诊于当地医院核磁、CT、血管造影均证实双侧颈动脉粥样硬化,其中总右侧颈内动脉起始部位狭窄 77%。给予患者抗血小板及改善脑循环治疗,患者病情未有明显缓解,左侧上下肢活动能力受限程度逐渐加重,并且患者近日出现嗜睡症状,遂转院治疗,门诊以"右颈内动脉狭窄"收入院。自发病以来,患者神智如上述,精神一般,胃纳可,睡眠可,二便无殊,体重无明显下降。

2. 既往史

高血压病史十余年,平时口服苯磺酸氨氯地平片控制,血压控制在(120 ~ 140)mmHg/(70~90)mmHg。否认其他心肺脑血管疾病史,否认手术外伤史,否认药物食物过敏史。

3. 体格检查

(1)患者 Ht 171 cm, Wt 82 kg, T 36.8℃, P 67 次/min, R 15 次/min, BP 135 mmHg/81 mmHg。

(2)患者呈嗜睡状,睡眠时有轻微鼾声,呼之可应,对答切题,检查合作。SpO_2 为 97%~98%。屏气试验无法配合。

(3)听诊患者双肺呼吸音略粗,未及干湿啰音,心律齐,未及心脏杂音。

(4)患者张口度>3 指,Mallampati 分级Ⅲ级,头颈活动度好,甲颏间距 6 cm。下门牙松动,无缺牙及义齿。

(5)神经科查体:左侧肢体肌张力略低,肌力Ⅲ~Ⅳ,病理征阴性,感觉、共济运动正常。

4. 实验室和影像学检查

(1)胸片:两肺纹理增多增粗,主动脉迂曲钙化。

(2)头颅 CT 血管造影:双侧颈动脉粥样硬化,其中总右侧颈内动脉起始部位狭窄 77%。

(3)心电图:T 波变化。

(4)心脏彩超:主动脉瓣、二尖瓣轻度反流,EF 63%。

(5)余血液检查均正常。

二、诊治经过

1. 麻醉前初步诊断

右侧颈内动脉狭窄。

2. 治疗方案

（1）拟于全麻下行右侧颈动脉内膜剥脱术，改善患者脑供血状况。

（2）患者进入手术室后，建立外周静脉通路，常规心电监护，并使用 EEG 进行脑监测，局麻下行左手桡动脉穿刺连续测压。因患者脑供血不足，出现嗜睡，且存在舌根后坠表现，未予以镇静药物使用，并为患者行面罩供氧。

（3）充分预供氧后，予以咪达唑仑 2 mg、丙泊酚 150 mg、罗库溴铵 45 mg、舒芬太尼 20 μg、地塞米松 10 mg 诱导。麻醉维持使用七氟烷，间断给予舒芬太尼、罗库溴铵维持镇痛及肌肉松弛。诱导时面罩通气 1 级，在 Glidescope 可视喉镜的辅助下暴露声门，经口顺利插入 ID 7.0 带钢丝气管导管，导管固定于距门齿 23 cm 处。听诊双肺呼吸音对称，连接呼吸机，设置呼吸机参数潮气量 10～12 ml/kg，呼吸频率 10～12 次/min，吸呼比 1：2，气道压维持于低于 20 cmH$_2$O，维持呼气末二氧化碳分压在 35 cmH$_2$O 左右，血氧饱和度在 98%～100%。

（4）术中分离颈总动脉、颈内外动脉后，于颈总动脉分叉处用 0.5% 利多卡因 1 ml 封闭颈动脉窦神经丛。全身肝素化后，在阻断颈动脉前，将平均动脉压提升至术中血压的 10%～15%。阻断远心端颈内外动脉及近心端颈总动脉后，观察 EEG 无明显异常变化，待剥脱颈内动脉斑块并开放颈动脉后，恢复维持血压在 120 mmHg/60 mmHg 左右。术中患者各项生命体征平稳。

（5）患者术后返 ICU，24 h 后顺利脱机拔管。拔管后患者一般情况良好，神智清楚，对答切题，肢体运动良好，未出现新的神经功能损害。于术后一周顺利出院。

三、病例分析

1. 病史特点

（1）患者，男性，71 岁。患者因"左侧上下肢活动受限两月余"入院。影像学检查显示双侧颈动脉粥样硬化，其中总右侧颈内动脉起始部位狭窄 77%。

（2）高血压病史十余年，平时口服苯磺酸氨氯地平片控制，血压控制在（120～140）mmHg/（70～90）mmHg。否认其他心肺脑血管疾病史，否认手术外伤史，否认药物食物过敏史。

（3）麻醉相关体格检查发现：①患者 Ht 171 cm，Wt 82 kg，呈嗜睡状，睡眠时有轻微鼾声，呼之可应，对答切题，检查合作。SpO$_2$ 为 97%～98%。听诊：患者双肺呼吸音略粗，未及湿啰音。屏气试验无法配合。②患者张口度＞3 指，Mallampati 分级 Ⅲ 级，头颈活动度好，甲颏间距 6 cm。无缺齿、义齿或松动牙齿。

2. 诊断和诊断依据

诊断：右侧颈内动脉狭窄。

诊断依据：

（1）患者，男性，71 岁。

（2）因"左侧上下肢活动受限两月余"入院。

（3）既往高血压病史十余年，平时口服苯磺酸氨氯地平片控制，血压控制在（120～140）mmHg/（70～90）mmHg。否认其他心肺脑血管疾病史，否认手术外伤史。

（4）体格检查：血压 135 mmHg/81 mmHg，呈嗜睡状，一般查体无明显阳性体征。左侧肢体肌张力略低,肌力Ⅲ~Ⅳ,病理征阴性,感觉、共济运动正常。

(5) 头颅 CT 血管造影:双侧颈动脉粥样硬化,其中总右侧颈内动脉起始部位狭窄 77%。

3. 鉴别诊断

(1) 颅内占位。

(2) 缺血性脑卒中。

四、处理方案及基本原则

行颈动脉内膜剥脱术的患者常并发高血压、冠心病、糖尿病等疾病,麻醉处理难度较大。并发高血压的患者应给予规范的抗高血压治疗,术前高血压未控制的患者术后血压异常及神经功能损害发生率显著增高。麻醉管理的目标是维持血流动力学稳定,避免心脑并发症的发生,消除手术疼痛减少应激。

(1) 术前评估:患者常存在全身动脉粥样硬化,术前应正确评估心脏功能及其他重要血管狭窄情况,了解有无冠心病、心律失常、充血性心力衰竭病史,评估运动耐量,必要时检查超声心动图及动态心电图。于术前积极调整患者全身情况至最佳状态。该患者合并高血压病史十余年,平时口服苯磺酸氨氯地平片控制,血压控制在(120~140)mmHg/(70~90)mmHg。术前应口服降压药至术前当日早晨。

(2) 诱导前的准备:此患者存在神经功能异常,嗜睡及单侧肢体运动受限。术前体检发现患者睡眠时有鼾声,可能存在睡眠呼吸暂停综合征。因此未予以镇静药物,预防上呼吸道梗阻的发生。并予以面罩吸氧提高氧储备。并与患者交流,避免患者因紧张情绪而导致血压升高。

(3) 麻醉诱导方案:采用静脉序贯诱导的方法,因患者可能存在全身动脉粥样硬化,诱导时应保持患者血流动力学平稳。此外,此患者体型偏胖,并且插管条件评估可能存在声门暴露困难,因此采用可视喉镜,避免使用普通喉镜情况下反复插管刺激的发生。

(4) 术中管理:为防止脑缺血、脑血栓的形成,并保持患者术中血压平稳,术中局部注射利多卡因,以防止刺激颈动脉窦兴奋,保持心率维持稳定。阻断颈动脉前应采取相应措施使血压略高于正常,控制性高血压有利于脑供血,而阻断颈动脉本身可引起脑缺血、缺氧和脑栓塞,故而升高血压对预防脑缺血、缺氧有益。开放颈动脉时,需控制性降压,以防脑组织过度灌注引起术后心血管并发症。术中输入液体适当稀释血液可降低血液黏滞性,以防止血栓形成。调整呼吸参数以维持呼气末二氧化碳正常或略低水平。并使用 EEG 实时监测,进行脑监测及脑保护。

(5) 麻醉苏醒期的注意事项:颈动脉窦压力感受器功能紊乱、术后疼痛、气管插管刺激、尿储留等均可导致术后血流动力学不稳定,因此在麻醉苏醒期应平稳过渡,避免急于拔除气管导管,并及时评估患者神经功能,避免新的神经功能损害的发生。

五、要点与讨论

1. 颈动脉内膜剥脱术的麻醉方法

(1) 神经阻滞:可在颈丛神经阻滞下完成,浅丛和深丛均需阻滞,在切口表面再用局部浸润麻醉,以保证切皮无痛。术中适当给予少量咪达唑仑和芬太尼镇静、镇痛。颈丛神经阻滞的优点是患者清醒,是最好的神经功能评定指标。但由于头后仰及体位等不适,需要患者合作,有时镇痛不全、患者烦躁不安、颈短、肥胖等因素,呼吸道不易保持通畅,必要时可用喉罩通气,或改用全身麻醉。

(2) 全身麻醉:全身麻醉可减少患者痛苦,易于控制患者的生命体征,更加有利于手术平稳操作,并且可降低脑代谢,使脑组织较易耐受脑供血不足,丙泊酚等可同时降低脑血流和颅内压,对脑缺血可能有保护作用。但其不利于神经系统症状的早期判断。

（3）全身麻醉复合颈丛神经阻滞：减少全麻药用量，循环稳定，术毕清醒早，有利于神经功能评定。麻醉的选择不但要根据患者的情况，还要利于手术医生的操作。

2. 术中处理要点

（1）维持血流动力学稳定：围手术期血流动力学不稳定是造成脑卒中及心血管并发症的主要原因。由于血管硬化及手术刺激颈动脉压力感受器，术中血压波动较大，心率变化也明显，高血压或低血压均影响脑血管自身调节功能，因此应积极采取升压或降压措施，维持血压接近术前水平。

（2）加强呼吸管理：避免缺氧和二氧化碳潴留。术中保持正常的二氧化碳水平或轻度低碳酸血症。高碳酸血症可扩张脑血管，增加脑组织灌注，但可使颅内压增高，使缺血区的血液流向未缺血区，造成缺血区的脑血流量减少，对局灶性缺血无益。同时高碳酸血症可增强交感神经活性，增加心肌氧耗。而二氧化碳过低会引起脑血管收缩加重脑缺血。

（3）脑监测和脑保护：颈动脉阻断时，血液供应主要来自 Willis 环侧支循环，如血流灌注不足，导致脑缺血和神经功能障碍，因此应严密监测。目前应用较广泛的包括脑电图（EEG）监测、体感诱发电位（SEP）和经颅多普勒（TCD）监测等。

脑保护措施包括：①避免低血压发生。②静注小剂量硫喷妥钠，降低脑氧耗、脑代谢和颅内压，减轻脑水肿。③应用分流术。

（4）液体管理：输液主要以晶体液为主，一定程度的血液稀释对脑缺血患者有益。但应预防术后脑血流增加、脑过度灌注，避免大量输液，早期应用利尿剂、激素等。同时需要限制含葡萄糖液体的输入，控制血糖水平。

3. 术后常见并发症及其防治

（1）高血压：血管外科手术患者多数有高血压。术后疼痛不适、应激反应、尿潴留、气管插管刺激及颈动脉窦压力感受器功能紊乱均可导致术后高血压，高血压可致伤口出血增多，心肌缺血、心肌梗死、心律失常和心力衰竭等，应注意防治。

（2）低血压和低血容量。

（3）心肌缺血和心肌梗死：高血压和心动过速使心肌氧耗增加，应及时使用 β 受体阻滞剂处理，加强心电图 Ⅱ、V 5 的 ST 段监测，术前无心肌梗死病史，围术期并发心肌梗死仅 0.1%～0.7%，如原有心肌梗死，术后再梗死，病死率高达 50%。

（4）脑血管意外：颈动脉内膜剥脱术患者术后卒中发生率为 0.4%～2%。必要时用 TCD 和 EEG 监测，及时发现再栓塞。

（5）低氧血症和高碳酸血症：老年和原有慢性阻塞性肺疾病（COPD）患者易发生，应有良好呼吸支持，加强血氧饱和度和呼吸末二氧化碳监测及时血气分析结果对照。掌握停用机械通气和拔除气管导管的指标，防治低氧血症和高碳酸血症。

六、思考题

若此患者合并冠心病，应如何安排麻醉预案？

七、推荐阅读文献

1. 杭燕南.血管手术麻醉,当代麻醉手册[M],北京:世界图书出版公司,2011,263-265.

2. 张欣.临床麻醉病例精粹[M].北京:北京大学医学出版社,2011:78-82.

3. 朱宇麟,景桂霞.颈动脉内膜剥脱术麻醉方法的进展[J].麻醉学与复苏分册,2003,24(6):350-353.

（薛景景）

先心病大动脉转位

一、病历资料

1. 现病史

患者,男性,13 岁。因"心脏杂音 12 年余"就诊。患者发现心脏杂音 12 年余,未予以正规随访治疗。患者主诉体质较差,易患感冒,稍事活动后即出现气促,幼时喜蹲踞。现入院行进一步诊治。自发病以来患者神清,精神可,胃纳、夜眠可,二便无殊,近期体重无明显变化。

2. 既往史

否认特殊既往疾病史,否认传染病史,否认手术外伤及输血史,否认药物食物过敏史,按时按需接受预防接种。

3. 体格检查

(1) 患者 Ht 154 cm, Wt 26 kg, T 36.7℃, P 90 次/min, R 18 次/min, BP 112 mmHg/56 mmHg。

(2) 患者神清,精神可,查体合作,对答切题。SpO_2 上肢 67%～69%、下肢 73%～75%。

(3) 听诊:患者双肺呼吸音略粗,可闻及湿啰音,未闻及哮鸣音,未闻及胸膜摩擦音;HR 90 次/min,心律齐,P_2 亢进,可闻及第 3 心音,胸骨左缘可闻及全收缩期杂音。

(4) 患者张口度>3 指,Mallampati 分级 Ⅱ 级,头颈活动度好,甲颏间距 6 cm。无缺齿、义齿或松动牙齿。

4. 实验室和影像学检查

(1) 心超:完全性大动脉转位(SDD 型);室间隔缺损(VSD 1.7 cm,双动脉下);肺动脉狭窄(轻度)。

(2) 胸片:肺纹理减少,肺血增多明显,心影增大,心胸比 0.7。

(3) 心电图:室性心动过速,电轴左偏,双室肥大。

(4) 心导管检查:完全性大动脉转位;室间隔缺损;肺动脉狭窄(轻度)。

二、诊治经过

1. 麻醉前初步诊断

完全性大动脉转位;室间隔缺损;肺动脉狭窄(轻度)。

2. 治疗方案

(1) 拟择期于全麻下行同种异体带瓣管道根治术。

(2) 患者术前 30 min 肌注吗啡 2.5 mg、阿托品 0.25 mg。进入手术室后,常规心电监护,HR 96

次/min，BP 120 mmHg/63 mmHg，SpO$_2$ 81％，予以面罩供氧后，SpO$_2$ 维持在 92％～95％左右。建立外周静脉通路，静脉输注乳酸钠林格氏液。

（3）充分预供氧后，静脉注射咪达唑仑 0.2 mg/kg、芬太尼 20 μg/kg、维库溴铵 0.1 mg/kg 诱导，面罩加压给氧后经右鼻顺利插入 ID 6.0$^{#}$ 加强型气管导管。听诊双肺呼吸音对称，连接呼吸机纯氧机械通气，设置呼吸机参数潮气量 10 ml/kg、呼吸频率 18 bpm/min，吸呼比 1∶2。

（4）气管插管完成后，行右侧桡动脉穿刺置管，测得有创血压 105 mmHg/62 mmHg；行右侧颈内静脉穿刺置双腔深静脉导管，测得中心静脉压 14 cmH$_2$O；术中连续监测肛温、食道温度及呼末二氧化碳分压；留置导尿监测术中尿量。

（5）麻醉维持维库溴铵 80 μg/(kg·h)持续泵入，手术开始前静脉注射芬太尼 10 μg/kg，主动脉插管后心肺转流开始前静脉注射芬太尼 10 μg/kg，心肺转流进行中分 3 次、每次在体外循环机器中加入芬太尼 10 μg/kg。

（6）体外循环采用深低温低流量加中低温中高流量灌注，体外循环时间 230 min，主动脉阻断时间 213 min，开放主动脉后，给予多巴胺 5～7.5 μg/(kg·min)微泵维持，20 J 功率除颤后复跳，心电图提示窦性心律，血压 83 mmHg/55 mmHg，中心静脉压 12 cmH$_2$O，SpO$_2$ 99％，安装临时起搏器备用。

（7）因连接右心室和肺动脉干的外通道稍有压迫，故延迟关胸。送重症监护病房，呼吸机控制通气，静脉使用咪达唑仑及维库溴铵维持耐管，继续使用多巴胺、米力农、地高辛等强心、扩血管，减轻心脏前后负荷，预防感染，抗排异，维持水、电解质及酸碱平衡。术后 72 h，于静吸复合麻醉下关胸。术后第 7 天，停用呼吸机及血管活性药物，出重症监护病房，SpO$_2$＞95％，逐步拔除各类留置导管，术后 2 周治愈出院

三、病例分析

1. 病史特点

（1）患者，男性，13 岁。患者发现心脏杂音 12 年余，未予以正规随访治疗。患者主诉体质较差，易患感冒，稍事活动后即出现气促，幼时喜蹲踞。

（2）否认特殊既往疾病史。

（3）麻醉相关体格检查发现：

① 患者 Ht 154 cm，Wt 26 kg，R 18 次/min，T 36.7℃，P 90 次/min，R 18 次/min，BP 112 mmHg/56 mmHg。

② 患者张口度＞3 指，Mallampati 分级 Ⅱ 级，头颈活动度好，甲颏间距 6 cm。无缺齿、义齿或松动牙齿。

③ 听诊患者双肺呼吸音略粗，可闻及湿啰音，未闻及哮鸣音，未闻及胸膜摩擦音；HR 90 次/min，心律齐，P$_2$ 亢进，可闻及第 3 心音，胸骨左缘可闻及全收缩期杂音。

2. 诊断和诊断依据

诊断：完全性大动脉转位；室间隔缺损；肺动脉狭窄（轻度）。心功能 Ⅱ 级。

诊断依据：

（1）患者发现心脏杂音 12 年余，自述体质较差，易患感冒，稍事活动后即出现气促，幼时喜蹲踞。

（2）否认特殊既往疾病史。

（3）体格检查双肺呼吸音略粗，可闻及湿啰音，P$_2$ 亢进，可闻及第 3 心音，胸骨左缘可闻及全收缩期杂音。

（4）心脏超声及心导管检查均提示：完全性大动脉转位（SDD 型）；室间隔缺损（VSD 1.7 cm，双动脉下）；肺动脉狭窄（轻度）。胸部 X 线平片提示：肺纹理减少，肺血增多明显，心影增大，心胸比 0.7。心

电图提示：室性心动过速，电轴左偏，双室肥大。

　　3. 鉴别诊断

　　(1) 法乐四联症。法乐四联症包括：①肺动脉狭窄；②室间隔缺损；③主动脉骑跨；④右心室肥厚。其一般表现为早期出现发绀、呼吸活动耐力差、蹲踞；胸骨左缘有收缩期射血性杂音和肺动脉区第二心音减弱；红细胞计数、血红蛋白和红细胞压积升高；动脉血氧饱和度降低；心脏呈靴状，肺部血管纹理细小，超声心动图显示有主动脉骑跨和室间隔缺损等。该患者心超明确提示存在：完全性大动脉转位(SDD 型)；室间隔缺损(VSD 1.7 cm，双动脉下)；肺动脉狭窄(轻度)等表现，故暂可排除该诊断。

　　(2) 永存动脉干：是由于胚胎发育缺陷，未能将原始动脉干分隔成主动脉和肺动脉，而留下共同的动脉干，且只有一组半月瓣跨于两心室之上。患者多于出生后即有发绀，并伴有心力衰竭和肺动脉高压。心脏杂音常不明显，心脏浊音界增大，心前区隆起抬举感。心超提示室间隔之上骑跨一扩大的主动脉根，但只见主动脉瓣而见不到肺动脉和肺动脉瓣。该患者心超检查结果明确，故暂可排除该诊断。

四、处理方案及基本原则

　　(1) 完全性大动脉转位是发绀型先天性心脏病之一，患儿容易由于充血性心衰而导致死亡。该患者因合并室间隔缺损及轻度肺动脉狭窄，房、室水平混合多，肺血较多，故 SpO_2 相对较高，存活时间较长。

　　(2) 患者术前已合并心、肾功能损害。麻醉诱导时，应避免应激反应所致的器官缺氧损伤，尽量维持循环稳定。大剂量芬太尼特别适用于重症先心病患者，芬太尼与非去极化肌松药维库溴铵联合使用进行诱导气管插管是血流动力学更趋于稳定。术中严密监测血压、中心静脉压，及时调整输液速度。升温后、主动脉开放前，予以多巴胺 $5\ \mu g/(kg \cdot min)$。心肺转流停止后加深麻醉，避免患者躁动造成多处吻合的破坏。

　　(3) 心肺转流中采用深低温低流量加中低温中高流量灌注，深低温降温至 15～20℃，主要是降低机体代谢，减少体内酸性物质的累积并减少重要脏器的缺血性损伤。低流量灌注($50\ ml/(kg \cdot min)$)时间为 40 min，手术视野显露清楚，便于术者进行心内操作，尤其是适用于发绀型先天性心脏病，侧支循环丰富，心内回血多、显露困难的情况。

五、要点与讨论

1. 大动脉转位患者的术前准备

　　大动脉转位由于两个独立的平行循环造成肺动脉的血氧饱和度高于主动脉，患者存在不同程度的发绀，两个平行循环之间的交通是保证患者存活的必要条件。当动脉导管闭合后，若没有房间隔或室间隔缺损，患者无法存活。若合并大的室间隔缺损或动脉导管未闭，则出现肺血增多，肺动脉高压和心衰症状。术前访视是要明确患者的病情，对动脉导管未闭的患者可静注前列腺素 E_1 以保持动脉导管开放，但前列腺素 E_1 可导致呼吸暂停和低热，因此需进行心肺监护；对于存在大的室间隔缺损的患者，可强心、利尿，防治肺动脉高压危象，若出现阵发性呼吸暂停，则需进行气管插管。

2. 大动脉转位患者的麻醉诱导和维持

　　大动脉转位患者均存在不同程度的发绀，且发育情况较正常同龄人差，体重较小，容量依赖性大，轻微的应激反应即可引起血流动力学的明显变化，所以麻醉诱导力求快速平稳，避免使用对心脏功能抑制作用强的药物，并尽快建立有创血压、中心静脉压等检测手段。芬太尼对心血管功能的抑制作用轻微，较适宜该类手术。吸入麻醉药会对患儿的心肌产生较明显的抑制作用，体循环和肺循环血液的混合程度限制了麻醉药物到达体循环和大脑的量,是吸入麻醉时间延长,故而限制了吸入麻醉药物在该类手术中的应用。麻醉气管插管选择鼻插管,便于术后护理及较长时间的呼吸机治疗,插管过程中应注意动作轻柔,防止出血,气管插管后心率往往会减慢,处理不当会引起心跳骤停,因此麻醉诱导用药不宜过多,静脉注射速度不宜过快。

3. 大动脉转位患者术中的呼吸和循环管理

大动脉转位患者肺部顺应性较差,故适宜使用 PCV 模式控制呼吸,低潮气量,稍快频率,避免肺泡过度膨胀。PCV 可避免气道高压,使气体在肺中更好的分布。大动脉转位患者原有不同程度的肺动脉高压,心肺转流期间血液稀释、主动脉阻断、缺血再灌注损伤及体内炎症因子激活后的炎性反应,易诱发肺动脉高压危象,故心肺转流后应适当过度通气,并适当给予碳酸氢钠维持血液偏碱状态,维持足够的右室前负荷,必要时经中心静脉输注前列腺素 E_1。大动脉转位患者左室功能较差,左室无法很快适应体循环的压力,无法维持足够的心排量,故需使用正性肌力药物和血管活性药物,保证组织器官的有效血流灌注,并且避免左室后负荷过大所致的左心衰竭。

六、思考题

1. 除了 Bp、CVP 等,大动脉转位患者的监测手段还有哪些?
2. 该类患者术中有哪些脑保护策略?
3. 心肺转流可影响凝血机制,如何改善患者的凝血功能?

七、推荐阅读文献

1. Diaz LK. Anesthesia and postoperative analgesia in pediatric patients undergoing cardiac surgery [J]. Paediatr Drugs. 2006;8(4):223 - 233.

2. Lopws A,Alnajashi K. Saudi Guidelines on the Diagnosis and Treatment of Pulmonary Hypertension:Pulmonary arterial hypertension associated with congenital heart disease [J]. Ann Thorac Med. 2014 Jul;9(Suppl 1):S21 - 25.

3. Vakamudi M1,Ravulapalli H,Karthikeyan R. Recent advances in paediatric cardiac anaesthesia [J]. Indian J Anaesth. 2012 Sep;56(5):485 - 490.

4. Dias LK, Andropoulos DB. New developments in pediatric cardiac anesthesia [J]. Anesthesiol Clin North America. 2005 Dec;23(4):655 - 676,viii.

（徐　悦）

案例 6

先心病右心室双出口

一、病历资料

1. 现病史

患儿,女性,10个月。因"自出生起反复发热、咳嗽"就诊。患者自出生起反复发热、咳嗽,诊断为肺炎,经多次抗炎等常规治疗后,症状反复。近3日来,患者咳嗽症状加剧,再次入院进行进一步诊治。此次发病以来患者神清、精神尚可,胃纳、夜眠较差,二便无殊,近期体重无明显变化。追问病史,患者哭闹时易出现气促及皮肤青紫。

2. 既往史

否认羊水误吸等特殊既往病史,否认传染病史,否认手术外伤及输血史,否认药物食物过敏史,按时按需接受预防接种。

3. 个人史

足月顺产,出生体重2 573 g,Apgar's评分10分,母乳喂养,按需添加辅食,父母体健,否认母孕期特殊疾病史及有害物质接触史,否认家族性遗传性疾病史。

4. 体格检查

(1) 患者 Ht 68 cm, Wt 7.8 kg, T 36.6℃, P 124 次/min, R 26 次/min, BP 92 mmHg/45 mmHg。

(2) 患者神清、精神尚可,一般状况可,查体基本配合。

(3) 听诊:患者双肺呼吸音粗,可闻及较多湿啰音,未闻及哮鸣音,未闻及胸膜摩擦音;HR 124 次/min,心律齐,A2=P2,未闻及额外心音,胸骨左缘3~4肋间可闻及Ⅲ级收缩期杂音。

(4) 患者张口度>3 指(患儿),头颈活动度好,牙齿无松动,鼻腔通畅,鼻中隔无偏曲。

5. 实验室和影像学检查

(1) 心超:心脏位置正常。左房左室明显缩小,右心明显增大,左室壁收缩活动可。主动脉、肺动脉起自右心室,主动脉位于左前,肺动脉位于右后,瓣膜三叶,瓣叶增厚,开放活动明显受限。房室瓣开放活动可。房间隔缺损约0.3 cm,双向分流,室间隔缺损约1.0 cm,双向分流。左位主动脉弓。动脉导管未闭0.2 cm,左向右分流。超声提示:右室双出口(S. D. D);室间隔缺损;房间隔缺损;肺动脉瓣狭窄;动脉导管未闭。

(2) 胸片:两侧胸廓对称,纵隔居中,两肺纹理增多增粗模糊,两肺野中内带分布斑点、条状密度增高影,边缘模糊不清,两肺透亮度增高,右侧肺门影增浓,上纵隔影增宽,考虑胸腺影,右膈面内段模糊欠清,左膈面光整,双肋膈角清晰锐利。左心缘向左膨隆,心尖圆钝上翘。

(3) 心电图:右房肥大,右心室肥厚。

二、诊治经过

1. 麻醉前初步诊断

(1) 复杂性先天心脏病:右室双出口(S. D. D);室间隔缺损(远离双大动脉);房间隔缺损(继发孔型,左向右分流);肺动脉狭窄;心功能Ⅱ级。

(2) 肺炎。

2. 治疗方案

(1) 拟择期于全麻下行矫正性先心病右心室双出口纠治术。

(2) 患儿术前6 h禁食(奶)、2 h禁水,麻醉前30 min肌内注射咪达唑仑1.5 mg、阿托品0.15 mg。患儿入室后,常规心电监护(心电图、脉搏血氧饱和度、无创血压、呼末二氧化碳分压等),并建立外周静脉通路,静脉输注乳酸钠林格氏液,输注速度4 ml/(kg·h)。

(3) 充分预供氧后,静脉注射咪达唑仑0.8 mg、芬太尼50 μg、维库溴铵0.8 mg诱导,面罩加压给氧后经鼻行气管插管,经鼻顺利插入ID 3.5#加强型气管导管,插管过程顺利。听诊双肺呼吸音对称,连接呼吸机控制呼吸,设置呼吸机参数潮气量100 ml、呼吸频率20 bpm/min,吸呼比1∶2,气道压维持于18～25 cmH$_2$O。

(4) 气管插管完成后,行左侧桡动脉置管监测有创血压;留置右颈内深静脉导管监测中心静脉压;留置直肠、鼻咽温测温探头监测体温;留置导尿管监测尿量;术中放置肺动脉测压管,测量肺动脉压。

(5) 划皮、劈胸骨、转流前分别追加芬太尼50 μg,维库溴铵0.8 mg,必要时间断吸入1%异氟烷。主动脉插管时静脉注射8 mg利多卡因抑制心血管反应。体外循环期间,酌情追加芬太尼及维库溴铵。

(6) 体外循环采用低温低流量,体外循环时间106 min,主动脉阻断时间73 min,开放主动脉后,自动复跳,心电图提示窦性心律,使用微量输液泵输注多巴胺3～5 μg/(kg·min)、米力农0.5～1 μg/(kg·min)。

(7) 术后6 h麻醉苏醒并停用血管活性药物,术后48 h后脱离呼吸机,拔除气管导管。逐步拔除各类留置导管,术后2周顺利出院。

三、病例分析

1. 病史特点

(1) 女性,10个月。患者自出生起反复发热、咳嗽,多次常规肺炎治疗效果欠佳,症状反复。近3日来,患者咳嗽症状加剧,再次入院进行进一步诊治。追问病史,患者哭闹时易出现气促及皮肤青紫。

(2) 无羊水误吸等特殊既往病史。

(3) 麻醉相关体格检查发现:

① 患者Ht 68 cm, Wt 7.8 kg, T 36.6℃, P 124次/min, R 26次/min, BP 92 mmHg/45 mmHg。

② 患者张口度>3指(患儿),头颈活动度好,牙齿无松动,鼻腔通畅,鼻中隔无偏曲。

③ 听诊患者双肺呼吸音粗,可闻及较多湿啰音,未闻及哮鸣音,未闻及胸膜摩擦音;HR 124次/min,心律齐,A2=P2,未闻及额外心音,胸骨左缘3～4肋间可闻及Ⅲ级收缩期杂音。

2. 诊断和诊断依据

诊断:

(1) 复杂性先天心脏病:右室双出口(S. D. D);室间隔缺损(远离双大动脉);房间隔缺损(继发孔型,左向右分流);肺动脉狭窄;心功能Ⅱ级。

（2）肺炎。

诊断依据：

（1）患者自出生起反复发热、咳嗽，多次常规肺炎治疗效果欠佳，症状反复。近 3 日来，患者咳嗽症状加剧。追问病史，患者哭闹时易出现气促及皮肤青紫。

（2）否认羊水误吸等特殊既往病史。

（3）体格检查双肺呼吸音粗，可闻及较多湿啰音；胸骨左缘 3～4 肋间可闻及Ⅲ级收缩期杂音。

（4）心脏超声提示：右室双出口（S. D. D）；室间隔缺损；房间隔缺损；肺动脉瓣狭窄；动脉导管未闭；胸部 X 线平片提示：两肺纹理增多增粗模糊，两肺野中内带分布斑点、条状密度增高影，边缘模糊不清，两肺透亮度增高，右侧肺门影增浓，上纵隔影增宽，考虑胸腺影，右膈面内段模糊欠清，左膈面光整，双肋膈角清晰锐利。左心缘向左膨隆，心尖圆钝上翘；心电图提示：右房肥大，右心室肥厚。

3. 鉴别诊断

（1）法乐四联症。法乐四联症包括：①肺动脉狭窄；②室间隔缺损；③主动脉骑跨；④右心室肥厚。其一般表现为早期出现发绀、呼吸活动耐力差、蹲踞；胸骨左缘有收缩期射血性杂音和肺动脉区第二心音减弱；红细胞计数、血红蛋白和红细胞压积升高，动脉血氧饱和度降低；心脏呈靴状，肺部血管纹理细小，超声心动图显示有主动脉骑跨和室间隔缺损等。该患者心超明确提示存在：右室双出口（S. D. D）；室间隔缺损；房间隔缺损；肺动脉瓣狭窄；动脉导管未闭等表现，故暂可排除该诊断。

（2）完全性大动脉转位：是指两根大动脉位置错换，主动脉接受来自从右心室的体循环静脉血，而肺动脉接受来自左心室的肺静脉氧合血液，因而形成两个相互隔离的循环系统。多数患者在新生儿期就死亡，存活的患者都伴有其他畸形，包括：房间隔缺损、室间隔缺损、动脉导管未闭、肺动脉狭窄、主动脉缩窄等。临床表现以呼吸困难、发绀、进行性心脏扩大和早期出现心力衰竭为主。因合并畸形不同，肺充血程度和体肺循环血液分流量多寡不同，症状及其出现时间也不同。胸部 X 线检查表现为明显的心脏增大及肺血增多。主要依靠心脏超声检查诊断。该患者心超检查结果明确，故暂可排除该诊断。

四、处理方案及基本原则

（1）小于 6 个月的婴儿、发绀或呼吸困难的患儿一般不应用麻醉前用药。年龄稍大或活泼的儿童可口服咪达唑仑（0.5～1.0 mg/kg）；复合口服氯胺酮（5～7 mg/kg）可用于深度镇静。此外，对于不配合或心脏功能主要依赖交感神经兴奋的患儿，也可选择在术前准备室肌注氯胺酮（3～5 mg/kg）复合抗涎剂如阿托品（0.02 mg/kg）或格隆溴铵（0.1～0.2 mg），复合咪达唑仑（0.5～1.0 mg）。

（2）术前存在发绀合并肺动脉狭窄的患儿，肺部血流量减少，诱导前需充分预供氧，以避免肺循环阻力增加、体循环阻力降低，防止肺血流量进一步减少，大量血液右向左分流，使一部分经静脉注射的药物不通过肺循环，缩短了起效时间。

（3）体外循环及手术创伤都会造成心肌抑制，术后往往易发生低心排综合征，一旦发生则病死率极高，因此在开放主动脉前适当运用多巴胺、米力农等血管活性药物，可有效增加心肌收缩力，降低体循环和肺循环阻力，提高心排指数，改善肥厚右心室的舒张功能。

五、要点与讨论

1. 小儿麻醉诱导的方法

（1）口服给药：可将诱导药物制成各种口味的糖浆或棒棒糖，通过患儿口服经胃肠道或吸吮棒棒糖经口腔黏膜来吸收药物，使得血药浓度缓慢升高。虽然经消化道吸收药物起效稍慢，但对患儿创伤性最小,且芬太尼棒棒糖还可用于术后镇痛。

(2) 滴鼻给药:咪达唑仑对于鼻黏膜有刺激性,因而不适用于小儿,但右美托咪定滴鼻诱导取得了较好的疗效。

(3) 静脉诱导:对于已开放静脉的患儿,静脉诱导是一种有效的途径。由于异丙酚、依托咪酯、罗库溴铵均存在注射痛,故可预先注射镇痛药物或利多卡因 0.2~0.5 mg/kg。

(4) 吸入诱导:既往氟烷曾是小儿吸入麻醉的首选药物,目前七氟醚诱导和苏醒更快、更迅速,更易精准控制,术中生命体征更稳当,合并用药安全范围更广,无呼吸道刺激性和患儿讨厌的气味,已经成为首选的小儿吸入麻醉药物。

2. 麻醉前禁食禁饮原则

(1) 禁食时间:牛奶、母乳、配方食品和固体食物需禁食时间如表 6-1 所示。

(2) 禁饮时间:最后一次进食应包括清液或糖水。研究表明,术前 3 h 进清液,不会增加误吸的危险。这种方法可减轻术前脱水和低血糖,使诱导更平稳,术中更稳定。

表 6-1　禁食禁饮原则

食物类型	禁食禁饮时间/h
清液	2
母乳	4
牛奶和配方奶	6
淀粉类固体食物	6
脂肪类固体食物	8

3. 小儿气管插管装备的选择及使用

(1) 面罩:面罩应具有可罩住鼻梁、面颊、下颏的气垫密封圈,应选择无效腔最小的面罩,最好选用透明的塑料制品以利于观察口唇颜色、口腔分泌物和呕吐物的情况。使用时应避免手指在刻下三角施压,引起呼吸道梗阻、颈部血管受压或颈动脉窦受刺激,防止面罩边缘对眼睛产生损害,托面罩时刻采取头侧位便于保持气道通畅和口腔分泌物外流。

(2) 通气道:选择大小合适的口咽通气道,可将通气道靠紧患儿面部,小儿一侧口角至下颌角或耳垂的距离为适宜口咽通气道的长度。对于合并气道梗阻或气道阻塞性疾病等的患儿,可选用鼻炎通气道,鼻尖至耳垂的距离为适宜的长度。

(3) 喉镜:应用小镜片时应选用较细的喉镜柄;小于 2 岁的儿童建议使用直镜片(Miller 或 Wis-Hipple)。因其凸缘较小,尖部逐渐变细且较长,在狭小的口腔内直镜片可提供更佳的视野,更易挑起会厌;弯镜片一般常用于大于 5 岁的患儿;喉镜片大小的选择原则如表 6-2、表 6-3 所示。

表 6-2　喉镜片大小的选择原则

年　龄	喉　镜　片
早产儿和新生儿	Miller 0 号
婴儿至 6~8 个月	Miller 0~1 号
9 个月~2 岁	Miller 1 号,Wis-Hipple 1.5 号
2~5 岁	Macintosh 1 号,Miller 1~1.5 号
大于 5 岁的儿童	Macintosh 2 号,Miller 2 号
青少年至成人	Macintosh 3 号,Miller 2 号

表6-3 喉镜片类型和尺寸

年龄	喉镜片类型和尺寸		
	Miller(直镜片)	Wis-Hipple	Macintosh
早产儿	0	—	—
足月婴儿	0~1	—	—
1~12个月	1	1	—
1~2岁	1	1.5	2
2~6岁	2	—	2
6~12岁	2	—	3

（4）气管导管：小于6～7岁的儿童通常使用不带套囊的导管(内径为5.5 mm或更小的导管)。近来，应用低压套囊导管极少发生气管狭窄，因此，如有指征(如扁桃体切除术或近端肠梗阻)可用带套囊的导管，若估计术后需机械通气，也应选用带套囊的导管，但应注意套囊不要过胀。最常用的气管导管型号的选择原则如表6-4、表6-5所示。临床实用的测量方法：①气管导管外径相当于小儿小指末端关节的粗细；②气管导管外径相当于小儿外鼻孔的直径。插管时还应准备比估计值大一号和小一号的导管。

表6-4 气管导管型号的选择原则

年龄	气管导管尺寸(mm,内径)
早产儿	2.5~3.0
足月新生儿	3.0
6~12个月	3.5
12~20个月	4.0
2岁	4.5
大于2岁	4+年龄(岁)/4
6岁	5.5
10岁	6.5

表6-5 气管导管的内径和深度选择

年龄	气管导管型号(ID)	深度/cm	
		经口	经鼻
早产儿(<1 000 g)	2	8~9	10~11
早产儿(>1 000 g)	2.5	9~10	11~12
新生儿~3个月	3.0~3.5	10~12	12~14
3~9个月	3.5~4.0	12~13	14~15
9~24个月	4.0~4.5	13~14	15~16
2~14岁	4+年龄/4(带套囊)；4.5+年龄/4(不带套囊)	ID×3	ID×3+2
>14岁	参考成人		

4. 气管插管方法

1）经口插管

（1）头位。术中儿头部需垫高呈"鼻吸"位，婴儿和年幼儿枕骨较大，可将小毛巾置于肩胛骨下有助于插管。

（2）窥喉时用镜片尖挑会厌，如声门显露不佳，可将镜片置入会厌谷或换用直镜片。助手或操作者可用左手小指从患儿颈前轻压环状软骨，使声门向下移位进入视线中。

（3）插管后处理：插管后，应检测双侧呼吸幅度是否一致，听诊双肺呼吸音是否均等。当给予 $15 \sim$ $20 \ cmH_2O$ 正压通气时，无套囊的导管周围应有气体漏出。如果小于 $10 \ cmH_2O$ 时出现漏气，应换用稍大号的导管。持续监测二氧化碳波形，以维持适当的 $EtCO_2$ 值。

2）经鼻插管

当导管需要保持数天时，宜经鼻腔插管。如果经口插管容易完成，也可在手术结束前将口腔插管改为鼻腔插管，但不能只为将其改为鼻腔插管而去破坏安全可靠的口腔插管。插管前检查患儿鼻孔通常程度，用 $0.5\% \sim 1\%$ 麻黄碱溶液滴鼻以收缩鼻黏膜血管。将准备好的气管导管泡于热盐水中减少插管时可能的鼻黏膜损伤。婴儿喉头较高，如无助手帮助，插管困难，经常需用 Magill 插管钳引导导管尖端经过声门。

3）气管插管前预先给氧

呼吸暂停的婴儿仍可在 $30 \sim 45 \ s$ 内出现低氧血症。如发生心动过缓、发绀或血氧饱和度下降，应立即停止气管插管操作，吸入纯氧，直至血氧饱和度改善。

六、思考题

1. 小儿麻醉的术前访视与成人患者相比，具有其特殊性和重要性，应该注意哪些方面？

2. 术前禁食禁饮时间过长易造成患儿不适，若因某种因素致使手术推迟，如何制订个体化的禁食禁饮时间和补液计划？

3. 吸入麻醉诱导是最常用的小儿麻醉诱导方式，其诱导前准备、常用方法和注意事项有哪些？

七、推荐阅读文献

1. American Society of Anesthesiologists Committee. Practice guideline for preoperative fasting and the use of pharmacologic agents to reduce the risk of pulmonary aspiration：application to healthy patients undergoing elective procedures：an updated report by the American Society of Anesthesiologists Committee on Standard and Practice Parameters [J]. Anesthesioligy, 2011,114(3):495-511.

2. Sumivoshi R. Preoperative fasting and fluid management in pediatric patients [J]. Masui, 2013,62(9):1045-1052.

3. Smith I, Kranke P, Murat I, et al. Perioperative fasting in adult and Children：guildline from the European Society of Anaesthesiology [J]. European Journal of Aneaesthesiology, 2011,28(8):556-569.

4. von Rettberg M, Thil E, Genzwürker H, et al. Endotracheal tubes in pediatric patients. Published formulas to estimate the optimal size [J]. Anaesthesist. 2011 Apr;60(4):334-42.

5. Lejus C, Bazin V, Pinaud M, et al. Inhalation induction using sevoflurane in children：the single-breath vital capacity technique compared to the tidal volume technique [J]. Anaesthesia, 2006, 61(6):535-540.

（徐　悦）

案例 7

急性心包填塞

一、病历资料

1. 现病史

患者,男性,32 岁。因"2 h 前车祸碰撞后出现持续性左上腹疼痛、拒按,呼吸时加剧,伴恶心呕吐"就诊。患者腹腔诊断性穿刺抽出不凝血,CT 提示胸骨骨折、肋骨骨折、脾破裂、腹腔积液,遂急诊行脾切除术。术中见腹腔内出血约 1 000 ml,予输血补液等治疗后,患者心率血压逐渐恢复正常。至手术结束时,监视屏显示患者 BP 逐渐下降至 80 mmHg/50 mmHg, HR 120 次/min,予麻黄碱静注后循环仍较难维持,检查手术野未见活动性出血。

2. 既往史

否认既往重大心肺脑血管疾病史,否认哮喘病史,否认手术外伤史,否认药物食物过敏史。

3. 体格检查

(1) 患者 Ht 172 cm,Wt 68 kg, T 36.5℃, P 120 次/min, BP 80 mmHg/50 mmHg, SpO_2 98%, CVP 20 cmH_2O。

(2) 听诊患者双肺呼吸音粗,两下肺可及少量湿啰音,无哮鸣音。心律齐,心音低钝遥远,各瓣膜区未及明显杂音。

4. 实验室和影像学检查

(1) 血常规:WBC $13.4×10^9/L$, N 81%, Hb 92 g/L, PLT $177×10^9/L$。

(2) 心电图:窦性心动过速,低电压,ST - T 变化。

(3) 动脉血气:pH 值 7.367, $PaCO_2$ 37.8 mmHg, PaO_2 90.2 mmHg, SpO_2 95%, K^+ 4.1 mmol/L, Na^+ 133 mmol/L, Cl^- 95 mmol/L, Glu 6.6 mmol/L。

(4) 床旁心超:心包腔内见积液征,右室前壁前与左室后壁后液性暗区分别宽约 0.6 cm 和 0.8 cm。

二、诊治经过

1. 初步诊断

急性心包填塞。

2. 治疗方案

(1) 紧急行超声引导下心包穿刺引流术,备体外循环下心脏破裂修补术。

(2) 在超声引导下(见图 7 - 1),经患者胸骨后行心包穿刺引流术,见血性渗液,遂留置引流管。当引流量达到约 500 ml 后,患者循环趋于稳定,HR 90 次/min,BP 115 mmHg/70 mmHg,SpO₂ 99%。

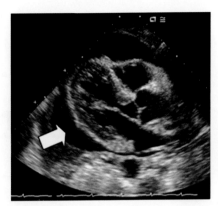 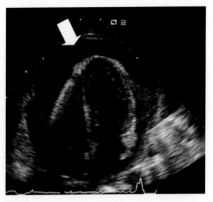

图 7-1 超声

(3) 约 2 h 后,心包引流量逐渐增加至 1 000 ml,患者出现心跳骤停。一边行心肺复苏,一边紧急行股动静脉体外循环插管,在心肺旁路的支持下行剖胸探查术(见图 7-2、图 7-3),见右房右室被巨大血肿压迫。清除血肿后,见右冠状动脉分支活动性出血,遂予缝扎止血。

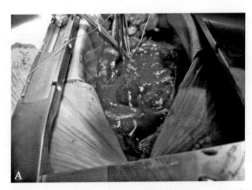 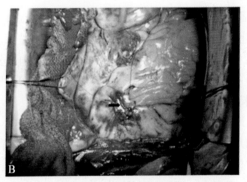

图 7-2 心包打开后见右房右室周围巨大血肿　　图 7-3 右冠状动脉分支撕裂性损伤,予缝扎止血

(4) 术后患者血流动力学稳定,回 ICU 病房继续观察治疗,无特殊并发症发生,顺利康复出院。

三、病例分析

1. 病史特点

(1) 男性,32 岁。车祸外伤后 2 h 出现持续性左上腹疼痛、拒按,呼吸时加剧,伴恶心呕吐,腹腔诊断性穿刺抽出不凝血,CT 提示胸骨骨折、肋骨骨折、脾破裂、腹腔积液,急诊行脾切除术。手术结束时患者 BP 逐渐下降,心率增快,循环难以维持。

(2) 无系统疾病史。

(3) 体格检查:

① Ht 172 cm, Wt 68 kg, T 36.5℃, P 120 次/min, BP 80 mmHg/50 mmHg, SpO₂ 98%, CVP 20 cmH₂O;

② 听诊双肺呼吸音粗,两下肺可及少量湿啰音,无哮鸣音。心律齐,心音低钝遥远,各瓣膜区未及明显杂音。

(4) 实验室和影像学检查:

①血常规:WBC 13.4×10⁹/L, N 81%, Hb 92 g/L, PLT 177×10⁹/L;②心电图:窦性心动过速,低电压,ST-T 变化;③床旁心超:心包腔内见积液征,右室前壁前与左室后壁后液性暗区分别宽约

0.6 cm 和 0.8 cm

2. 诊断和诊断依据

诊断:急性心包填塞。

诊断依据:

(1) 患者有明确的外伤史,左中上腹受累,行脾切除术后出现不明原因的循环不稳定,血压下降,心率、中心静脉压升高。

(2) 体格检查发现心音低钝遥远,两下肺可及少量湿啰音。

(3) 床旁心超提示心包腔内见积液,心电图存在非特异性改变。

3. 鉴别诊断

急性心力衰竭,缩窄性心包炎,肝硬化。

四、处理方案及基本原则

心包填塞的患者右心前负荷过高,而左心前负荷不足,无法维持正常的每搏输出量,需要通过增加动脉阻力、增快心率来维持血压。清除心包积液或血块是解决心包压塞的根本办法,在此之前需要尽可能维持代偿机制。

(1) 全面了解患者的病史及相关检查结果,做好相应人员的准备(外科医生、护士、灌注师和血库等),随时做好体外循环的准备。

(2) 连续监护、严密观察患者生命体征,包括有创动脉血压、中心静脉压、心电监护及血氧饱和度监测,准备急救所需心血管活性药物(如去氧肾上腺素、肾上腺素、氯化钙、利多卡因和阿托品等)和除颤仪。

(3) 应用对循环影响小的麻醉药物,使用心血管活性药物维持较高的交感张力,避免心肌抑制及心率减慢,加快补液。

(4) 降低潮气量,避免使用正压通气,减轻胸腔压力和后负荷的增加对心脏充盈的影响。

(5) 心包填塞解除后,应根据中心静脉压调节输液量,防止因回心血量增加造成的心力衰竭。

五、要点与讨论

1. 心包填塞的定义

心包填塞是一种由于渗出性液体、脓肿、血液、凝块及气体等物质在心包内缓慢或急性积累所致的心脏压塞症状,心包内压升高会引起舒张期充盈功能受损及心输出量降低。该病患者多急需皮下或手术引流,病情凶险,因此快速鉴别诊断该病在临床治疗中意义重大。

2. 导致心包填塞的原因(见表 7-1)

表 7-1　导致心包填塞的原因

可能心包填塞	肿瘤、感染(结核、EBV、巨细胞病毒性肠道病毒、HIV、细菌)、医源性心包积血、创伤性心包积液、心脏术后综合征、肾功能衰竭、主动脉夹层或心梗后心脏破裂引起的心包积血
罕见心包填塞	系统性自身免疫疾病、自体性心包积液、甲状腺功能亢进或减退、急性心肌梗死早期或晚期心包炎(Dressler's 综合征)和其他心包疾病(胆固醇心包炎、乳糜心包疾病)
无心包填塞	心衰或肺动脉高压导致心包渗出物、孕期后 3 月出现的心包渗出物

（续表）

诱发因素	药物:降压药、抗凝药、溶栓药等 损伤:复杂 PCI、心脏起搏器置入、心内膜心肌组织活检、近期心脏手术、机体内置治疗仪器、胸部钝伤 败血症 循环量减少:脱水、利尿剂等

3. 心包填塞的诊断要点

（1）临床诊断:对于存在低血压、颈静脉怒张、奇脉、心动过速、气促或严重呼吸困难的患者,应考虑心包填塞的可能性;其他症状包括 QRS 低电压、电交替现象及胸部 X 线检查心界扩大。

（2）影像学诊断:对于疑似心包填塞的患者,心脏超声是首选诊断方法,应立即进行;对于疑似心包填塞的患者,CT 及 CMR 并不属于常规检查,但可以用以排除大量心包积液患者可能存在的纵隔或肺部伴发病。

（3）鉴别诊断:需与缩窄性心包炎、充血性心力衰竭及肝硬化肝病晚期进行鉴别。

4. 心包填塞的处理

（1）需紧急行心包引流术患者的适应证、禁忌证及评分系统:事实上,紧急心包引流术或心包穿刺术适用于多数心包填塞或血流动力学异常引起的休克患者。行此种治疗方案需考虑患者临床表现、血流动力学情况、评估手术利弊及心脏超声结果。

① 动脉夹层及梗死后游离壁破裂是紧急引流适应证,应立即进行。

② 若动脉夹层患者未及时接受手术治疗,且患者状况不稳定无法适应转诊,应尝试穿刺后少量引流心包积血稳定患者病情。

③ 对于疑似化脓性、结核性或肿瘤性心包炎或已确诊症状经治疗未缓解的患者,推荐心包穿刺术。

④ 约三分之一大量胸腔积液（>20 mm）患者会出现心包填塞,可考虑引流术。

⑤ 若患者积液较多,无血流动力学异常,心包引流术不是必要手段。

图 7-4 为最新分段评分方式,该图适用于对无血流动力学休克的心包填塞进行分类,也可对需要心包穿刺的患者进行分类。

（2）紧急引流及手术适应证:

① 若患者确诊心包填塞,可行心包引流术。在获得诸如血容量在内的实验室结果后,若患者血流动力学稳定,心包引流术应在诊断后 12～24 h 完成。

② 心包填塞紧急手术适应证包括由 A 型动脉夹层、急性心梗心室游离壁破裂或创伤引起的心包积液,感染中出现的化脓性心包积液,不能经皮下治疗的包裹性积液。

③ 上述分段评分系统有助于对心包填塞患者进行分类。若评分≥6,无禁忌证,应立行心包穿刺;若医源性心包积血患者症状快速恶化,或患者因其他原因致状况不稳定,应立行心包引流术,同时辅以促凝、恢复 INR 及纠正贫血治疗。

（3）经皮穿刺与手术治疗的选择。

心包填塞治疗中,应根据具体情况选择适宜的治疗方式,需注意以下几点:

① 若心包积液无法经注射器或导管进行引流,应考虑手术治疗,多经肋下切口行治疗。

② 以下患者需考虑手术治疗,包括化脓性心包积液、心包内出血、心包积液凝块及胸部状况不理想无法行心包穿刺。

③ 开放式手术引流优势包括:可以获取心包标本送检,消除积液腔,缓解血肿及放置较大规格的引流管。

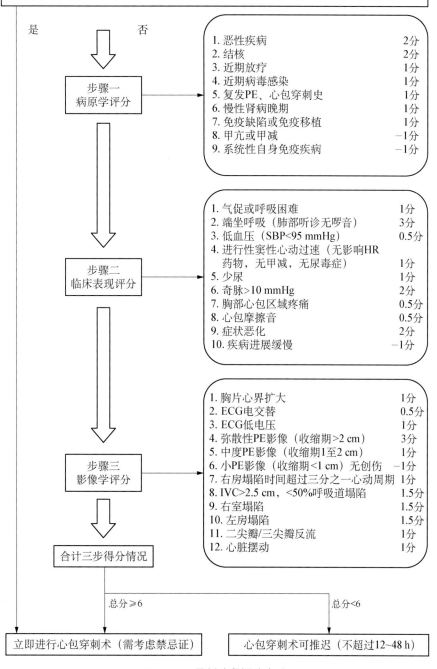

图 7-4　最新分段评分方式

PE、心包填塞；SBP、收缩压；HR、心率；IVC、下腔静脉。步骤三中 4~12 均由心脏超声提供数据支持。

④ 开放式手术引流劣势：全身麻醉易致患者突发低血压；需行气管插管，部分患者需移除剑突。

5. 心包穿刺术指南

几十年以来，临床医生始终以一种近乎"盲式"的方案进行心包穿刺术，即剑突下径路穿刺。而现在有了心脏超声手段，建议心包穿刺应在心脏超声引导下进行。

心包穿刺术应注意以下几点：

（1）心脏超声应明确患者积液范围及大小。心包穿刺多于近积液最多位置进行,心脏超声应给与相应引导。

（2）紧急心包穿刺中,术者可在简易超声辅助下完成,或在导管室使用透视辅助治疗。

（3）根据积液量,可行心尖处肋间穿刺或剑突下径路穿刺;若存在大量粘连或穿刺禁忌证,可行手术治疗。

（4）建议使用双 J 管（pig-tail catheter,猪尾巴导管）进行引流;若无此规格导管,可使用 7F 中心静脉导管替代。

6. 如何预防并发症

（1）尽可能使用心超,辅助透视检查,可以有效预防并发症。

（2）在心腔穿刺完成后,在引流结束及心包囊置入另一支导管前,原导管不要移除以防造成出血,加重心包积液。

（3）术中避免快速引流及自体输血。

（4）完善消毒和杀菌条件,避免医源性感染;及时纠正凝血紊乱。

六、思考题

1. 心包穿刺术有哪些可能的并发症?
2. 心包填塞缓解后容量管理需要注意什么?
3. 术中如何鉴别心包填塞与张力性气胸?

七、推荐阅读文献

1. Ristić AD, Imazio M, Adler Y, et al. Triage strategy for urgent management of cardiac tamponade: a position statement of the European Society of Cardiology Working Group on Myocardial and Pericardial Diseases [J]. Eur Heart J. 2014;35(34):2279 - 2284.

2. Her AY, Kim YH, Ryu SM, et al. Cardiac tamponade complicated by acupuncture: hemopericardium due to shredded coronary artery injury [J]. Yonsei Med J. 2013 May 1;54(3):788 - 790.

3. Kim do W, Lee KS, Na KJ, et al. Traumatic rupture of the coronary sinus following blunt chest trauma: a case report [J]. J Cardiothorac Surg. 2014 Nov 20;9(1):164.

4. Yao Fun-Sun F. YAO & ARTUSIO. 麻醉学[M]. 6 版. 北京:北京大学医学出版社,2009:299 - 328.

5. Hae-Ok Jung, MD. Pericardial Effusion and Pericardiocentesis: Role of Echocardiography [J]. Korean Circ J. 2012 Nov; 42(11):725 - 734.

（胡天然）

案例 8

左房巨大黏液瘤围术期管理

一、病历资料

1. 现病史

患者,男性,78 岁。因"一周余前无诱因下胸闷心悸、大汗、不能平卧"来诊。患者一周余前无明显诱因下出现胸闷、心悸、大汗、不能平卧,持续约 15 min,含服保心丸后缓解,至某中心医院就诊,心超示:左房内占位,黏液瘤可能性大,EF 55%。外院就诊期间,患者出现喘憋,端坐呼吸,咳粉红色泡沫痰,双下肢水肿,并发生短暂晕厥意识丧失一次,经抢救好转。现患者为求进一步治疗,急诊拟"心脏肿瘤"收治入院。病程中,患者神清,食欲差,二便如常,体重无明显下降,睡眠不佳,需垫两枕。

2. 既往史

否认既往重大心肺脑血管疾病史,否认高血压、糖尿病、COPD 病史,40 余年前行阑尾切除术,否认药物食物过敏史。吸烟史八年,每天 7~10 支。

3. 体格检查

(1) 患者 Ht 170 cm, Wt 65 kg, BMI 22.4 kg/m^2, T 36℃, P 80 次/min, R 20 次/min, BP 104 mmHg/52 mmHg。

(2) 患者神清,精神可,平车推入病房,对答切题,检查合作。口唇无发绀,颈软,气管居中,颈静脉充盈,肝颈回流征(一)。双侧颈动脉未闻及血管杂音。

(3) 听诊患者双肺呼吸音粗,下肺可闻及湿啰音,叩诊心脏左下扩大,心律齐,心尖部可闻及Ⅲ/Ⅵ级舒张期杂音,未闻及心包摩擦音。双下肢凹陷性水肿。

4. 实验室和影像学检查

(1) 心超:左房内径 50 mm,左房内可见一异常回声团块,中等回声,大小约 65 mm×40 mm,边界清,内部回声欠均匀,有蒂附着于房间隔左房面,随心脏舒缩在左心腔内漂浮,舒张期充满二尖瓣瓣口。二尖瓣轻微反流,轻度三尖瓣反流,估测肺动脉收缩压约 54 mmHg,左室射血分数 52%(见图 8-1,图 8-2)。

(2) 心电图:I、avL 呈 qR 型或 qRs 型,ST 段 V4~V6 略抬高。

(3) 胸片:两肺纹理增多增粗,右侧胸膜增厚伴局部钙化,双侧胸腔积液,主动脉迂曲。

(4) 头颅 CT 平扫:右侧额叶、左侧顶叶、双侧基底节区脑梗灶、腔梗灶。老年脑改变。脑白质变性。

(5) 胸部 CT 平扫:右肺下叶少许条索影,右肺上叶胸膜下条状高密度影。左肺上叶微小结节。两侧胸膜钙化结节。两侧胸膜局部增厚黏连。纵隔内淋巴结显示,部分钙化。主动脉弓钙化。双侧胸腔积液,心包少量积液。

（6）血管超声：双侧颈动脉血流参数未见明显异常；双侧下肢动脉部分点状斑块形成；双侧下肢股、腘静脉血流通畅。

（7）腹部 B 超：胆囊壁胆固醇结晶。

（8）血常规：Hb 118 g/L，RBC $4.12×10^9$/L，Hct 0.367，PLT $188×10^9$/L。

（9）血生化：K^+ 3.92 mmol/L，Na^+ 143 mmol/L，CL^- 105 mmol/L，Cr 154 μmol/L，BUN 22 mmol/L，TB 56.9 g/L，ALB 28 g/L，Glu 4.74 mmol/L。

（10）血气分析：pH 值 7.54，$PaCO_2$ 25.3 mmHg，PaO_2 98.4 mmHg（吸氧状态）。

（11）凝血酶原时间 10.4 s，抗凝血酶Ⅲ活性 79%，抗凝血酶Ⅲ抗原 19.2 mg/dl。

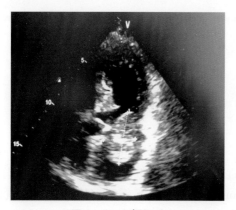 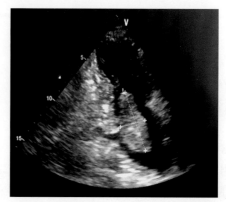

图 8-1　心超（一）　　　　　　　　　图 8-2　心超（二）

二、诊治经过

1. 麻醉前初步诊断

（1）左房黏液瘤。

（2）三尖瓣轻度反流。

（3）心功能不全，心功能Ⅳ级（窦性心律）。

（4）双侧胸腔积液。

（5）心包积液（少量）。

（6）肾功能不全。

（7）低蛋白血症。

2. 治疗方案

（1）患者入院后给予强心、利尿、扩血管、维持水电解质平衡及纠正低蛋白血症等治疗，积极术前准备，限期于全身麻醉浅低温体外循环下行左房黏液瘤切除术，术前晚 8:00 给予安定 5 mg 口服。

（2）患者进入手术室后，立即予以吸氧，常规心电图、无创血压、脉搏血氧饱和度监测；患者窦性心律，HR 92 次/min，BP 137 mmHg/88 mmHg，SaO_2 98%，平卧位生命体征尚平稳，建立外周静脉通路，局麻下行左手桡动脉穿刺连续测压。

（3）麻醉诱导在外科医师及体外循环灌注师到场后实施。

（4）充分预供氧后，予以咪达唑仑 2 mg、丙泊酚 90 mg、罗库溴铵 50 mg、舒芬太尼 25 μg、地塞米松 10 mg、甲腔龙 40 mg 诱导。面罩通气时，患者血压突然下降至 82 mmHg/54 mmHg，随即降至 66 mmHg/34 mmHg，并出现室性早搏，立即予头低脚高位，并应用多巴胺、去氧肾上腺素、利多卡因处理后缓解，生命体征逐步恢复。

（5）可视喉镜暴露下经口顺利插入 ID 7.5 普通气管导管，插管过程无阻力，导管固定于距门齿 22 cm处，听诊双肺呼吸音对称，连接呼吸机，设置呼吸机参数潮气量 450 ml，呼吸频率 10 次/min，持续监测呼气末二氧化碳，避免过度通气。麻醉诱导后，在头低位情况下行右颈内静脉穿刺，置入双腔深静脉导管，深度 12 cm。

（6）术中给予瑞芬太尼 0.15 μg/(kg·min)，顺式阿曲库胺 2 μg/(kg·min)，丙泊酚 TCI 靶控 1 μg/ml，并小量吸入 5% 地氟醚维持麻醉，根据 Nacrotrend 指数及患者生命体征调节麻醉深度。术中监测鼻咽温及肛温。

（7）取胸骨正中切口，心包打开后给予肝素 200 mg 静推，主动脉、上下腔静脉插管，ACT 大于 480 s 后开始体外循环，体外循环中常规应用微栓滤器。升主动脉阻断后，于主动脉根部顺灌冷含血停搏液 1 000 ml，心脏表面覆冰泥行心肌保护。在此之前尽量避免触摸心脏，且不行左房引流管插入，防止引起肿瘤碎片脱落造成栓塞。经右房、房间隔入路，术中见左房黏液瘤 5 cm，蒂位于房间隔左房面，带蒂完整切除肿瘤。

（8）瘤体切除完毕，复温开始，给予硝酸甘油 0.1 μg/(kg·min)，主动脉开放前给予磷酸肌酸钠 4 g 滴注，头低位，主动脉根部倒吸排气，开放后给予多巴胺 6.6 μg/(kg·min)，米力农 0.3 μg/(kg·min)，心脏复跳成功。主动脉阻断时间 13 min，并行时间 26 min，体外循环总时间 42 min。

（9）停体外循环后，鱼精蛋白中和肝素，监测 ACT，要求 ACT 接近术前生理水平。术中用去氧肾上腺素，去甲肾上腺素等药物维持血流动力学稳定，监测血气分析，维持水电解质和酸碱平衡。术后带气管导管入心外 ICU。

三、病例分析

1. 病史特点

（1）患者，男性，78 岁。患者一周余前无明显诱因下出现胸闷、心悸、大汗、不能平卧，持续约 15 min，含服保心丸后缓解，外院心超示：左房内占位，黏液瘤可能性大，EF 55%。外院就诊期间，患者出现喘憋，端坐呼吸，咳粉红色泡沫痰，双下肢水肿，并发生短暂晕厥意识丧失一次，经抢救好转。现患者为求进一步治疗，急诊拟"心脏肿瘤"收治入院。

（2）无重大心肺疾病史。吸烟史 8 年，每天 7～10 支。

（3）麻醉相关体格检查：

① 患者 Ht 170 cm，Wt 65 kg，BMI 22.4 kg/m²，T 36℃，P 80 次/min，R 20 次/min，BP 104 mmHg/52 mmHg。

② 患者神清，精神可。口唇无发绀，颈静脉无怒张，肝颈回流征（—）。双侧颈动脉未闻及血管杂音。

③ 双肺呼吸音粗，下肺可闻及湿啰音，叩诊心脏左下扩大，心律齐，心尖部可闻及Ⅲ/Ⅵ级舒张期杂音，未闻及心包摩擦音。双下肢凹陷性水肿。股动脉枪击音（—），水冲脉（—）。Allen 试验（—）。

④ 患者气管居中，张口度＞3 指，Mallampati 分级Ⅱ级，头颈活动度好，甲颏间距 6 cm。门齿无缺牙、无假牙、门齿无松动。ASA 分级Ⅲ级。

2. 诊断与诊断依据

诊断：

（1）左房黏液瘤。

（2）三尖瓣轻度反流。

（3）心功能不全，心功能Ⅳ级（窦性心律）。

　　（4）双侧胸腔积液。

　　（5）心包积液（少量）。

　　（6）肾功能不全。

　　（7）低蛋白血症。

诊断依据：

　　（1）患者，男性，78 岁。胸闷、心悸一周余，加重伴晕厥一次。

　　（2）双肺呼吸音粗，下肺可闻及湿啰音，叩诊心脏左下扩大。心律齐，心尖部可闻及Ⅲ/Ⅵ级舒张期杂音。双下肢凹陷性水肿。

　　（3）血生化：Cr 154 μmol/L, BUN 22 mmol/L, ALB 28 g/L。

　　（4）胸部 CT 平扫：双侧胸腔积液，心包少量积液；心超：左房内径 50 mm，左房内可见一异常回声团块，大小约 65 mm×40 mm，边界清，内部回声欠均匀，有蒂附着于房间隔左房面，随心脏舒缩在左心腔内漂浮，舒张期充满二尖瓣瓣口。二尖瓣轻微反流。轻度三尖瓣反流。左室射血分数 52%。

　　3. 鉴别诊断

　　（1）风湿性二尖瓣狭窄：患者有胸闷气促的临床表现，听诊心尖部可闻及舒张期杂音，需与二尖瓣狭窄相鉴别。但二尖瓣狭窄的病程较长，杂音性质和强弱不随体位改变，无间歇发作的循环阻塞现象。经胸或经食道超声心动图可对两者进行鉴别。

　　（2）左房血栓：心脏超声诊断左房黏液瘤时，还应与左房内游离血栓鉴别，左房游离血栓多见于风湿性心脏病患者，无蒂，不随心动周期在左房游动，形态大小无变化。

四、处理方案和基本原则

　　左房黏液瘤切除术的麻醉难点在于维持围术期血流动力学稳定和防止血栓脱落。而麻醉诱导期由于麻醉药物的使用及体位的改变容易造成血流动力学的急剧变化，是整个麻醉期间最危险的部分。该患者在诱导过程中突然出现血压剧降，并且出现室性早搏，分析可能瘤体阻塞二尖瓣所致。因此：

　　（1）术前应重点了解患者有无晕厥史，自行缓解血流受阻的习惯性体位。入手术室后尽可能采取其习惯体位，搬动病人时应小心移动，避免因体位搬动导致严重血流阻塞。

　　（2）术前用药不宜过重，此类患者左房压较高，所致肺淤血会造成呼吸功能受限，术前用药剂量过大可导致过度呼吸抑制而致起严重低氧血症，患者诱导前的准备时间内应常规给予吸氧，并备好紧急插管的设备和耗材。

　　（3）麻醉诱导时应备好急救药物，手术医生最好在场，以便必要时紧急建立体外循环。麻醉诱导应采用对呼吸循环系统影响较小的药物，待药物充分起效后行气管插管，操作应仔细轻柔，或采用可视气管插管设备，减少插管失败及插管引起的应激反应。在此过程中要注意控制输液速度和输液量，因为患者肺静脉压力增高，血管内膜弹力组织增生，肺血管顺应性下降，对液体负荷敏感，过多补液容易导致肺间质水肿。

　　（4）术中若出现与手术、麻醉关系不明显的血压剧降或 CVP 急剧上升，心率减慢应高度怀疑二尖瓣口被堵塞，应立即采取头低位，及时处理心律失常，应用血管活性药物维持组织灌注，并尽快体外循环。

五、要点与讨论

　　1. 左房巨大黏液瘤的病理生理学特征

　　（1）血流阻塞：心脏黏液瘤占据心脏一定位置，若体积尚小，对血流可不起阻塞作用。随着瘤体逐渐增大,其阻塞血流作用将逐渐明显。舒张期左房黏液瘤瘤体移向二尖瓣口,并经瓣口脱入左室,收缩期回入左房,故左房黏液瘤舒张期阻塞二尖瓣口而酷似真性的二尖瓣狭窄,从而引起程度不同的肺淤血和相似的症状与体征。若瘤体过大,于收缩期不能全部回入左房而卡在瓣口可发生急性血流中断,引起患者晕厥甚至猝死。或瘤体有一部分附着于二尖瓣环或瓣叶,阻塞二尖瓣活动,影响其关闭,则引致二尖瓣关闭不全。这样就可表现为二尖瓣狭窄兼关闭不全而出现双期杂音。长期左房排血受阻或全身反应可发生迅速的全心衰竭。

(2) 动脉栓塞:左房黏液瘤的组织疏松、脆弱,易有碎片脱落。黏液瘤是否有碎片脱落,与病程长短或瘤体大小无关,而与黏液瘤的形状结构关系密切。息肉状或葡萄状者,其表面部分大小不等的小块,易成碎片脱落构成瘤栓。左房黏液瘤来源的栓塞可发生在身体的任何部位,较常见的是脑栓塞、股动脉栓塞、肾动脉栓塞、肠系膜栓塞等。

(3) 自身免疫反应:由于黏液瘤体出血、变性、坏死等改变引起。可有血液异常(抗凝血酶 AT - Ⅲ 低、肝素耐药、血小板计数高、血沉增快、贫血、血浆蛋白异常等)、发热、食少、消瘦、酸碱电解质平衡紊乱等全身表现。

2. 心房黏液瘤围术期管理注意事项

(1) 诊断明确后,应积极给予抗感染治疗,纠正水电解质紊乱,纠正低蛋白血症,改善心功能和肝肾功能,尽快手术。术前应重点了解患者有无血流受阻所致的晕厥史,有无与症状相关性体位偏好。术前发生二尖瓣口被堵塞,应立即采取头低位,应用血管活性药物维持组织灌注,并尽快体外循环。患者术前可能长期接受利尿药物用以改善心功能不全,应高度警惕快速大量利尿导致的低钾、低镁、低钙等电解质失衡,术中尽早查血气进行处理,以免术中发生严重心律失常。

(2) 巨大黏液瘤患者右心衰竭较重,循环血量过多,胶体渗透压不足,因此体外循环的预充量不宜过大,应以胶体为主,添加血浆和白蛋白对患者是有益的。对血红蛋白正常的患者转机开始可以放自体血(10~20 ml/kg),停机后回输。心衰患者血容量过多,转机中应加强利尿和超滤,保证停机时 Hb>80 g/l,电解质维持在正常水平。

(3) 停机后低心排血量综合征的处理同其他心脏术后,即补足血容量,应用多巴胺、多巴酚丁胺、米力农、肾上腺素等药物强心、调整血压,必要时宜早行主动脉内球囊反搏或左、右心辅助循环。心律失常则须纠正电解质紊乱,使用合适抗心律失常药物,安装临时或永久心脏搏起器。术后呼吸机支持减少呼吸做功降低氧耗。

3. 术中肝素耐药的预防和处理

左房黏液瘤患者出现肝素抵抗的原因可能为:

(1) 抗凝血酶Ⅲ(AT - Ⅲ)缺乏,血小板计数相对较高。

(2) 黏液瘤分泌大量结构类似于肝素的葡萄糖胺聚糖,尤其是在手术操作时,大量的该物质会和肝素竞争与 AT - Ⅲ 结合。

(3) 绝大多数肿瘤会通过促进组织因子及其他促凝物质的表达来加强凝血功能。因此应增加肝素用量(首次即给予 1.5 倍肝素剂量,体外循环亦预充 4 000 IU 肝素),若 ACT 仍达不到标准应补充新鲜冰冻血浆或 AT - Ⅲ 浓缩物。黏液瘤患者转机中间特别是复温开始可因肝素代谢较快而导致 ACT 值下降,因此应加强 ACT 监测,及时追加肝素。

4. 术中预防瘤栓脱落的方法

心脏黏液瘤体易破碎,麻醉力求平稳,避免呛咳。在动静脉插管或者转机过程中易发生栓塞,因此转机中间除安装动脉微栓过滤器外还应安装带微栓过滤器的心内储血室,将左右心内吸引器吸引回来的血液初步过滤后再进入氧合器。转机过程中若发现血压持续偏高,血液回流过多,排除引流障碍后应怀疑抗凝不足,可补充肝素和血浆。

六、思考题

1. 发生瘤体嵌顿怎么办?
2. 心脏复跳后发生低排综合征时改如何处理?
3. 手术中监测凝血功能有哪些手段,治疗围术期凝血功能异常的药物有哪些?

七、推荐阅读文献

1. Riberi A, Gariboldi V, Grisoli D, et al. Cardiac tumors [J]. Rev Pneumol Clin, 2010,66(1): 95 - 98.
2. 卿恩明,于布为. 心血管手术麻醉学[M]. 北京:人民军医出版社,2006:258 - 266.

(黄燕华)

Ⅰ型夹层动脉瘤患者围术期麻醉管理

一、病历资料

1. 现病史

患者,男性,36岁。因"突发胸背痛48 h"就诊。48 h前无明显诱因下出现胸背剧痛,进而向腹部蔓延,无明显胸闷气促,无头晕、晕厥,无少尿水肿,可平卧,无发热。遂于当地医院就诊,查主动脉CTA:主动脉夹层,升主动脉及腹主动脉局部瘤样扩张(胸部管径5.9 cm,腹部管径4.7 cm),右中肺小结节,左下肺大泡,前纵隔区小结节,骶管内可疑占位。后胸背痛症状缓解,现为进一步诊治入院。患病以来食欲精神可,两便正常,体重无明显变化。

2. 既往史

既往健康状况良好,否认高血压、糖尿病,否认重大心、肺、脑、血管疾病史。否认手术外伤史,否认药物食物过敏史。

3. 家族史

父亲Ht 182 cm,有鸡胸畸形,无家族性心源性猝死病史,无其他家族成员发现心脏及大血管疾病史。

4. 体格检查

(1) Ht 192 cm, Wt 75 kg, T 37.0℃, P 85次/min, R 21次/min,右上肢血压142 mmHg/100 mmHg,左上肢血压119 mmHg/66 mmHg,右下肢血压165 mmHg/67 mmHg,左下肢血压132 mmHg/57 mmHg。四肢细长,近视500~600度。

(2) 神清,精神可,可平卧,对答切题,查体合作。

(3) 鸡胸畸形,两肺呼吸音粗,未及干湿啰音,主动脉瓣区可及DM Ⅱ/6杂音。

(4) 左侧桡动脉搏动较弱,左侧颈动脉杂音,未及股动脉枪击音,未见明显大隐静脉曲张及下肢水肿,双侧足背动脉搏动可及。

5. 实验室和影像学检查

(1) 主动脉CTA:主动脉夹层,升主动脉及腹主动脉局部瘤样扩张(胸部管径5.9 cm,腹部管径4.7 cm),右中肺小结节,左下肺大泡,前纵隔区小结节,骶管内可疑占位。

(2) 心电图:未见异常。

(3) 胸片:两肺纹理增多模糊,左侧胸腔少量积液,主动脉迂曲。

(4) 心超:升主动脉近端瘤样扩张,轻中度主动脉瓣关闭不全,轻度三尖瓣关闭不全。

二、诊治经过

麻醉前初步诊断：马方综合征(Marfan)；主动脉夹层(急性、Debakey Ⅰ型)；主动脉瓣关闭不全(轻中度)；心功能Ⅲ级(窦性心律)。

治疗方案：

(1) 全麻下行 Bentall＋主动脉弓置换＋降主动脉支架植入术。

(2) 患者入室后予吸氧，完善无创(右上肢)、有创(左上肢、左下肢)血压、血氧饱和度监测，心电监护，脑氧及 Narcotrend 监测。建立外周静脉通路。

(3) 充分预供氧后，予咪达唑仑 3 mg，利多卡因 20 mg，丙泊酚 120 mg，舒芬太尼 25 μg，罗库溴铵 50 mg，地塞米松 10 mg，甲强龙 80 mg 静脉诱导。加压面罩辅助通气后，可视喉镜下经口置入 ID 7.5♯ 普通气管导管至 24 cm，听诊双肺呼吸音可及，予固定导管并连接呼吸机予机控通气。

(4) 麻醉诱导后行右侧颈内静脉穿刺，置入双腔深静脉导管一副，及 6 腔漂浮导管一副。

(5) 术中采用静脉(舒芬太尼、瑞芬太尼、丙泊酚、罗库溴铵)＋吸入(地氟烷)复合麻醉维持，使用血管活性药物(多巴胺、硝酸甘油、米力农、肾上腺素、去甲肾上腺素、去氧肾上腺素)维持循环稳定。

(6) 手术开始给予奥美拉唑 40 mg、甲强龙 500 mg、全量肝素化(肝素 3 mg/kg)，右侧腋动脉插管(18♯)，采用胸部正中切口，打开胸骨、心包后，建立体外循环。术中见升主动脉呈暗红色，考虑夹层累及升主动脉。阻断升主动脉远端，纵行切开升主动脉后，见主动脉夹层，假腔内大量陈旧性血块。灌注含血冷停搏液后，心脏停跳满意。切除关闭不全的主动脉瓣，植入 25♯ St. Jude 主动脉带瓣管道。后待鼻咽温降至 22℃，停循环，经腋动脉行脑部灌注，并给予冰帽辅助脑保护。切开主动脉弓部，见升主动脉夹层分离延至主动脉弓部，破口位于主动脉弓部靠近左锁骨下动脉，累及脑部三分支血管。切除病变升主动脉，于降主动脉植入覆膜支架，取人造血管行主动脉远端、主动脉近端、左锁骨下动脉、左颈总动脉和无名动脉吻合。逐步升温后，予心脏表面 20 J 电击除颤，心脏恢复窦性心律，使用肾上腺素、多巴胺、米力农维持循环稳定，逐步脱离体外循环，鱼精蛋白中和肝素，输注红细胞悬液、冰冻血浆、冷沉淀，调整电解质内环境稳定，止血关胸。共计停循环(脑灌注)34 min，体外循环 239 min。

(7) 患者术后第一天拔除气管导管，术后两周顺利出院。

三、病例分析

1. 病史特点

(1) 男性，36 岁。48 h 前无明显诱因下出现胸背剧痛，进而向腹部蔓延，外院就诊，查主动脉 CTA 提示：主动脉夹层，升主动脉及腹主动脉局部瘤样扩张(胸部管径 5.9 cm，腹部管径 4.7 cm)，右中肺小结节，左下肺大泡，前纵隔区小结节，骶管内可疑占位。为进一步诊治入院。

(2) 家族史：父亲 Ht 182 cm，有鸡胸畸形，无家族性心源性猝死病史，无其他家族成员发现心脏及大血管疾病史。

(3) 体格检查：

① 患者 Ht 192 cm，Wt 75 kg，四肢细长，右上肢血压 142 mmHg/100 mmHg，左上肢血压 119 mmHg/66 mmHg，右下肢血压 165 mmHg/67 mmHg，左下肢血压 132 mmHg/57 mmHg。

② 患者鸡胸畸形，两肺呼吸音粗，未及干湿啰音，主动脉瓣区可及 DM Ⅱ/6 杂音。

③ 患者左侧桡动脉搏动较弱，左侧颈动脉杂音，未及股动脉枪击音，未见明显大隐静脉曲张及下肢水肿，双侧足背动脉搏动可及。

2. 诊断与诊断依据

诊断:马方综合征(Marfan);主动脉夹层(急性、Debakey Ⅰ型);主动脉瓣关闭不全(轻中度);心功能Ⅲ级(窦性心律)。

诊断依据:

(1) 患者 48 h 前无明显诱因下出现胸背剧痛,进而向腹部蔓延。

(2) 家族史:父亲 Ht 182 cm,有鸡胸畸形。

(3) 体格检查:Ht 192 cm,Wt 75 kg,四肢细长,鸡胸畸形,右上肢血压 142 mmHg/100 mmHg,左上肢血压 119 mmHg/66 mmHg,右下肢血压 165 mmHg/67 mmHg,左下肢血压 132 mmHg/57 mmHg,左侧桡动脉搏动较弱。听诊主动脉瓣区可及 DM Ⅱ/6 杂音,左侧颈动脉杂音。

(4) 辅助检查:

主动脉 CTA:主动脉夹层,升主动脉及腹主动脉局部瘤样扩张(胸部管径 5.9 cm,腹部管径 4.7 cm),右中肺小结节,左下肺大泡,前纵隔区小结节,骶管内可疑占位。

心超:升主动脉近端瘤样扩张,轻中度主动脉瓣关闭不全,轻度三尖瓣关闭不全。

3. 鉴别诊断

(1) 心肌梗死。

(2) 张力性气胸。

(3) 急性肺栓塞。

(4) 主动脉夹层破裂。

四、处理方案及基本原则

此患者症状、体征及辅助检查提示患有主动脉夹层(Debakey Ⅰ型),并且存在夹层进一步破裂可能,故首先需要卧床制动,随后在完善的监护下给予治疗。治疗的目的是减慢左室收缩速度、降低心肌收缩力和外周动脉压。治疗目标是使收缩压控制在 100～120 mmHg,HR 60～75 次/min。这样能有效地稳定或中止主动脉夹层的继续分离,使症状缓解,疼痛消失。该型夹层需要及时行外科手术治疗,手术风险极大,围术期需给予特别的关注和监护。

1. 术前用药

(1) 止痛、镇静:吗啡。静脉用药时需给予监护,吸氧。

(2) 降压:硝酸甘油微泵静脉维持,0.2～0.5 μg/(kg·min),根据监护调节泵速,使血压降低至临床治疗指标。血压下降后疼痛明显减轻或消失是夹层分离停止扩展的临床指征。其他药物如维拉帕米、硝苯地平、卡托普利及哌唑嗪等均可选择。此外,也可用拉贝洛尔,它具有 α 及 β 双重阻滞作用。对血压不高者,可用普奈洛尔或艾司洛尔减低心肌收缩力。

2. 诱导前准备

麻醉机、监护仪及各种药物需要在患者入室前准备充分,若患者因紧张导致血压升高、夹层分离加重,可及时予以发现和处理。尤其是脑氧监测仪、心排量监测仪、血气分析仪等对于围术期监测均有重要意义。患者入室后测量无创血压,予吸氧,并可经静脉给予小剂量咪达唑仑(1～2 mg)和舒芬太尼(5～10 μg)镇静、镇痛。待患者生命体征平稳后予缓慢安全搬运至手术床。行左侧桡动脉及足背动脉穿刺、置管,用以测压。完善心电图、血氧饱和度、脑氧、麻醉/脑电意识等监测。

3. 麻醉诱导方案

常规静脉诱导,咪达唑仑、丙泊酚、舒芬太尼、罗库溴铵,经口气管插管。诱导插管过程中需维持循环稳定,避免心率及血压大幅波动,降低夹层进一步分离的可能。

4. 围术期注意事项

保持适宜的麻醉深度，周围和肺血管有合理的扩张，对心肌收缩无明显抑制，血流动力学维持在一个稳定的状态。加强脑保护，预防肾功能不全。

五、要点与讨论

1. 体外转流前期麻醉的处理

（1）麻醉诱导后按需检测血气分析、电解质、ACT（Active Clotting Time）、Hct 等作为基础对照。术中采用静脉（舒芬太尼、瑞芬太尼、丙泊酚、罗库溴铵）＋吸入（地氟烷）复合麻醉维持，使用血管活性药物（多巴胺、硝酸甘油、米力农、肾上腺素、去甲肾上腺素、去氧肾上腺素）维持循环稳定。

（2）手术开始时予地塞米松 10 mg，甲强龙 80 mg，氨甲环酸 2 g，奥克 40 mg。

（3）诱导后划皮前常有低血压发生，应及时给予循环支持，包括容量支持和血管活性药物的应用。右侧腋动脉插管前予全量肝素化 3 mg/kg（5 min 后复查 ACT，CPB 需满足 ACT＞600 s）。

（4）劈胸骨前需加深麻醉，劈胸骨时注意使肺处于呼气末状态，以防止胸膜破裂。

（5）主动脉和上、下腔静脉插管时常引起心律失常、回心血量降低和低血压，需注意预防，及时治疗。

（6）CPB 开始前予甲强龙 500 mg、$VitK_1$ 40 mg、咪达唑仑 2～3 mg、氨甲苯酸 200 mg，根据患者尿量情况可适当予速尿 10～20 mg。

2. 体外转流期麻醉的处理

心内直视手术需剖开心腔，直视下进行心内精细的外科手术操作，此时必须使心脏停止跳动，即：使血液不经过肺，而依靠人工心泵和人工肺组成的体外循环来维持机体最低新陈代谢的需要。

为此体外循环期间的麻醉应该注意以下几方面问题：

（1）控制凝血：保持 ACT＞600 s。

（2）控制通气：体外循环开始后只要不影响外科操作，仍然可维持通气，但在主动脉阻断后必须停止机械通气。

（3）微泵血管活性药物可暂停使用，但镇痛（瑞芬太尼）、镇静（丙泊酚）及肌松药物（罗库溴铵）需维持。

（4）CPB 要求：

① 足够的灌注量 80～100 ml/(kg·min)、合适的灌注压 MAP 50～80 mmHg、CVP 5～6 cmH_2O、尿量 1 ml/(kg·h)。

② 合理的血液稀释度　Hct≥25%。

③ 心肌氧供/耗平衡　PaO_2≥200 mmHg，$PaCO_2$ 40 mmHg，SvO_2≥75%。

④ 电解质和酸碱平衡保持在正常范围的稳定内环境下。

（5）体外转流常和全身低温配合使用。应根据手术难度，选择合适的低温水平。一般采用中度低温 28～32℃。如若需要在术中暂时停止体外转流或采用低灌流量的手术则需 15℃以下的深低温，此时予冰帽辅助脑保护；监测脑氧情况。

（6）升温时需加适当的麻醉以防患者苏醒，进一步监测和纠正内环境平衡失调，尤其是血钾离子和血镁离子浓度。

（7）血管吻合完成后，调整至头低位，手控鼓肺。排气完成后，手术者开放嵌闭的主动脉，予机控呼吸：潮气量 300 ml，频率 10 次/min，PEEP 5 mmHg。予氨甲苯酸 200 mg。

（8）调整微泵血管活性药物：肾上腺素、多巴胺、硝酸甘油、米力农等。

（9）准备停机前检测血常规、DIC 全套、血气分析。

3. 心脏复跳

心内操作结束,排尽心室腔内和主动脉根部可能残留的空气,开放主动脉,心脏重新获得温暖氧和血灌注后,心脏开始时为室颤不久可自行转为窦性心律。

1) 恢复心跳

(1) 如若心脏不跳,也不颤动,或仅有无力细颤,心肌疲软,则说明心肌缺乏兴奋性和收缩性。

① 除外高钾和酸中毒;

② 肾上腺素 $10\sim100~\mu g$ 促进心肌兴奋,使细颤变粗颤,提高冠状动脉灌注,为防止冠状动脉过分收缩,可在肾上腺素内加硝酸甘油($100\sim500~\mu g$);

③ 除颤:$20\sim50$ J。

(2) 粗颤,颤动有力,但并不复跳,或易跳回来而乱,或虽易跳回来也又变颤。

① 除外低钾和低镁;

② 利多卡因 50 mg;

③ 再除颤:$20\sim50$ J。

(3) 顽固性室颤,多次电击室颤不消除,或又颤。

① 检查心脏是否过胀,左房、左室引流是否畅通;

② 冠状动脉的灌注压是否合适,是否有空气,所搭的桥是否畅通;

③ 心肌温度是否合适;

④ 心肌的缺血缺氧是否得到改善;

⑤ 纠正后再除颤:$20\sim50$ J。

2) 调整心脏跳动的节律和频率

(1) 心动过速。

① 过速但不乱——不增加心跳频率的麻醉药;

② 过速、过敏——利多卡因;

③ 过速、过敏又乱——硫酸镁。

(2) 心动过缓。

① 过缓但不胀——耐心等待;

② 过缓又胀——试用阿托品;

③ 非窦过缓又胀又无力——试用阿托品无效下试用异丙肾上腺素;

④ 伴肺高压且心脏顺应性差者——米力农、氨力农;

⑤ 不太缓甚至偏快,但乏力且心脏偏胀者——儿茶酚胺类;

⑥ 三度传导阻滞——心外膜起搏器。

(3) ST 段抬高。

① 冠状动脉内有气栓——提高灌注压排气;

② 心肌缺血再灌注损伤——硝酸甘油:

去氧肾上腺素+硝酸甘油

去甲肾上腺素+硝酸甘油

4. 心肺转流的停机

(1) 开放静脉,监测 CVP。

(2) 恢复机械通气,调节好呼吸机参数。

(3) 复温至鼻咽部温度>37℃。

(4) 加强血流动力学监测和支持,及时处理循环功能紊乱(见表 9-1)。

表 9-1　常见血流动力学紊乱及处理原则

MAP	PCWP	CO	原　因	处　理
↑	↑	↑	血容量过多	利尿、扩血管
↑	↑	↓	血管收缩、心肌收缩力下降	扩血管、强心
↑	↓	↑	高动力状态	加深麻醉、β受体阻断药
↑	↓	↓	血管收缩	扩血管、补充血容量
↓	↑	↑	血管扩张、血容量过多	观察，必要时缩血管药物
↓	↑	↓	左心功能衰竭	强心、扩血管、机械辅助
↓	↓	↑	血管扩张	缩血管药物
↓	↓	↓	血容量不足	扩容

5. 体外转流后麻醉的处理

（1）拔除上、下腔静脉引流管。

（2）肝素抗凝作用的对抗：静脉注射鱼精蛋白对抗肝素的作用：鱼精蛋白与肝素用量比一般为 1.5∶1，泵走 500～800 ml/h 速度。静注鱼精蛋白后 5 min 还需复查 ACT，并调整鱼精蛋白的用量使 ACT 恢复正常对照值。

（3）甲强龙 500 mg，氨甲环酸 1 g/h，VitK$_1$ 40 mg，立止血 2 IU，氨甲苯酸 200 mg。根据停机前血常规、DIC、TEG 结果领取血制品及凝血药物：

Hb、Hct 低——少浆血；

Plt<3 万 IU——单采血小板；

PT 长——PPSB、血浆；

APTT 长——鱼精蛋白；

Fg 低——Fg；

给予血浆、冷沉淀、PPSB 后再予立止血 2 IU、氨甲苯酸 200 mg。

根据 ACT 及创面情况可追加鱼精蛋白及止血药物；需要时可予诺奇 0.1 g，5～10 min 后再予 0.1 g。

若回输自体血每 100 ml 需追加鱼精蛋白 10 mg。

（4）缝合胸骨时应注意监测 CVP、LAP（或 PAP 和 PCWP），防止心脏受压和心包填塞，注意保持胸骨后引流管和胸腔引流管通畅；缝合钢丝时予吗啡 0.15 mg/kg，关闭胸骨后关闭地氟醚挥发罐。

（5）复查血细胞比容、动脉血气分析、电解质、ACT，检查血流动力学参数、尿量，及时补充失血、液体和电解质，纠正凝血功能障碍。

（6）继续保温，防止患者体温过低。

6. 转运至 ICU

（1）待患者血流动力学稳定，胸腔或胸骨后引流量显示无明显活动性出血，无缺氧和二氧化碳潴留等病理状态后，由外科手术医生陪同下将患者转送至 ICU 病房。

（2）保留气管导管回 ICU 继续呼吸支持治疗，保留中心静脉通路补液加药，保留动脉压力监测通路。

（3）运送前保持患者于良好的镇静、肌松和血流动力学稳定。

（4）为搬运准备好氧气、监护设备等，并通知 ICU 病房，准备好呼吸机、监护设备等。运送途中严密观察患者生命体征，搬运要做到轻、快、稳。

（5）麻醉医生应和 ICU 医务人员详细交班，内容包括手术经过、术中输血补液量、特殊的心血管用药等。

（6）术后 24～48 h 完成随访。

六、思考题

1. 若该患者饱胃，需行急诊手术，应注意哪些事项？

2. 围术期预防肾功能不全的方法有哪些？

3. 体外循环过程中需要监测哪些指标，尤其是停循环时需要注意些什么？

4. 停机后有哪些快速检测凝血指标的方法？ 根据检测结果，如何给予处理？

七、推荐阅读文献

1. Norris EJ，Frank SM. Anesthesia for vascular surgery. In Miller RD. Anesthesia ［M］. 5th ed. Philadelphia：Churchill Livingstone，2000，1849.

2. Akers DL. Endovascular surgery. In Youngberg JA，Lake CL，Roizen MF，Wilson RS. Cardiac，vascular，and thoracic anesthesia ［M］. New York：Churchill Livingstone，2000，487.

3. Marshall K. Intrathoracic aortic surgery. In Youngberg JA，Lake CL，Roizen MF，Wilson RS. Cardiac，vascular，and thoracic anesthesia ［M］. New York：Churchill Livingstone，2000，506.

4. Ellis JE，Roizen MF，Youngberg JA. Anesthesia for abdominal aortic revascularization. In Youngberg JA，Lake CL，Roizen MF，Wilson RS. Cardiac，vascular，and thoracic anesthesia ［M］. 1st Ed. New York：Churchill Livingstone，2000，538.

（包程蓉）

案例 10

坐位手术并发空气肺栓塞

一、病历资料

1. 现病史

患者,女性,51岁,因"吞咽困难一周"就诊。一周前患者无明显诱因下出现吞咽困难,说话带鼻音,并且进行性加重。一周以来,患者恶心呕吐频繁,无头晕头痛,无意识丧失,肢体抽搐等症状。患者于当地医院查头颅 MRI 示颅内占位。为进一步诊治,于我院就诊。发病以来,患者神清,精神可,睡眠可,进食减少,二便无殊,体重无明显减轻。

2. 既往史

否认心、肺、肝、肾、脑疾病史,否认青光眼病史,否认手术外伤史,否认药物食物过敏史。

3. 体格检查

(1) Ht 158 cm, Wt 63 kg, T 36℃, BP 153 mmHg/97 mmHg, P 87 次/min, R 18 次/min。

(2) 一般情况:神清,精神可,对答切题,自主体位,查体合作。

(3) 头颈部:张口>3 指,Mallampati 分级 Ⅰ级,牙齿无松动、无缺牙、无义齿,头颈活动度好,甲颏距 6 cm。颈部无肿块,气管居中。

(4) 胸部:双肺呼吸音对称,呼吸音粗,未及干湿啰音,哮鸣音。心律齐,各瓣膜区未及杂音。

(5) 神经系统:瞳孔等大等圆,直径 3 mm,对光反射正常,四肢肌力正常,病理征未引出,脑膜刺激征(一)。

4. 实验室和影像学检查

(1) 血常规、肝肾功能、电解质、凝血功能、肿瘤指标正常。

(2) 心电图正常。

(3) 胸片:两肺纹理增多。

(4) 头颅增强 MRI:四脑室区团块状占位,部分肿块沿右侧室间孔向外延伸,周围水肿带不明显,延髓向左前推挤,截面积大小约 3.02 cm×3.06 cm 增强后轻中度强化,右缘见明显强化血管影。考虑为富血供病变并出血可能,其他不外排。双侧侧脑室体旁及额顶叶白质散在腔隙灶。

二、诊治经过

1. 麻醉前初步诊断

颅内占位性病变。

2. 治疗方案

（1）完善相关术前检查后，限期性全麻下行坐位脑干占位切除术。

（2）患者入手术室后，常规心电监护、测血压、SpO$_2$，患者吸空气 SpO$_2$ 95％，HR 68 次/min，BP 148 mmHg/86 mmHg。开放左上肢外周静脉 18G。

（3）常规麻醉诱导，经口插入 6.5♯ 螺纹管深度 23 cm，70％空氧复合机械通气，各项生命体征平稳。诱导后右颈内深静脉穿刺置双腔管由于输液及测 CVP，左桡动脉穿刺置管连续测压，置入食道超声探头。双下肢用弹力绷带包裹，调整体位至坐位。术中患者血流动力学平稳，至切皮后 45 min 切开硬膜后，出现 EtCO$_2$ 由 30 mmHg 快速下降至 25 mmHg，HR 120 次/min，BP 85 mmHg/45 mmHg，CVP 升高至 17 mmHg，SpO$_2$ 94％，考虑空气肺栓塞。嘱手术医生，以生理盐水冲洗创面；加用 PEEP 5 cmH$_2$O，改为纯氧吸入；给予甲强龙 80 mg，静脉滴注，多次予小剂量去甲肾上腺素（20 μg 静脉滴注。）维持血流动力学稳定；经颈静脉抽出气体约 10 ml。10 min 后 EtCO$_2$ 逐渐恢复至 30 mmHg，HR 88 次/min，BP 100 mmHg/65 mmHg，CVP 12 mmHg，SpO$_2$ 99％，食道超声未见心腔内有气泡。至术毕患者情况稳定，转入 PACU 苏醒拔管。

三、病例分析

1. 病例特点

（1）患者，女性，51 岁，吞咽困难一周。

（2）无系统疾病，无手术外伤史。

（3）麻醉相关体格检查：Ht 158 cm，Wt 63 kg，张口＞3 指，Mallampati 分级 Ⅰ 级，牙齿无松动、无缺牙、无义齿，头颈活动度好，甲颏距 6 cm。颈部无肿块，气管居中。双肺呼吸音对称，呼吸音粗，未及干湿啰音、哮鸣音。心律齐，各瓣膜区未及杂音。瞳孔等大等圆，直径 3 mm，对光反射正常，四肢肌力正常，病理征未引出，脑膜刺激征（一）。

2. 诊断和诊断依据

诊断：脑干占位。

诊断依据：

（1）患者吞咽困难一周，说话伴鼻音，伴恶心呕吐。

（2）体格检查：瞳孔等大等圆，直径 3 mm，对光反射正常，四肢肌力正常，病理征未引出，脑膜刺激征（一）。

（3）头颅增强 MRI：四脑室区团块状占位，部分肿块沿右侧室间孔向外延伸，周围水肿带不明显，延髓向左前推挤，截面积大小约 3.02 cm×3.06 cm 增强后轻中度强化，右缘见明显强化血管影。考虑为富血供病变并出血可能，其他不外排。双侧侧脑室体旁及额顶叶白质散在腔隙灶。

3. 鉴别诊断

（1）脑干胶质瘤：好发于儿童及青少年（患者年龄 77％小于 20 岁）。根据不同病变部位临床表现不同。MRI 表现为胶质瘤能显示肿瘤向外生长的部分。T1 加权像：几乎均为均匀的低信号（囊肿除外）；T$_2$ 加权像：均匀高信号（囊肿除外），注药后强化明显不均。CT 表现为脑干本身增大，除外生部分外，CT 片上大多无增强。如果强化明显，就应考虑其他诊断（如高级别小脑蚓部星形细胞瘤）。

（2）海绵状血管瘤：大多位于桥脑，为海绵状血管团。MRI 表现为典型的"爆米花"样特征，中间不均匀的高信号（出血）周围为含铁血黄素沉淀（黑圈），CT 仅表现为局限性出血。

（3）血管母细胞瘤：常发生在延髓，可成为多发肿瘤的一部分。MRI 可见囊性病变中有小结节，结节可明显均匀增强，实质性则为均匀增强的病变，起源延髓。CT 表现为囊性或实质肿瘤，结节有时即使增强也显示不清。

四、处理方案及基本原则

采用坐位施行颅后窝手术,有利于术野显露和解剖定位;有助于血液、脑脊液回流减少术中出血、降低颅内压。但是由于手术部位高于心脏水平,静脉压力低甚至处于负压状态,当静脉受损开放极易发生空气进入静脉引起空气肺栓塞。临床上常用来经食道超声及 $EtCO_2$ 监测空气肺栓塞。经食管超声(TOE)非常敏感直观,小至 0.02 ml/kg 的空气或 5~10 μm 的气泡均可探知,也可心前区多普勒(胸骨右侧第 3 与第 6 间隙),该方法无创、使用方便,对心内气栓非常敏感,少量空气(约 0.25 ml)进入即可感知,并出现声音的变化。$EtCO_2$ 应用广泛,但仅中度敏感,当气栓对血液动力学产生影响是,$EtCO_2$ 才会降低。

一旦发生可疑的空气肺栓塞,需要立即采取措施阻止空气的进一步进入。手术区域需要立即用盐水覆盖;要检查中心静脉通路是否存在接头松脱或意外进气的可能。应该取左侧半卧位,头偏低,使右室流出道位于右心室最低处,使气体离开右室流出道。但如需行 CPR,还要将患者置于仰卧头低位。可通过颈内静脉抽取心腔内的气体。纯氧(FIO_2 100%)通气,提高动脉血氧饱和度及外周组织的氧合。100%氧气的另一个作用是通过减少氮气含量从而减少气栓的体积。快速扩容,提高静脉系统压力,减少空气的进一步进入。备好心血管活性药物,处理可能的循环异常,如低血压、严重心动过缓等等,必要时还需行心肺复苏(CPR)。CPR 不仅可以辅助维持心输出量(CO),而且还有助于将大的气栓弄碎,使其成为小的气泡进入到肺循环,避免阻塞右室流出道,进而提高 CO。

五、要点与讨论

1. 肺动脉栓塞栓子的来源
主要来源于下肢和腹腔深静脉血栓(83%),其他还有脂肪栓塞、羊水栓塞、气体栓塞。

2. 肺栓塞的预防
肺栓塞的预防等于深静脉血栓的预防与治疗。根据深静脉血栓危险度分级采取物理治疗,药物治疗甚至两者联合的防治措施。静脉血栓栓塞的高危因素有:手术,创伤(大范围的或下肢的),瘫痪,恶性疾病,肿瘤治疗(激素、化疗和放射治疗),既往有静脉血栓栓塞性疾病史,年龄增加,妊娠及产褥期,含雌激素的口服避孕药或激素治疗,急性内科疾病,心肺功能衰竭,炎症性大肠疾病,骨髓增殖性疾病,阵发性睡眠性血红蛋白尿症,肾病综合征,肥胖,吸烟,静脉曲张,中心静脉导管,遗传性或获得性血栓症。如表 10-1 所示。

表 10-1　肺栓塞的分级、定义及预防

危险分级	定　义	有效的预防策略
低危	小于 40 岁,手术时间小于 30 min,无其他高危因素	无需特殊预防措施;术后尽早尽量恢复活动
中危	有其他高危因素,手术时间小于 30 min;40~60 岁无其他高危因素,手术时间短于 30 min;小于 40 岁患者无其他高危因素做大手术	低剂量普通肝素(每 12 h 5 000 IU),LMWH(5 000 IU 达肝素或依诺肝素钠 40 mg 每日一次),或压力梯度袜,或间断气压装置

（续表）

危险分级	定　义	有效的预防策略
高危	大于 60 岁或有其他并发症患者手术时间少于 30 min； 大于 40 岁或有其他高危因素行大手术	低剂量普通肝素（每 8 h 5 000 IU），LMWH（5 000 IU 达肝素或依诺肝素钠 40 mg 每日一次），或间断气压装置
极高危	60 岁以上患者行大手术且有既往静脉血栓栓塞性疾病史、肿瘤或分子高凝状态	低剂量普通肝素（每 8 h 5 000 IU），LMWH（5 000 IU 达肝素或依诺肝素钠 40 mg 每日一次），或间断气压装置/梯度压力袜＋低剂量肝素或 LMWH 可考虑出院后继续应用 2～4 周

　　对于存在抗凝绝对禁忌证的患者或抗凝过程中发生深静脉血栓的患者，可以术前临时防止下腔静脉滤器（IVCF），因为 IVCF 长期放置可是下肢深静脉血栓发生率增高。

　3. 急性肺栓塞抢救流程（见图 10 - 1）

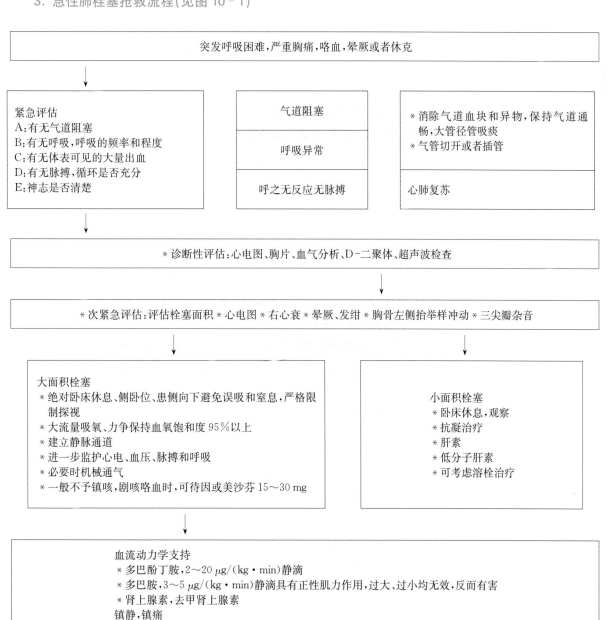

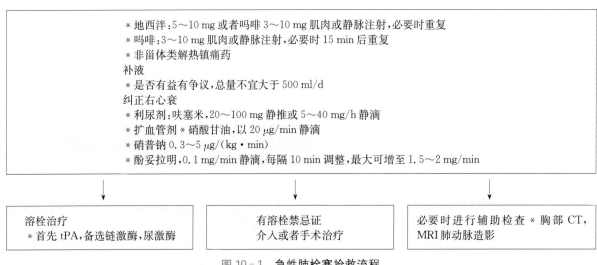

* 地西泮:5～10 mg 或者吗啡 3～10 mg 肌肉或静脉注射,必要时重复
* 吗啡:3～10 mg 肌肉或静脉注射,必要时 15 min 后重复
* 非甾体类解热镇痛药
补液
* 是否有益有争议,总量不宜大于 500 ml/d
纠正右心衰
* 利尿剂:呋塞米,20～100 mg 静推或 5～40 mg/h 静滴
* 扩血管剂 * 硝酸甘油,以 20 μg/min 静滴
* 硝普钠 0.3～5 μg/(kg · min)
* 酚妥拉明,0.1 mg/min 静滴,每隔 10 min 调整,最大可增至 1.5～2 mg/min

溶栓治疗
* 首先 tPA,备选链激酶,尿激酶

有溶栓禁忌证
介入或者手术治疗

必要时进行辅助检查 * 胸部 CT,
MRI 肺动脉造影

图 10 - 1　急性肺栓塞抢救流程

六、思考题

1. 除了坐位神经外科手术,还有哪些手术及操作可能并发气体栓塞?
2. 预防空气肺栓塞的措施有哪些?

七、推荐阅读文献

1. 中华医学会麻醉学分会. 围术期深静脉血栓/肺动脉血栓栓塞症的诊断、预防与治疗专家共识 (2014).
2. 刘洪珍,杨承祥,邓硕曾,等. 成功抢劫围术期记性肺气体栓塞的体会[J]. 中国急救医学,2010, 30(11):1054 - 1055.
3. Desciak MC, Martin DE. Perioperative pulmonary embolism:diagnosis and anesthetic management [J]. J Clin Anesth,2011,23(2):153 - 165.

（王蔚隽）

案例 11

单肺通气期间低氧血症的麻醉管理

一、病历资料

1. 现病史

患者,女性,84岁。因"进食困难两月余"就诊。患者两月前无明显诱因下出现进食困难,呈进行性加重,进食后无恶心呕吐,无明显胸痛胸闷,无咯血,无明显发热,无便血,无腹胀腹痛等。遂至外院就诊,查胃肠镜示距门齿 30～35 cm 之间可见一隆起型病灶,环周三分之一,表面见溃疡,质脆触之易出血,镜下诊断为食管中下段占位性病变。病理活检示食管鳞状细胞癌。患者未行系统治疗,此次为进一步诊治,门诊以"食管恶性肿瘤"收入院。发病以来患者神清,精神可,胃纳差,睡眠可,二便无殊,体重无明显下降。

2. 既往史

自述患有骨质增生,间断性服用布洛芬。吸烟史 50 年,2 支/天,戒烟 10 年。否认既往重大心肺脑血管疾病史,否认哮喘病史,否认手术外伤史,否认药物食物过敏史。否认家族遗传病史。

3. 体格检查

(1)患者 Ht 163 cm, Wt 71 kg, T 36.7℃, P 70 次/min, R 16 次/min, BP 127 mmHg/68 mmHg。神清,精神可,对答切题,检查合作。气管居中,胸壁静脉无曲张,胸廓前后壁间距增宽,与左右间距比例为(1∶1)～(1∶1.5),肋间隙稍增宽,听诊患者双肺呼吸音清,未及干湿啰音,无胸膜摩擦音。未行屏气试验。心律齐,未及心脏杂音。

(2)患者张口度>3 指,Mallampati 分级Ⅱ级,头颈活动度好,甲颏间距 6 cm。无缺齿、义齿或松动牙齿。

4. 实验室和影像学检查

(1)胸片:两肺纹理增多,两下肺索条影,纵隔增宽,主动脉迂曲,请结合临床,建议胸部 CT 检查。脊柱侧弯。

(2)肺功能:肺通气功能正常,小气道功能正常。弥散功能正常。残总比增高。支气管舒张试验阴性。患者配合欠佳。

(3)心电图:窦性心动过缓,肢体导联低电压。

(4)心脏彩超:房间隔基底段收缩活动稍减弱,主动脉瓣钙化伴少量反流,二尖瓣少量反流,三尖瓣少量反流左室顺应性差,EF 61%。

(5)冠状动脉 CTA:冠状动脉右冠优势型,左前降支(LAD)近段浅肌桥形成,左前降支近段管腔轻度狭窄,左旋支近段边缘毛糙,少许斑块,管腔轻中度狭窄。

(6)余各项化验检查基本正常。

二、诊治经过

1. 麻醉前初步诊断

食道恶性肿瘤。

2. 治疗方案

（1）拟于全麻下行食管癌根治术，腹部行腹腔镜操作，胸部行开胸操作。

（2）患者进入手术室后，建立外周静脉通路，常规心电监护，无创血压 128 mmHg/65 mmHg，HR 60 次/min，未吸氧时 SpO_2 维持于 90%～94%，予以鼻氧面罩吸氧 4 L/min，SpO_2 升至 97%～98%。

（3）充分预供氧后，予以咪达唑仑 2 mg、丙泊酚 100 mg、罗库溴铵 50 mg、舒芬太尼 0.15 mg，诱导，面罩通气 I 级，在普通喉镜的辅助下暴露声门，经口顺利插入 35F 双腔左支气管导管，套囊充气，连接呼吸机，行手动通气，听诊确定导管位置良好后固定导管于距门齿 30 cm 处。机控通气，设置潮气量 450 ml、呼吸频率 12 次/min、PEEP 5 cmH_2O，平均气道压约为 14 cmH_2O。

（4）麻醉维持采用七氟醚维持，间断静脉推注芬太尼、罗库溴铵。首先平卧位腹腔镜下行腹部操作，调整呼吸机参数，潮气量 500 ml、呼吸频率 16 次/min、PEEP 5 cmH_2O，平均气道压约为 28 cmH_2O。氧流量 2 L/min，氧浓度为 100%，SpO_2 维持在 98%～99%。将氧浓度降低至 70% 时，SpO_2 降至 95%～96%。故继续予以纯氧通气。

（5）胸部操作选择右侧进胸，体位改为左侧卧位。体位改变后再次听诊确认气管插管位置，行左侧单肺通气。调整潮气量为 375 ml、呼吸频率 16 次/min、PEEP 5 cmH_2O，平均气道压约为 22 cmH_2O。单肺通气 5 min 后，患者氧饱和度逐渐下降至 88%，气道阻力没有明显变化，患者其他各项生命体征平稳。调整潮气量至 400 ml，氧饱和度没有明显提高。在外科医师协助观察与触摸导管下，再次确认插管位置，未发现左侧支气管导管位置移动。停止单肺通气，改用双肺通气，氧饱和度快速升至 99%。同时停止使用七氟醚，改用全凭静脉麻醉。观察患者再次单肺通气氧饱和度仍不能维持，遂与外科医生商议后改为双肺通气与单肺通气交替进行，以维持正常的血氧饱和度。手术过程顺利，术中患者各项生命体征平稳，双肺通气时对手术操作稍有影响。

（6）手术时间 280 min，术毕待患者呼吸运动恢复，循环稳定，意识清楚，清理呼吸道后拔除气管导管，拔管后吸氧 4 L/min，SpO_2 维持于 98%。

（7）患者返病房后恢复良好，术后两周顺利出院。

三、病例分析

1. 病史特点

（1）女性，84 岁。患者两月前无明显诱因下出现进食困难，呈进行性加重。至外院就诊后查胃肠镜示距门齿 30～35 cm 可见一隆起型病灶，环周三分之一，表面见溃疡，质脆触之易出血，镜下诊断为食管中下段占位性病变。病理活检示食管鳞状细胞癌。患者未行系统治疗，门诊以"食管恶性肿瘤"收入院。

（2）无手术外伤史，无哮喘史，辅助检查示呼吸循环系统功能基本正常。

（3）麻醉相关体格检查发现：

① 患者 Ht 163 cm，Wt 71 kg。胸廓前后壁间距增宽，与左右间距比例为（1：1）～（1：1.5），肋间隙稍增宽，听诊患者双肺呼吸音清，未及干湿啰音，无胸膜摩擦音。未行屏气试验。心律齐，未及心脏杂音。

② 患者张口度＞3 指，Mallampati 分级 II 级，头颈活动度好，甲颏间距 6 cm。无缺齿、义齿或松动

牙齿。

2. 诊断和诊断依据

诊断:右侧颈内动脉狭窄。

诊断依据:

(1) 患者,女性,84 岁。

(2) 因"进食困难两月余"入院。

(3) 既往病史:否认既往重大心肺脑血管疾病史,否认家族遗传病史。吸烟史 50 年,2 支/天,戒烟 10 年。

(4) 体格检查:神清,一般查体无明显阳性体征。

(5) 辅助检查:

胃镜:距门齿 30～35 cm 之间可见一隆起型病灶,环周三分之一,表面见溃疡,质脆触之易出血。

病理活检:食管鳞状细胞癌。

3. 鉴别诊断

(1) 食管贲门失弛缓症。

(2) 胃食管反流病。

(3) 食管良性狭窄。

四、处理方案及基本原则

此患者术中需要进行单肺通气,存在低氧血症发生的可能,因此应在术前评估、单肺通气期间和麻醉复苏期间应给予特别的注意和重视。单肺通气期间主要的问题未经通气的去氧饱和血液分流引起动脉血氧分压下降,以及非通气侧肺萎陷及通气侧肺正压通气所致的肺损伤,因此要可能减少非通气侧肺血流以减少肺内分流、降低低氧血症的发生率;同时,要采用保护性通气策略,以减少对通气侧和非通气侧肺的损伤。

(1) 术前评估:患者虽无明确的心肺疾病史,且各项辅助检查基本无异常,但其年龄较高,并且既往有多年吸烟史,体格检查有桶状胸倾向,入室氧饱和度处于 90%～94%,提示其心肺功能可能有一定退化或处于代偿期。因此术前需要患者锻炼正确的呼吸方式,并在术前避免呼吸道感染。

(2) 诱导前的准备:此患者入室后血氧饱和度较低,诱导前需要充分面罩吸氧,提高氧储备,防止在插管期间氧饱和度的迅速下降,导致患者缺氧的发生。慎重使用镇静药物,避免因呼吸道梗阻和呼吸抑制进一步加重患者氧饱和度下降的可能。

(3) 麻醉诱导方案:此患者不存在上呼吸道梗阻或声门暴露困难的问题,常规采用快速静脉序贯诱导的方法,在插管前充分吸氧,并且插管期间维持循环稳定。

(4) 单肺通气期间麻醉管理:原则是在保护性肺通气策略下,尽可能维持正常的血氧饱和度。因该患者双肺通气期间 70% 空氧混合气仅维持氧饱和度在 95% 左右,所以在手术开始即使用纯氧通气。在该患者 OLV 期间无法维持血氧饱和度的情况下,首先确认导管位置正确保证通气,其次为尽量减少 V/Q 比例失调,对通气侧行 5 cmH$_2$O 的 PEEP,采用静脉麻醉维持,扩张通气侧血管以改善 V/Q 比值,因无 CPAP 及高频通气设备,在上述措施均无效的情况下,采用间断双肺通气与单肺通气。

(5) 麻醉苏醒期的注意事项:患者为老年女性,并且存在术前氧饱和度偏低,术中发生低氧血症的情况。老年患者药物代谢时间长,肌力恢复慢,苏醒期自主呼吸极可能出现低氧血症。因此,应充分拮抗神经肌肉阻滞药物,并清理呼吸道,待患者自主呼吸恢复,脱机后氧饱和度至少能够维持术前水平,给予鼻氧面罩吸氧支持能够改善氧合,尽量待患者完全清醒后再予以拔管。如若患者呼吸运动恢复较差,短时间内无法拔管,必要时可考虑带管回病房,继续呼吸机治疗。

五、要点与讨论

1. 单肺通气(OLV)期间低氧血症的发生机制

(1) 通气血流比(V/Q)失调:仰卧位时,开胸侧萎陷的肺无通气,而肺血流未相应减少,V/Q<0.8。单侧萎陷肺的血流未经过氧合而进入循环,PaO_2 下降。非通气侧肺内分流量可达 40%~50%,在单肺通气 20~30 min 内下降最严重。随后因缺氧而产生缺氧性肺血管收缩(HPV),使非通气侧血流减少,静脉血掺杂缓解,非通气侧肺内血流减至 20%~25%。但反应性 HPV 反应缓慢,需要历时 1 h 以上,且吸入麻醉药和扩血管药物均有抑制 HPV 的反应。侧卧位时,受重力影响,下肺血流多于上肺。但剖胸后,下肺受纵隔与心脏重力所压,加上横膈抬高,下肺顺应性比上肺差,形成通气不足,血流偏多,V/Q<0.8,导致 PaO_2 下降。因此在单肺通气时,必须给予充足的通气量,以改善 V/Q 异常之比。

(2) 心排血量减少:开胸后胸腔负压消失,回心血量减少,手术操作压迫,低血容量、心律失常等因素使心排量减少。

2. 术中单肺通气是发生低氧血症的原因

(1) 手术部位:右肺体积较大,接受肺血流灌注达 55%。右胸开胸肺内分流比左侧开胸时大,单肺通气时 PaO_2 约低至 70 mmHg。

(2) 术前因素:术侧肺血流灌注明显减小者,单肺通气时 PaO_2 下降较少。

(3) 术前肺功能:术前 FEV1 和 FEV1/VC 比值较好者,单肺通气期间易出现低氧血症,可能与通气肺 FRC 难以维持及缺氧性肺血管收缩(HPV)反应较弱有关。胸内非肺手术比肺手术患者易出现低氧血症。

(4) 双肺氧合功能:侧卧位双肺通气 PaO_2 值较高者,单肺通气期间 PaO_2 值也较满意。右侧开胸以 FiO_2 为 1.0 行双肺通气时 PaO_2<400 mmHg 者,单肺通气期间可能会出现严重低氧血症。

3. 单肺通气期间纠正低氧血症的方法

(1) 首先排除供氧不足(低吸入氧浓度)或通气障碍(导管位置不当)等因素。

(2) 非通气侧行 CPAP。在 CPAP 前应将萎陷肺膨胀,5 cmH_2O 的 CPAP 较适宜,如达到或超过 10 cmH_2O 则可能影响手术操作。必要时可采用非通气侧肺高频喷射通气。

(3) 通气侧肺实施 5 cmH_2O 的 PEEP,可增加 FRC,改善下肺的 V/Q 之比,增加氧合,提高 PaO_2。

(4) 上述两种方法同时应用结合。

(5) 当上述方法均无效时,则停止单肺通气,改用双肺通气,待情况改善后,再实施单肺通气。

4. 单肺通气期间保护性肺通气措施

(1) 避免纯氧吸入。

(2) 容量控制通气时:双肺通气潮气量 6~8 ml/kg,呼吸频率 12~14 次/min,气道峰压宜低于 20 cmH_2O;单肺通气时潮气量和呼吸频率不变,气道峰压宜低于 25 cmH_2O,通气功能障碍者气道峰压低于 30 cmH_2O。

(3) 容量控制通气不能达到理想的通气效果,可改用压力控制通气,以较低气道压力获得较大的潮气量。一般双肺通气气道压力设定不超过 25 cmH_2O,单肺通气时气道压力设定不超过 30 cmH_2O。

(4) 上述措施效果不佳时,采用允许性高碳酸血症。

(5) 肺泡复原策略:每通气 30 min,扩张萎陷肺,维持气道峰压>35 cmH_2O,持续 7~10 s。

(6) 吸入气体加温、加湿,改善麻醉气体质量,有利于气管和支气管纤毛运动。

(7) 控制液体。

(8) 术后镇痛。

5. 麻醉复苏期的处理措施

保持气道通畅,调整 V/Q 比值,待呼吸运动充分恢复、循环稳定,确认无呼吸道梗阻情况下拔管。拔管后继续面罩吸氧、鼓励咳嗽、观察四肢运动与末梢循环、进行镇痛评分,必要时调整用药。待患者完全清醒、定向力恢复,呼吸循环功能稳定后转运回病房。转运途中也需密切关注患者生命体征。

六、思考题

1. 上述病例处理措施中是否存在不足之处?
2. 肺隔离和单肺通气的适应证有哪些?
3. 有哪些肺隔离技术,不同肺隔离技术各有哪些优缺点?

七、推荐阅读文献

1. 马武华.胸科手术中单肺通气时低氧血症的发生机制及防治进展[J].诊疗新进展,2003:24(1):16-18.
2. 杭燕南.当代麻醉手册[M].2 版.上海:上海世界图书出版公司,2011:223-235.

（薛景景）

案例 12
环杓关节脱位

一、病历资料

1. 现病史

患者,男,40 岁。于 2015.3.4 入院诊断为胃恶性肿瘤。于 3.10 日在全麻下行胃癌根治术,患者进入手术室后行常规监测,开通外周静脉输液通路,予以咪达唑仑 2 mg、舒芬太尼 20 μg、顺式阿曲库铵 12 mg、丙泊酚 120 mg 全麻诱导后行气管插管。实习医师置入喉镜后不能暴露声门,立即换住院医师插管,喉镜置入后可见会厌,但不能完全暴露声门,盲探插管成功。手术历时 4 h,因术中失血量大、循环欠稳定,麻醉状态下带管送入重症监护病房(ICU)。术后第 2 天患者病情稳定、拔除气管导管后回普外科病房。术后第 3 天,患者出现严重声嘶。当时床位医生考虑与插管后咽喉部水肿及胃管有关,未予处理。术后第 5 天,拔出胃管后,患者声嘶并未改善,甚至出现了失声、饮水呛咳,请五官科医生会诊后,考虑存在环杓关节脱位可能,遂予以电子喉镜检查(见图 12-1)及喉部高分辨率 CT 检查,确诊为右侧环杓关节脱位。

2. 既往史

否认既往重大心肺脑血管疾病史,否认哮喘病史,否认既往手术外伤史,否认药物食物过敏史。

3. 体格检查

患者神清,精神可,半卧位,对答切题,检查合作。Ht 170 cm, Wt 60 kg, T 36.9℃, P 78 次/min, R 25 次/min, BP 136 mmHg/75 mmHg。吸空气时 SpO_2 97%~98%。

4. 影像学检查

(1) 电子喉镜检查:杓状软骨区黏膜充血、肿胀,双侧环杓关节不对称。

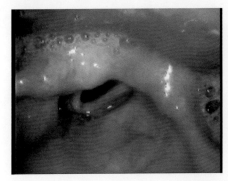 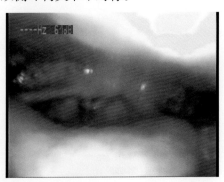

图 12-1　电子喉镜检查示右侧环杓关节脱位

（2）喉部高分辨率 CT 扫描结果示右侧环杓关节失去对应关节结构关系。

二、诊治经过

1. 五官科医生初步诊断

环杓关节脱位。

2. 治疗方案

术后第 15 天，在全麻下行左侧环杓关节复位术，术后患者发声及呛咳情况稍有改善，术后第 19 天进行第二次复位后发音明显改善。术后第 27 天后，轻微声嘶、发音稍感费力，呛咳症状基本消失，出院。

三、病例分析

1. 病史特点

男性，40 岁。患者在全麻下行胃癌根治术，拔除气管插管后出现声嘶、失声、饮水呛咳等表现。

2. 既往史

无颈部手术外伤史，无哮喘史及食物药物过敏史。

3. 麻醉相关体格检查发现

（1）患者神清，精神可，半卧位，对答切题，检查合作。Ht 170 cm, Wt 60 kg, T 36.9℃, P 78 次/min, R 25 次/min, BP 136 mmHg/75 mmHg。吸空气时 SpO_2 97%~98%。

（2）患者张口度 3 指，头颈活动度可，甲颏间距 6 cm。无缺齿、义齿或松动牙齿。

4. 诊断与诊断依据

诊断：环杓关节脱位。

诊断依据：

（1）患者全麻下行胃癌根治术后，拔管后出现声嘶、失声、吞咽困难、饮水呛咳。

（2）既往史否认颈部手术外伤史或哮喘史。

（3）电子喉镜检查及喉部高分辨率 CT 检查均提示右侧环杓关节脱位。

5. 鉴别诊断

（1）喉返神经麻痹：环杓关节脱位需与喉返神经麻痹相鉴别，鉴别方法有肌电图和频闪喉镜。肌电图是鉴别两者最为可靠的方法，环杓关节脱位时电位正常。频闪喉镜下，环杓关节脱位者声带振动存在，喉返神经麻痹者声带振动消失。

（2）环杓关节炎：环杓关节脱位还须与环杓关节炎鉴别，环杓关节炎多为全身关节炎的局部表现，最常见为风湿及类风湿关节炎，依赖病史及体征可予以鉴别。喉部 CT 扫描在环杓关节脱位的诊断和鉴别诊断中也起到重要作用。环杓关节脱位在螺旋 CT 轴位像上主要表现为两侧杓状软骨不对称，患侧杓区软组织增厚，声带固定，梨状窝及喉室腔扩大，声门裂两侧底角不相等，两侧声带突水平线不重合等征象。

四、处理方案及基本原则

环杓关节脱位应及时发现，尽早复位，并同时给予激素及雾化吸入治疗。一般认为，环杓关节脱位 1 个月内关节复位效果较好。如果延迟复位会造成关节面纤维蛋白沉着，导致复位困难或复位后关节不稳，再次脱位。因此加强术后的密切观察和随访，有助于及时发现和治疗。

环杓关节脱位的复位方法:复位的方法包括全麻下高频通气支撑喉镜下复位术;表面麻醉下间接喉镜复位术。表面麻醉下电子(纤维)喉镜复位术。复位方法以往是表面麻醉下间接喉镜复位。近年来,由于显微外科的发展,在全麻下高频通气支撑喉镜下复位术效果比较好。

五、要点与讨论

杓状软骨是一对略呈三角锥体形的软骨,由于环杓关节结构小巧,运动灵活,并且关节囊松弛,受外力作用下易造成脱位。气管插管后,并发环杓关节脱位可发生于困难气管插管的患者,也可发生于插管顺利的患者。若作用于杓状软骨上外力方向是由后向前,则导致杓状软骨前脱位,若作用于杓状软骨上外力方向由前向后,则可能导致杓状软骨后脱位。导致环杓关节脱位的可能原因:

(1) 喉镜片插入过深,过度上提喉镜,可能导致杓状软骨脱位而致患者不能发声。

(2) 在麻醉诱导不充分的情况下声门显露不全,行盲探气管插管,误伤杓状软骨。

(3) 气管插管患者已置管:胃管的存在可导致杓状软骨后部溃疡,也可能是杓状软骨脱位的原因。

(4) 气管导管质硬,气管导管远端凸面弯曲部分直接作用于杓状软骨。

(5) 由于医师误操作,拔出气管导管时未完全放气之气囊退出声门时向后对杓状软骨直接损伤。

(6) 老年人环杓关节退行性变,组织弹性下降,使气管插管时环杓关节脱位的发生率增高。

(7) 导管套囊位置过低:解剖研究表明,声带下缘 $6 \sim 10$ mm 是喉返神经易损区,若导管位置过低,易造成喉返神经麻痹,致喉肌张力下降,外力作用致杓状软骨脱位。

环杓关节脱位的预防:

(1) 气管插管时动作要规范和轻巧,导管插入深度适中并固定好,防止导管与声带摩擦。

(2) 适度显露声门,避免过度上提喉镜。

(3) 对留置胃管的患者应注意保护好胃管,防止过度牵引。

(4) 选择合适的气管导管,要求质软、管号适中。

(5) 维持适当的麻醉深度,避免剧烈呛咳。

(6) 对长期使用糖皮质激素等易并发环杓关节脱位的患者,应尽量避免气管插管全身麻醉。环杓关节脱位应及时发现,尽早复位。

六、思考题

1. 简述本病例患者发生杓状软骨脱位的可能原因有哪些?

2. 分析全麻术后患者出现声音嘶哑,饮水呛咳的几种可能原因,如确诊为环杓关节脱位,紧急处理措施包括哪些?

3. 全麻插管过程中发生环勺关节脱位可能包含患者因素及医生操作因素等多方面原因所引起,试分析,哪些类型的患者在全麻插管过程中容易发生环勺关节脱位?

七、推荐阅读文献

1. 熊理峰,郭曲练. 杓状软骨脱位的原因及防治[J]. 临床麻醉学杂志,2007,23(4):348-349.

2. 刘畅,吴建,赵淑薇,等. 环杓关节脱位的诊治体会[J]. 中国耳鼻喉科杂志,2014,14(4):248-249.

3. 邹小华,杜云峰,刘艳秋,等. 环杓关节脱位一例并文献复习[J]. 中国全科医学杂志,2014,17(14):1674-1676.

4. Norris BK, Schweinfurth JM. Arytenoid dislocation:an analysis of the contemporary literature [J]. Laryngoscope,2011, 121(1):142-146.

(孟 莹)

案例 13

气管隆嵴手术气道重建

一、病历资料

1. 现病史

患者,男性,36 岁,Wt 70 kg。因"咳嗽、呼吸困难 2 月余"入院。患者两个月前感冒后出现咳嗽、气喘、呼吸困难,程度不剧烈,咳白色黏痰为主,有时为黄脓痰,伴发热,可达 39℃。患者两个月来呼吸困难逐渐加重,夜间睡眠不能平卧。

2. 既往史

否认既往重大心肺脑血管疾病史,否认哮喘病史,否认手术外伤史,否认药物食物过敏史。

3. 体格检查

(1)患者 Ht 172 cm, Wt 70 kg,体温最高 39℃,P 80 次/min,R 24 次/min,较浅快,BP 132 mmHg/65 mmHg。

(2)患者神清,精神可,半卧位,对答切题,检查合作。鼻吸氧 5 L/min 时,SpO_2 维持于 91%～94%。屏弃试验无法配合完成。

(3)听诊:患者双肺呼吸音略粗,可闻及喘鸣音,未及干湿啰音,心律齐,未及心脏杂音。

(4)患者张口度＞3 指,Mallampati 分级Ⅱ级,头颈活动度好。无缺齿、义齿或松动牙齿。

(5)患者因呼吸窘迫,需半卧位吸氧,入院后未下床活动。自述症状加重前,活动好,能够完成重体力劳动。

(6)自入院至今未进食饮水。

4. 实验室和影像学检查

(1)胸部 CT 显示:气管内隆嵴上方及右主支气管占位。

(2)纤维支气管镜镜检:气管下端距隆嵴约 2 cm 可见一包膜完整椭圆形新生物,与气管右侧壁粘连附着,表面血管丰富,光滑,右上叶支气管开口受压变形。

(3)心电图,心超未见明显异常。

(4)动脉血气:pH 值 7.42, $PaCO_2$ 31 mmHg, PaO_2 57 mmHg。

二、诊疗经过

1. 麻醉前初步诊断

气道内肿物伴气道压迫。

2. 治疗方案

(1)拟择期全麻下行"行病变外气管及隆嵴切除及气管吻合术",解除肿块对于患者气道的压迫,改善其通气状况。

（2）患者进入手术室后，因肿瘤阻塞气管无法平卧，只能取半卧位，即刻为患者行面罩供氧。常规心电监护，并建立外周静脉通路，局麻下行左手桡动脉穿刺连续测压。

（3）麻醉诱导在体外循环保护下实施，于麻醉诱导前局麻下手术暴露股动静脉以备紧急体外循环插管用。

（4）充分给氧后，保留自主呼吸，表面麻醉下清醒插入 7.0♯ 单腔加强型带钢丝螺纹气管插管，插管成功后，给予丙泊酚 1 mg/kg、芬太尼 1.5 μg/kg，使患者在镇静并能耐受气管插管的条件下进行摆体位并消毒铺巾，一切准备就绪后给予丙泊酚 1 mg/kg、咪达唑仑 2 mg 及芬太尼 0.2 mg 加深麻醉，并给罗库溴铵 50 mg。麻醉维持采用持续静脉泵注丙泊酚进行维持。术中间断给予维库溴铵维持肌松。

（5）术中做主支气管断开后术者将无菌的 6.5♯ 气管插管插入左主支气管，并接螺纹管行左侧单肺通气。行病变外气管及隆嵴切除及气管吻合术，吻合时先缝线不打结，所有缝线到位后，将台上左支气管插管拔出后，经原气管插管行机械通气。手术结束后，患者清醒，给予肌松拮抗后顺利拔管。

（6）术后第一天下床活动，无胸闷气促不适，术后两周顺利出院。

三、病例分析

1. 病例特点

（1）患者男性，36 岁，Wt 70 kg。因"咳嗽、呼吸困难 2 月余"入院。患者两个月前感冒后出现咳嗽、气喘、呼吸困难，程度不剧烈，咳白色黏痰为主，有时为黄脓痰，伴发热，可达 39℃。患者两个月来呼吸困难逐渐加重，夜间睡眠不能平卧。

（2）无气道及肺部手术史，无哮喘、结核等病史。

（3）麻醉相关体格检查发现：

① 患者 Ht 172 cm，Wt 70 kg，R 24 次/min，较浅快，屏气试验无法配合完成。听诊，患者双肺呼吸音略粗，可闻及喘鸣音。

② 患者张口度＞3 指，Mallampati 分级 Ⅱ级，头颈活动度好。无缺齿、义齿或松动牙齿。

③ 自入院至今未进食饮水。

2. 诊断和诊断依据

诊断：气道内肿物伴气道压迫。

诊断依据：

（1）患者两个月前感冒后出现咳嗽、气喘、呼吸困难，程度不剧烈，咳白色黏痰为主，有时为黄脓痰，伴发热，可达 39℃。患者两个月来呼吸困难逐渐加重，夜间睡眠不能平卧。

（2）既往史否认颈部及肺部手术外伤史或哮喘史、结核史。

（3）体格检查：患者双肺听诊呼吸音略粗，可闻及喘鸣音，未及干湿啰音，心律齐，未及心脏杂音。

（4）辅助检查：胸部 CT 显示：气管内隆嵴上方及右主支气管占位。

纤维支气管镜镜检：气管下端距隆嵴约 2 cm 可见一包膜完整椭圆形新生物，与气管右侧壁粘连附着，表面血管丰富，光滑，右上叶支气管开口受压变形。

3. 鉴别诊断

（1）气道异物：多见于老年人及儿童，或是存在意识障碍的患者。多数患者有明确的病史，典型的呛咳、呼吸困难症状，颈部异物可通过听诊闻及异物拍击音，触诊可触及异物撞击气管引起的微振动感，多数病人闻及肺部哮鸣音，可伴有肺气肿或肺不张。可行肺部 X 线检查或纤维支气管镜检查辅助诊断。该患者无异物误吸病史，且纤维支气管镜明确发现气管下端肿物压迫，故排除。

（2）气胸：多见于男性青壮年或患有慢支、肺气肿、肺结核者。典型症状为突发性胸痛，继之有胸闷和呼吸困难,并可有刺激性咳嗽。大多数起病急骤,气胸量大,或伴肺部原有病变者,则气促明显。肺部听诊可闻及患侧肺部呼吸音消失。胸片检查是诊断气胸的重要方法,也可通过动脉血气、胸内压测定、肺部 CT、胸腔镜检查辅助诊断。自发性气胸好发于青年人,特别是男性瘦长者。该患者 CT 未见肺部气胸表现,双肺听诊呼吸音略粗,故排除。

四、处理方案及基本原则

此患者存在围术期紧急气道可能,因此应在麻醉诱导期间和麻醉复苏期间给予特别的注意和重视。需要在麻醉实施前和拔管前充分评估患者气道解剖状况,并根据具体病理状态安排好多重保障急救措施。而手术过程也经历单肺通气到气道重建后双肺通气的过程,期间呼吸参数的调整需注意维持患者生命安全及减少肺部相关损伤。

(1) 术前用药:对此类患者术前用药应避免使用过多的镇静类药物,因为意识清醒时患者可自行通过体位调整来改善自己的通气困难,而过度镇静只会加重气道梗阻,使患者病情进一步恶化。因此对此患者,在诊疗中并未给予术前镇静类药物。

(2) 诱导前的准备:此患者所存在的气道梗阻。而通过体格检查可以发现其颈部活动度、张口度、牙列状况、Mallampati 分级等均提示其插管条件相对较好,不存在明显的声门暴露困难。患者肿瘤位于气管内隆嵴上方及右主支气管,若诱导后气管插管有插管困难,气道阻塞等风险,故行环甲膜穿刺麻醉,保留自主呼吸,表面麻醉下清醒插入 7.0# 单腔加强型带钢丝螺纹气管插管,插管成功后,给予丙泊酚 1 mg/kg、芬太尼 1.5 μg/kg,使患者在镇静并能耐受气管插管的条件下进行摆体位并消毒铺巾,与普通气管导管相比,加强型气管导管不容易折叠,保护气道通畅。

(3) 麻醉诱导方案:一切准备就绪后给予丙泊酚 1 mg/kg、咪达唑仑 2 mg 及芬太尼 0.2 mg 加深麻醉,并给罗库溴铵 50 mg。麻醉维持采用持续静脉泵注丙泊酚进行维持。术中间断给予维库溴铵维持肌松。对于此病例,采用了快速静脉序贯诱导的方法,因为诱导前患者已经完成气管插管,保证气道通畅安全。

(4) 术中和麻醉苏醒期的注意事项:术中做主支气管断开后术者将无菌的 6.5# 气管插管插入左主支气管,并接螺纹管行左侧单肺通气。行病变外气管及隆嵴切除及气管吻合术,吻合时先缝线不打结,所有缝线到位后,将台上左支气管插管拔出后,经原气管插管行机械通气。手术结束后,患者清醒,给予肌松拮抗后顺利拔管。对于此类术中单肺通气的患者,要注意术中呼吸参数调整,减少机械通气导致的肺损伤。单肺通气时采用潮气量 8 ml/kg,呼吸 15 次/min,能够维持较好的氧合、较小的 Qs/Qt 及较低的气道压。手术完成后需观察吻合情况,可以通过听诊双肺呼吸音或行纤维支气管镜检查评估双肺通气情况。

五、要点与讨论

1. 气道内肿瘤特点

(1) 气管狭窄或气管内肿瘤多需要手术治疗。特别是隆嵴部位的手术病例,以肿瘤的比例为更多,临床症状与病变的大小密切相关。就肿瘤而言,病变范围小,基底面较大,无蒂的肿物其症状相对较轻;体积较大或有蒂的肿物可能症状会明显,或有与运动或体位相关的症状发生。术前应了解体位与呼吸困难之间的关系。在麻醉时应尽量避免易于发生呼吸困难的体位。

(2) 气管狭窄或肿物导致管腔狭窄至 1 cm 时,便可出现喘鸣音;小于 1 cm 时可感觉明显的呼吸困难;小于 0.5 cm 时活动受限,可伴有典型的"三凹征"。

2. 麻醉前准备

(1) 对于气道狭窄患者,手术前应谨慎给予镇静药物,以防不慎导致气道完全梗阻。对于气道狭窄症状不明显者,可给予小剂量苯二氮䓬类药物。

（2）气管插管:手术麻醉方式为全麻气管插管,而气管插管和诱导的时间先后目前仍有争议。在不同状态下麻醉气管插管不同,一般来说,气道失控的风险为:常规剂量镇静镇痛肌松药下气管插管＞常规剂量镇静镇痛药下气管插管＞小剂量镇静镇痛药下气管插管＞清醒状态下气管插管。对于存在气道梗阻危险的患者,在保留自主呼吸的条件下行清醒或适度镇静条件下的气管插管可能是一个比较安全的选择。如果患者的气道病变比较局限,日常活动不受影响,并且评估插管并不困难时可经血常规麻醉诱导插管。如果患者呼吸困难甚至无法平卧,无论是麻醉诱导或清醒插管都存在较大风险时,可考虑借助体外循环或体外膜肺氧合的方法来保证患者的正常氧供。

已经预料到的困难气道的处理流程如图13-1所示。

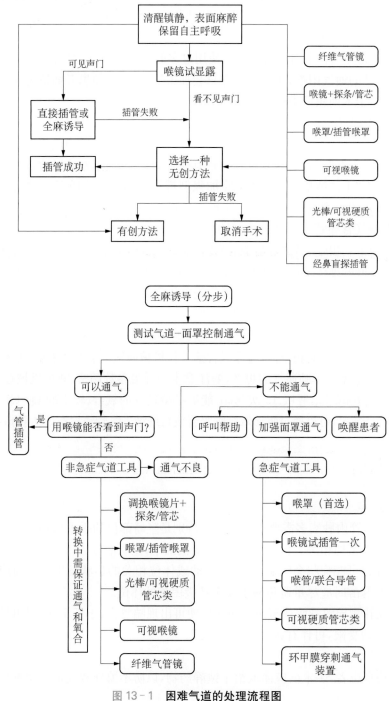

图13-1 困难气道的处理流程图

3. 麻醉维持及术中气道管理

麻醉维持可采用吸入麻醉或静脉麻醉,还可考虑以连续胸部硬膜外阻滞以提供完善的术中和术后镇痛,减少全身麻醉药的应用。术中应维持良好的肌松状态,以提供满意的手术操作条件。手术中气道管理的重点是提供良好的氧合和通气,对于病变较轻的患者,可以将小直径导管放入气道内,远端置于病变上方,在导管周围实施切除手术。另外还可以通过常规气管插管进行机械通气,术中再将无菌气管导管或支气管导管从狭窄远端开口置入,在切除过程中通过病变远端的支气管-肺组织进行通气及氧合,病变切除后实施对端吻合时,外科医师有可能需要间断地将无菌气管导管从气管内拔出以缝合气管,所以允许短期间断地呼吸停止;整个过程中,需维持纯氧通气,并密切观察患者的生命体征。在缝合的过程中需保持患者颈部呈屈曲位。缝合完毕并加强气管后壁黏膜,拔出无菌气管插管并将原气管插管越过吻合口,到达远端气管或主支气管,然后外科医师再将剩余的缝线打结。对于复杂的切除手术应配备两套麻醉回路或通气设备已被两侧肺通气需要。对于异常复杂的病例,可以使用体外循环提供氧合并排除二氧化碳,病变切除后即可恢复常规气管内插管维持麻醉。

4. 麻醉恢复期气道管理

手术重建后,患者需保持头颈屈曲位,以降低吻合口张力,必要时可通过下颌与前胸壁缝合以保持体位。由于手术后机械通气可影响吻合口的愈合,因此提倡在手术后尽早拔除气管导管。拔除气管导管前后需注意患者双肺通气情况,若存在单肺通气,通气不足等情况及时处理。

六、思考题

1. 评估患者气道病变的程度,如何选择合适的麻醉插管方式,防止诱导插管时的呼吸道梗阻的发生?

2. 手术各个时间段如诱导后,气道断开后,气道重建后的通气方式参数如何调整?

3. 术后气管插管拔管时机和拔管前检查及准备如何?

七、推荐阅读文献

1. Hobai IA, Chhangani SV, Alfille PH. Anesthesia for tracheal resection and reconstruction [J]. Anesthesiol Clin. 2012 Dec;30(4):709-730.

2. 中华医学会麻醉学分会。困难气道管理专家共识[J].临床麻醉学杂志,2009,25(3):200-203.

3. 于布为,吴新民,左明章,等.困难气道管理指南[J].临床麻醉学杂志,2013,29(1):93-98.

4. Difficult Airway Society Extubation Guidelines Group, Popat M, Mitchell V, et al. Difficult Airway Society Guidelines for the management of tracheal extubation [J]. Anaesthesia, 2012, 67(3): 318-340.

5. 蒋晖,侯彦深。单肺通气期潮气量对肺内分流及动脉氧合的影响[J].临床麻醉学杂志,2010,26(3):206-208.

（江金健）

案例 14

气道狭窄患者的围术期麻醉管理

一、病历资料

1. 现病史

患者,女性,71岁。因"颈部出现进行性增大肿块40年,近2年呼吸窘迫"就诊。患者颈部无明显诱因下出现进行性增大肿块40年,无红肿无疼痛,长期未予以正规随访治疗。近2年余患者逐渐出现胸闷气促、吞咽困难及饮水呛咳,夜间无法平卧,需垫高两个枕头或侧卧休息。近1日来呼吸窘迫进一步加重,至外院急诊就诊,予以糖皮质类激素静脉注射及吸氧治疗后症状略好转,紧急转至我院行进一步治疗。此次发病以来患者神清,精神尚可,胃纳可,夜眠差,二便无殊,近期体重无明显变化。

2. 既往史

否认既往重大心、肺、脑、血管疾病史,否认哮喘病史,否认手术外伤史,否认药物食物过敏史。

3. 体格检查

(1)患者 Ht 146 cm, Wt 48 kg, T 37.1℃, P 80次/min, R 24次/min,较浅快,BP 132 mmHg/65 mmHg。

(2)患者神清,精神可,半卧位,对答切题,检查合作。鼻吸氧 5 L/min 时,SpO_2 维持于 97% ~ 98%。屏气试验无法配合完成。

(3)听诊患者双肺呼吸音略粗,可闻及喘鸣音,未及干湿啰音,心律齐,未及心脏杂音。

(4)患者张口度>3指,Mallampati 分级 Ⅱ级,头颈活动度好,甲颏间距 6 cm。无缺齿、义齿或松动牙齿。

(5)颈部可见一肿块,质软,不可推动。气管明显向左侧移位。

(6)患者因呼吸窘迫,需半卧位吸氧,入院后未下床活动。自述症状加重前,活动好,能够完成重体力劳动(务农)。

(7)自入院至今未进食饮水。

4. 实验室和影像学检查

(1)颈部 B 超:右甲状腺占位伴液化及钙化,左甲状腺多发结节。

(2)胸片:所示胸廓骨骼及胸壁软组织未见异常。气管明显受压左偏,气管下段变窄。右上纵隔增宽。心脏形态大小未见异常。两膈光整,两肋膈脚锐利。肺门形态大小位置未见异常。右侧胸膜局部增厚,右肺中野外带小结节。

(3)颈胸部 CT:纵隔内淋巴结增大,中纵隔及隆突内囊性病灶,或为增大淋巴结囊变(相应水平气管明显受压)。右侧甲状腺占位伴钙化,右下肺小结节灶(见图 14 - 1~图 14 - 4)。

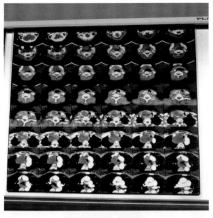

图 14 - 1　CT(一)

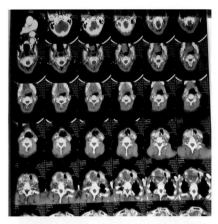

图 14 - 2　CT(二)

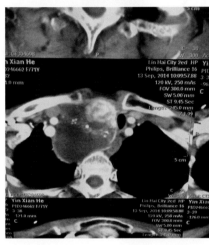

图 14 - 3　CT(三)

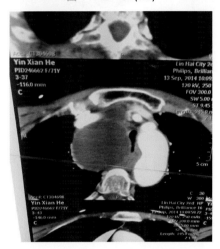

图 14 - 4　CT(四)

(4) 心电图:左室高电压,肢体导联 QRS 波低电压倾向,V1 - V3rS 型,R 波递增不良,T 波变化。

(5) 心脏彩超:主动脉瓣、二尖瓣、三尖瓣轻度反流,左室舒张功能减低,EF 59%。

(6) 动脉血气:pH 值 7.43, PaO₂ 26.70 kPa, PaCO₂ 6.34 kPa, SaO₂ 99.6%, HCO_3^- 29.0 mmol/l, BE 5.8 mmol/L。

(7) 甲状腺功能:正常范围。

二、诊治经过

1. 麻醉前初步诊断

胸骨后巨大甲状腺肿伴气道压迫。

2. 治疗方案

(1) 拟急诊于全麻下行胸骨后巨大甲状腺肿切除术解除肿块对于患者气道的压迫,改善其通气状况。

(2) 患者进入手术室后,因巨大的肿瘤压迫气管无法平卧,只能取半卧位,即刻为患者行面罩供氧。常规心电监护,并建立外周静脉通路,局麻下行左手桡动脉穿刺连续测压。

(3) 麻醉诱导在体外循环保护下实施,于麻醉诱导前局麻下手术暴露股动静脉以备紧急体外循环插管用。

(4) 充分预供氧后,予以咪达唑仑 2 mg、丙泊酚 100 mg、罗库溴铵 30 mg、舒芬太尼 20 μg、地塞米松 10 mg 诱导,面罩通气 I 级,在 Glidescope 可视喉镜的辅助下暴露声门,经口顺利插入 ID 6.0 普通气管导管,插管过程无阻力,导管固定于距门齿25 cm处,并通过纤支镜观察定位导管顺利通过气管狭窄处。听诊双肺呼吸音对称,连接呼吸机,设置呼吸机参数潮气量400 ml、呼吸频率12次/min、PEEP 5 cmH$_2$O,气道压维持于16~17 cmH$_2$O。

(5)术中见颈部及胸骨后肿块达10 cm×6 cm×6 cm,压迫中下段气管(见图14-5~图14-6)。

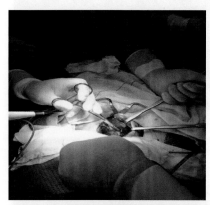
图14-5　手术图(一)

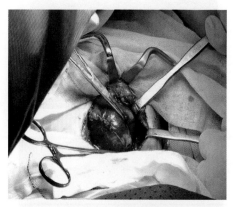
图14-6　手术图(二)

(6)术毕利用纤支镜观察气管压迫部位未出现明显软化塌陷,决定拔除气管导管,拔管后吸氧3 L/min,SpO$_2$维持于98%。

(7)术后第一天下床活动,无胸闷气促不适,术后两周顺利出院。

三、病例分析

1. 病史特点

(1)女性,71岁。患者颈部无明显诱因下出现进行性增大肿块40年。近2年余患者逐渐出现胸闷气促、吞咽困难及饮水呛咳,夜间无法平卧,需垫高两个枕头或侧卧休息。近1日来呼吸窘迫进一步加重,外院紧急救治后急送我院紧急会诊。

(2)无颈部手术外伤史,无哮喘史。

(3)麻醉相关体格检查发现:

① 患者Ht 146 cm,Wt 48 kg,R 24次/min,较浅快,屏气试验无法配合完成。听诊患者双肺呼吸音略粗,可闻及喘鸣音。

② 患者张口度>3指,Mallampati分级Ⅱ级,头颈活动度好,甲颏间距6 cm。无缺齿、义齿或松动牙齿。

③ 患者颈部可扪及一巨大肿块,质软,不可推动。气管略向左侧移位。

④ 自入院至今未进食饮水。

2. 诊断和诊断依据

诊断:胸骨后巨大甲状腺肿伴气道压迫,紧急气道可能。

诊断依据:

(1)患者颈部无明显诱因下出现进行性增大肿块40年。近2年余患者逐渐出现呼吸困难。近1日来呼吸窘迫进一步加重。

(2)既往史否认颈部手术外伤史或哮喘史。

(3)体格检查可扪及颈部巨大肿块,质软,不可推动。气管略向左侧移位。听诊可闻及喘鸣音。

(4)颈部B超、胸部X线平片和颈胸部CT均提示存在巨大甲状腺肿块,并对气管造成压迫。气道最狭窄处仅0.5 cm。

3. 鉴别诊断

(1) 血管瘤：胸骨后甲状腺肿如向右上突出时，应与无名动脉瘤、奇静脉叶鉴别；向左纵隔突出时，应与主动脉瘤相鉴别。①无名动脉瘤在患者做吞咽动作时，无向上移动现象，在透视下有时可见搏动。可造成肋骨破坏，必要时行动脉造影。②奇静脉叶内仍可见肺纹理，在近肺门处可见倒逗点状的奇静脉，气管无受压现象。必要时行气管支气管造影检查。③主动脉瘤常使主动脉弓抬高，向上移位；而胸骨后甲状腺肿则使主动脉弓向下向左移位。主动脉瘤伴有其他部分主动脉扩张和心脏增大。必要时可行主动脉造影检查。此外，主动脉瘤或无名动脉瘤以梅毒性为多见，如华-康氏反应阳性者，均应首先考虑为动脉瘤。该患者术前行超声及颈部 CT 检查，可排除血管瘤可能。

(2) 神经源性肿瘤：胸骨后甲状腺肿如位于后上纵隔时，应与神经源性肿瘤鉴别。该患者已行相关影像学检查，不符合神经源性肿瘤。

(3) 胸腺瘤：胸腺瘤位于前纵隔，但位置较胸内甲状腺肿偏低，常合并有重症肌无力、单纯红细胞系发育不全、低丙种球蛋白血症等伴瘤症状。该患者无相关临床症状。

四、处理方案及理由

此患者存在围术期紧急气道可能，因此应在麻醉诱导期间和麻醉复苏期间给予特别的注意和重视。因为在这两个时期，患者会经历自主通气调节机制减弱或消失，同时却未能建立或已经撤除人工安全通气措施的危险阶段，对于此类患者而言，这个时期虽然短暂，但却可能是致命的，因此需要在麻醉实施前充分评估患者气道解剖状况，并根据具体病理状态安排好多重保障急救措施。

(1) 术前用药：对于此类患者应避免术前用药使用过多的镇静类药物。因为意识清醒时患者可自行通过体位调整来改善自己的通气困难，而过度使用镇静药物只会加重气道梗阻，使患者病情进一步恶化。因此对于此患者，在诊疗中并未给予术前镇静类药物。

(2) 诱导前的准备：此患者所存在的气道梗阻，并且主要位于下气道。而通过体格检查可以发现其颈部活动度、张口度、牙列状况、Mallampati 分级等均提示其插管条件相对较好，不存在明显的声门暴露困难。从其颈胸部 CT 测量发现，此患者气道最狭窄处仅 0.5 cm。与加强型气管插管相比，普通气管插管刚性较强，容易通过狭窄，且相同内径的普通气管插管，其外径也相对较小。因此综合考虑导管长度及狭窄的相对可推移性，我们在诱导前准备了内径为 5.0～6.5 mm 的多种普通气管插管。同时准备了 Gildescope 可视喉镜、纤维支气管镜和喉罩等困难气道应对工具。考虑到可能存在面罩通气困难、气管导管无法通过最狭窄处等紧急情况，于麻醉诱导前局麻下暴露股动静脉以备紧急体外循环插管用，并行左手桡动脉穿刺连续测压，以防止紧急气道导致患者缺氧或呼吸心跳骤停。诱导前准备阶段，患者处于半卧位，并持续通过麻醉面罩纯氧通气，提高自身氧储备，为控制气道提供充足的工作时间。

(3) 麻醉诱导方案：对于此病例，采用了快速静脉序贯诱导的方法，这样可以尽可能缩短从患者意识消失到人工气道建立所需要的时间，这个时间越短，患者越安全。此外，此患者并不存在上呼吸道梗阻或声门暴露困难的问题，因此，清醒时气管插管反而不是一个好的选择，因为可能地强烈刺激可导致气道的进一步痉挛，通气困难会进一步加重。

(4) 术中和麻醉苏醒期的注意事项：对于此类存在长期气道压迫的患者，要注意是否存在气管软骨环受压软化，因为如果存在这一状况，就不应该在术后第一时间拔管，否则失去支撑的气管会发生再狭窄，出现可能致命的通气困难。对于这一问题的评估，有两种方法：其一，请外科医师在术中注意探查受压部位的气管软骨环；其二，术后拔管前，再行纤维支气管镜探查，确认气管未发生塌陷。

五、要点与讨论

1. 导致气道狭窄的原因

原发性恶性疾病、转移性恶性肿瘤、邻近气管的恶性肿瘤、恶性肿瘤侵袭淋巴结导致淋巴结肿大、良性肿瘤、假性肿瘤、肺移植、支气管袖状切除、长期气管插管或气管造口术后、结核、异物反应、结节病、创伤、Wegener 肉芽肿、气管支气管淀粉样变、气道动力性病变。

2. 困难气道的定义

（1）困难气道的定义：具有五年以上临床麻醉经验的麻醉医师在面罩通气或气管插管时遇到了困难的一种临床情况。

（2）困难面罩通气（Difficult Mask Ventilation，DMV）：有经验的麻醉医生在无他人帮助的情况下，经过多次或超过 1 min 的努力，仍不能获得有效的面罩通气。面罩通气分级（见表 14-1）：根据通气的难易程度将面罩气分为 4 级，1～2 级可获得良好通气，3～4 级为困难面罩通气。喉罩的应用可改善大部分困难面罩通气问题。

表 14-1　面罩通气分级

分级	定义	描述
1	通气顺畅	仰卧嗅物位，单手扣面罩即可获得良好通气
2	轻微受阻	置入口咽/鼻咽通气道单手扣面罩；或单人双手托下颌扣紧面罩同时打开麻醉机呼吸器，即可获得良好通气
3	显著受阻	以上方法无法获得良好通气，需要双人加压辅助通气，能够维持 $SpO_2 \geqslant 90\%$
4	通气失败	双人加压辅助通气下不能维持 $SpO_2 \geqslant 90\%$

（3）困难气管插管（Difficult Intubation，DI）。

困难喉镜显露：直接喉镜经过 3 次以上努力后仍不能看到声带的任何部分。

困难气管插管：无论存在或不存在气管病理改变，气管插管需要 3 次以上的努力。

（4）根据有无困难面罩通气将困难气道又分为非紧急气道和紧急气道：

非紧急气道：仅有困难气管插管而无困难面罩通气的情况。患者能够维持满意的通气和氧合，能够允许有充分的时间考虑其他建立气道的方法。

紧急气道：只要存在困难面罩通气，无论是否合并困难气管插管，均属紧急气道。患者极易陷入缺氧状态，必须紧急建立气道。其中少数患者"既不能插管也不能通气"，可导致气管切开、脑损伤和死亡的严重后果。

（5）根据麻醉前的气道评估将困难气道分为已预料的困难气道和未预料的困难气道。

3. 困难气道的预测与评估

大约 90% 以上的困难气道患者可以通过术前评估发现。因此麻醉前必须对患者是否存在困难气道做出评估。常见的困难气道的预测与评估指标如表 14-2 所示。

其他提示困难气道的因素还包括：上门齿过长、上颚高度拱起变窄、下颚空间顺应性降低、颈短粗、病态肥胖、孕妇、烧伤、会厌炎、类风湿性关节炎以及肢端肥大症等。这些方法预测困难气道都具有一定的敏感性和特异性，但单一方法还不能预测所有的困难气道，在临床上应综合应用。

表 14 - 2　困难气道的预测指标

评估指标	方法 & 定义	困难标准	相关类型
病史	困难气道史、打鼾或睡眠呼吸暂停综合征史、气道手术史、头颈部放疗史等		DMV、DI
DMV 危险因素	年龄大于 55 岁、蓄络腮胡、无牙、小下颌、肥胖（BMI＞26 kg/m²）等		DMV
Mallampati 分级	患者坐在麻醉医师的面前，用力张口伸舌至最大限度，根据看到的咽部结构进行分级	Ⅲ～Ⅳ级	DMV、DI
张口度	最大张口时上下门齿间距	小于 3 cm 或两横指	DI
甲颏距离	头伸展位时甲状软骨切迹至下颚尖端的距离	小于 6 cm 或三横指	DMV、DI
颞颌关节活动度	患者把下切牙前伸至超出上切牙	无法完成者	DMV、DI
头颈部活动度	患者头部向前向下弯曲使下巴接触胸骨，然后向上扬起脸测试颈伸展范围	下巴不能接触胸骨或不能伸颈	DI
喉镜显露分级（Cormack-Lehane 分级）	根据显露声门的程度分级	Ⅲ～Ⅳ级	DI

4. 建立气道的工具和方法

（1）非紧急无创方法：主要为喉镜、经气管导管和声门上工具三类。另外经鼻盲探气管插管也是常用的方法（见表 14 - 3）。

表 14 - 3　常用的非紧急气道无创工具和方法

分类		方法	代表工具	特点
喉镜		普通喉镜	弯型镜片（Macintosh）	成人最常用，可选择镜片尺寸
		可视喉镜	GlideScope MacGrath UE、Tosight	不需要口、咽、喉三轴重叠，可提供更宽广的视角，有效改善声门显露，但一般需借助管芯，以防显露良好却插管失败
经气管导管		管芯类	硬质/可弯曲管芯插管探条	需喉镜辅助，方法简便，可提高插管成功率。插管探条能减少气道损伤
		光棒	Lightwand	快速简便，不受血液和分泌物的影响，可用于张口度小和头颈不能运动的患者
		可视管芯	Shikani	结合了光棒和纤维支气管镜的优点，快捷可视
		纤维支气管镜	Olympus、Pentax	适合多种困难气道的情况，但一般不适合紧急气道，需经一定的训练
声门上工具		引流型喉罩	LMA-ProSeal LMA-Supreme	置入成功率高，密封压高，可以引流胃内液体。既可改善通气，也可代替气管插管维持气道。
		插管型喉罩	LMA-Fastrach Cookgas air-Q Ambu Aura-i	优点是同时解决困难通气和困难插管
		其他	i-gel、SLIPA	免充气型，置入成功率高
其他		经鼻盲探气管插管		优点是无需特殊设备，适用于张口困难或口咽腔手术需行经鼻气管插管者

（2）非紧急有创方法：逆行气管插管：适用于普通喉镜、喉罩、纤维支气镜等插管失败，颈椎不稳、颌面外伤或解剖异常者可根据情况选择使用。

气管切开术：气管切开术有专用工具套装，创伤虽比手术切开小，但仍大于其他建立气道的方法且并发症较多,用时较长,只用于必需的患者,如喉肿瘤、上呼吸道巨大脓肿。气管食管上段破裂或穿孔以及其他建立气道方法失败必须手术的病例。

(3)紧急无创方法:发生紧急气道时要求迅速解决通气问题,保证患者的生命安全,为进一步建立气道和后续治疗创造条件。常用的紧急无创和微创气道工具和方法包括以下几种(见表14-4)。

表14-4 紧急气道无创通气工具与方法

工具和方法	特 点
喉罩	发生紧急气道时首选喉罩,应选择最容易置入的喉罩
食管-气管联合导管	无论导管插入食管还是气管均可通气。优点是无需辅助工具,可迅速送入咽喉下方。缺点是尺码不全,易导致损伤
喉管	喉管的使用与食管 气管联合导管类似,尺码全,损伤较轻
环甲膜穿刺置管和经气管喷射通气	工具套装应能及时获取,优点是微创、迅速,对喷入气体能呼出者有效

(4)紧急有创方法:环甲膜切开术可在数秒内快速完成,导管内径达4.0 mm,直接连接简易呼吸器或麻醉回路进行气。

5. 困难气道处理流程(见图14-7)

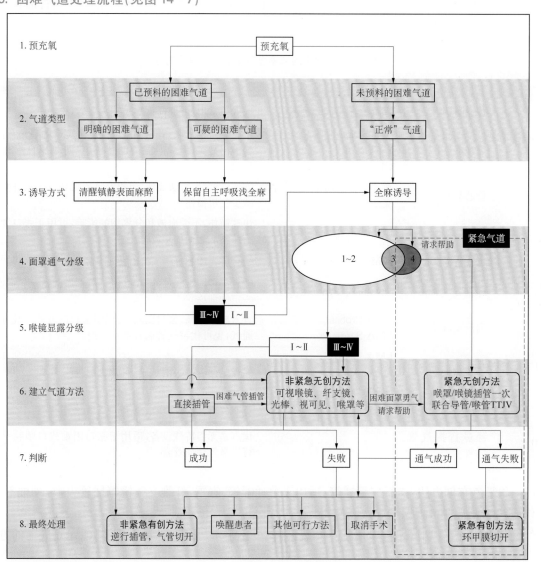

图14-7 困难气道处理流程

6. 困难气道处理注意事项

（1）麻醉科医生应在平时培训和掌握多种困难气道工具和方法，处理困难气道时选最熟悉和最适合的技术。

（2）麻醉前应确定建立气道的首选方案和至少一个备选方案。

（3）对于已料的困难气道，应确保至少一个对困难气道有经验的高年麻醉科医生和一名助手。对于未预料的困难气道，应尽快请求帮助。

（4）气道处理过程中要确保通气与氧合，应在 SpO$_2$ 下降至 90％前及时面罩通气给氧。

（5）气道操作要有微创意识，尽量避免演变为紧急气道。

（6）插管失败后要避免同一个人采用同一种方法反复操作，应及时更换思路和方法或更换人员和手法。

（7）3 次以上未能插管成功时，取消手术也是必要的处理方法。

六、思考题

1. 若此患者气道梗阻位于上呼吸道，应如何安排麻醉预案？
2. 若此患者于术中探查时发现了气管软骨软化，在术后应如何处理？
3. 若患者术前合并有饱胃，应注意哪些事项？

七、推荐阅读文献

1. 中华医学会麻醉学分会. 困难气道管理专家共识[J]. 临床麻醉学杂志，2009，25（3）：200-203.

2. 于布为，吴新民，左明章，等. 困难气道管理指南[J]. 临床麻醉学杂志，2013，29（1）：93-98.

3. Apfelbaum JL, Hagberg CA, Caplan RA, et al. Practice guidelines for management of the difficult airway: an updated report by the American Society of Anesthesiologists Task Force on Management of the Difficult Airway [J]. Anesthesiology, 2013,118(2):251-270.

4. Joffe AM, Hetzel S, Liew EC. A two-handed jaw-thrust technique is superior to the one-handed "EC-clamp" technique for mask ventilation in the apneic unconscious person [J]. Anesthesiology, 2010,113(4):873-879.

5. Difficult Airway Society Extubation Guidelines Group, Popat M, Mitchell V, et al. Difficult Airway Society Guidelines for the management of tracheal extubation [J]. Anaesthesia, 2012,67(3): 318-340.

（李　强）

案例 15

重症肌无力患者的围术期麻醉管理

一、病历资料

1. 现病史

患者，女性，46岁，因"双眼抬举无力伴四肢无力6月余"来我院就诊。患者6月前因首发上诉症状至我院中医科就诊，完善相关检查，结合患者胸部CT及四肢肌电图＋神经传导＋重复电刺激结果，以及新斯的明实验结果，诊断患者为"重症肌无力，合并胸腺瘤"。当时经神经内科及胸外科会诊，建议予以口服药物治疗，待患者病情稳定并进一步排除手术禁忌后考虑手术治疗。患者药物治疗后重症肌无力症状改善，但自述仍伴有左胸前区隐痛，现为进一步手术治疗，拟"纵隔肿物"收治。

患者发病来神志清，精神可，胃纳可，睡眠安，二便无殊，体重无明显增减。

2. 既往史

患者子宫肌瘤病史10余年，未手术治疗；10年前右侧乳腺纤维腺瘤手术病史；否认重大心、肺、脑、血管疾病及手术史，否认外伤及药物过敏史。

3. 体格检查

(1) 患者 Ht 162 cm，Wt 56 kg，T 38.0℃，P 86 次/min，R 23 次/min，BP 127 mmHg/82 mmHg。

(2) 患者神志清，精神可，自主体位，对答切题，检查合作。呼吸运动不受限，胸廓扩张度好。

(3) 听诊：患者双肺呼吸音清，未闻及明显干湿性啰音及哮鸣音，HR 86 次/min，律齐，未及心脏病理性杂音。

(4) 患者张口度＞3指，Mallanpati 分级Ⅰ级，头颈部活动度好，甲颏距6 cm，无缺齿、义齿及活动性牙齿，插管条件好。

(5) 患者可配合完成深呼气、深吸气及屏气实验，无明显气管受压及气管移位等现象。

4. 实验室检查和影像学检查

(1) 入院胸部CT：前上纵隔内可见一3.5 cm×2 cm软组织密度灶，病灶境界尚清楚，轻度强化，余两肺野未见异常密度影。两肺门区未见异常。所示气管支气管影正常，纵隔内未见异常增大的淋巴结。纵隔内血管影正常。诊断意见：强纵隔占位，拟胸腺瘤可能。

(2) 胸部X线：两肺纹理增多增粗，右肺门饱满，主动脉迁曲，结合临床及CT检查。

(3) 血常规检查、血生化检查及凝血功能检查未见明显异常。

二、诊疗经过

1. 麻醉初步诊断

重症肌无力,前纵隔占位。

2. 治疗方案

(1) 拟择期行全麻下纵隔肿瘤切除术,改善患者重症肌无力症状。

(2) 完善术前检查及术前准备,评估患者肌力情况。进入手术室后予以常规麻醉监护(血压、心电图及氧饱和监测),开放外周静脉通路补液,并予以咪唑安定 2 mg 静脉注射行术前镇静,密切观察生命体征及患者呼吸、肌力情况。

(3) 插管前准备,气管导管选取 35♯ 左侧双腔支气管导管,双腔管定型备用,备石蜡油润滑,备纤支镜定位,听诊器听诊呼吸音。

(4) 充分供氧后,予以丙泊酚 110 mg、瑞芬太尼 1 mg、舒芬太尼 20 μg,地塞米松 10 mg 行快速静脉诱导,面罩通气等级I级,经喉镜明视下顺利暴露声门,经口插入 35♯ 左侧双腔支气管导管,插管过程顺利,无阻力,气管导管固定 28 cm 处,并通过纤支镜观察调整气管导管位置。听诊双肺呼吸音对称,支气管导管位置良好,予以连接呼吸机行机械控制通气。双肺通气呼吸机参数设置:VT 425 ml,频率 12 次/min,PEEP 6 cmH$_2$O,气道压波动于 16~18 cmH$_2$O;单肺通气呼吸机参数设置:VT 325 ml,频率 15 次/min,PEEP 6 cmH$_2$O,气道压波动于 18~21 cmH$_2$O,单肺通气 15 min 后患者 SpO$_2$ 仍能维持 95% 以上。术中七氟醚维持镇静,瑞芬太尼泵注维持镇痛。

(5) 术中行肌松监测(尺神经刺激监测拇指收缩情况),观察 TOF 值。

(6) 患者被顺利地切除前纵隔占位性病变组织后予复苏,苏醒过程行肌松监测,待肌力恢复(TOF 恢复到 25% 以上),呼吸恢复好,SPO$_2$ 脱氧情况下可维持 95% 以上予以拔管。

(7) 恢复术后恢复良好,顺利出院。

三、案例分析

1. 病史特点

(1) 女性患者,46 岁,因"双眼抬举无力伴四肢无力 6 月余"来院就诊。患者 6 月前因首发上诉症状至我院中医科就诊,完善相关检查,结合患者胸部 CT 及四肢肌电图+神经传导+重复电刺激结果,以及新斯的明实验结果,诊断患者"重症肌无力,合并胸腺瘤"。口服药物治疗待病情稳定,考虑手术治疗。

(2) 否认重大心肺脑血管疾病及手术史,否认外伤及药物过敏史。

(3) 麻醉相关体格检查发现:

患者张口度>3 指,Mallanpati 分级 I 级,头颈部活动度好,甲颏距 6 cm,无缺齿、义齿及活动性牙齿,插管条件好。

患者可配合完成深呼气、深吸气及屏气实验,无明显气管受压及气管移位等现象。

2. 诊断和诊断依据

诊断:前纵隔肿物,重症肌无力。

诊断依据:

(1) 女性患者,46 岁,主述:双眼抬举无力伴四肢无力 6 月余。

(2) 查体:患者神志清,精神可,自主体位,对答切题,检查合作。呼吸运动不受限,胸廓扩张度好。

(3) 辅助检查:入院胸部 CT,前上纵隔内可见一 3.5 cm×2 cm 软组织密度灶,病灶境界尚清楚,轻度强化,余两肺野未见异常密度影。两肺门区未见异常。所示气管支气管影正常,纵隔内未见异常增大的淋巴结。纵隔内血管影正常。诊断意见:强纵隔占位,拟胸腺瘤可能。

3. 鉴别诊断

(1) 胸腺瘤:肿瘤一般位于前上纵隔,多呈圆形、卵圆形或者分叶状,通常边界清楚。该例患者 CT 提示前纵隔占位伴有肌无力表现,同时肿瘤边界清晰,为胸腺瘤可能性大。

(2) 胸腺增生:真性胸腺增生见于甲状腺毒症、慢性肾上腺功能低下、儿童应激反应后以及小儿肿瘤治疗。CT 不能鉴别胸腺瘤与胸腺增生,特别是病人年龄<40 岁时。胸腺增生 CT 检查有 1/2 时正常的,所以 CT 随访很有必要。

(3) 前纵隔淋巴瘤:淋巴瘤多为双侧性分布,一般侵犯周围组织,肿瘤多有分叶。淋巴瘤多伴有血管转移,包绕血管,可出现胸膜种植及胸水。

四、处理方案及基本原则

重症肌无力患者由于神经-肌肉传递功能异常,是手术后发生呼吸功能衰竭的高风险群体。术前需要充分了解重症肌无力发生的病理生理特点,对患者术前用药情况详细评估,评价患者术后需要机械通气的可能性,做出最周全的麻醉方案。

(1) 术前用药:患者入室后严密生命体征监测,开放静脉后予以 2 mg 咪达唑仑术前镇静并吸氧,患者入睡后呼吸功能并未受到明显抑制,吸氧 3 L/min 情况下 SpO_2 尚能维持 99%。

(2) 诱导前准备:本次手术选择双腔支气管导管,型号选择 35♯ 左侧双腔支气管导管,以便术中单肺通气,满足术野要求。除常规生命体征 5 项监测以外,本次检测项目中增加神经-肌肉传递功能监测,观察患者术中及苏醒期肌肉收缩功能恢复情况。

(3) 麻醉诱导方案:对于此病例采用了快速静脉序贯诱导的方法,可以尽量缩短患者从意识消失到人工气道建立所需要的时间。诱导中采取不予肌松药物的方案,而是以瑞芬太尼较大剂量快速静脉推注,使得患者胸壁肌肉强直,从而满足患者气管插管要求。对于重症肌无力患者来说,整个手术过程当中给予的肌松药越少,在苏醒期及拔管时就越安全。

(4) 术中维持及苏醒期注意事项:患者采取静吸复合麻醉方案,快速静脉序贯诱导,七氟醚吸入麻醉维持镇静。而术中亦不予肌松药,而是瑞芬太尼静脉泵注维持,并间断推注舒芬太尼维持镇痛。术中持续左手拇收指处行神经-肌肉传递功能监测,维持机械通气要求。手术结束前 10 min 停止瑞芬太尼泵注及七氟醚,追加舒芬太尼镇痛。此类患者苏醒及拔管要求严格,因谨慎拔管,避免再次插管可能。患者手术结束后 15 min 左右开始出现自主呼吸,潮气量及呼气末 CO_2 值满足要求,脱氧自主呼吸 10 min 后 SpO_2 尚维持 95%,患者完全清醒后予以拔管。苏醒室观察 30 min 后未出现呼吸抑制,生命体征平稳,予以送回病房继续观察。

五、要点与讨论

1. 重症肌无力的发病机制

重症肌无力是由于机体胸腺发育异常或其他原因产生抗乙酰胆碱受体抗体,破坏突触后膜运动终板上的乙酰胆碱受体,导致出现肌无力症状的一类自身免疫病。位于神经肌肉接头处的 N 型乙酰胆碱受体分子作为自身抗原诱发了这一病理反应。在自身反应性 Th 细胞的协同作用下,机体内出现了多种致病性抗体,主要为 IgG_2 亚类。抗体依赖的补体溶解作用参与了对乙酰胆碱受体分子的破坏。由于乙酰胆碱受体分子大量丢失,导致神经肌肉传递功能障碍,从而引发了一系列临床症状的出现,如疲劳、虚弱、四肢无力,呼吸肌受累常常是致命的死因。

2. 重症肌无力患者术前准备要点

肌无力危象是合并重症肌无力的胸腺切除术后患者的严重并发症,其发生率为 14%～21%,病死率为 50%,常发生在术后 24～72 h。良好的术前准备是合并重症肌无力的胸腺切除术成功的关键,它对预防术后肌无力危象的发生起着重要作用。术前应先内科治疗,待病情改善、症状最轻、用药量最少时再行手术治疗。术前抗胆碱酯酶药用量越少越好,无效或效果不佳时,可用强的松、细胞毒剂、大量免疫球蛋白及血浆置换等治疗,待病情稳定时再手术,术前不必停用激素。

3. 肌松药的选择

对于重症肌无力患者选择何种肌松药,以及何种剂量的肌松药对其术后有着重大的影响。去极化肌松药琥珀胆碱用于 MG 患者的 50% 有效量(ED50)及 95% 有效量(ED95)分别为正常人的 20 倍和 26 倍,且被麻醉医生广泛应用于 MG 患者的胸腺切除手术中,曾经被认为是唯一可使用于 MG 的肌松药。MG 患者术前往往合并使用胆碱酯酶抑制药吡啶斯的明治疗,可使血浆胆碱酯酶活性大大降低,琥珀胆碱是通过血浆胆碱酯酶进行代谢的,因此使得琥珀胆碱的作用时间大大延长。术后琥珀胆碱的残余作用不能用胆碱酯酶抑制药拮抗,亦是琥珀胆碱用于 MG 患者缺陷之一。对于术前未停用胆碱酯酶抑制药,术后仍需要继续使用的患者而言,这一缺陷尤为突出。MG 患者神经肌肉接头的终板处 Ach R 数量减少,导致神经肌肉传导受阻,对非去极化肌松药十分敏感,过去认为此类药物应视为禁忌,但有文献认为适量应用还是安全的,虽然肌无力患者的 ED95 仅为常人的 1/5,但阻滞时间正常。有报道使用短时效的阿曲库铵,对患者施行了个体化用药后,术后患者肌力恢复迅速可顺利拔管。由此可见只要对于 MG 患者个体化使用非去极化肌松药,既有利于控制术中患者的呼吸,满足术者的需要,对患者的术后带管率也不会产生明显的影响。

4. 麻醉方法的选择

不同麻醉方式及肌松药的应用对术后呼吸的恢复存在一定程度的影响,目前普遍推荐复合麻醉(如静吸复合、全凭静脉麻醉、硬膜外阻滞＋浅全麻),主张有效肌松监测下少用或不用肌松药。异氟醚与 N_2O 复合可以减少异氟醚引起的神经肌肉阻滞作用,N_2O 还有一定的镇痛作用,又能利用它通过呼吸排出,术中容易调控麻醉深度。此种麻醉方法需要注意的是由于术前服用抗胆碱酯酶药,加之使用硬膜外麻醉,使胸部交感神经阻滞,术中较易出现心动过缓,尤其是在纵隔探查时更明显,因此必须重视,及早应用阿托品加以预防。低浓度硬膜外麻醉加气管内静吸复合全麻,辅以低浓度椎管内术后镇痛是 MG 患者行胸腺切除术比较理想的麻醉方法,术后拔管率低及重新插管等可能。有研究推荐麻醉诱导用咪达唑仑 0.01 mg/kg、芬太尼 2 μg/kg、丙泊酚 2 mg/kg 和琥珀胆碱 1.5 mg/kg,维持用吸入异氟烷和氧化亚氮,不用非去极化肌松剂,术后需要带气管导管和再行气管内插管行呼吸支持的发生率低。另外还有学者不使用肌松药也能顺利地完成手术,研究采用了 N_2O 和异丙酚 TCI 维持较浅的全身麻醉,尽管未用肌松药,但术中尺神经 TOF 的 T_4/T_1 一直维持在 0.15～0.45,显示具有较好的肌松效果,使得患者对气管导管耐受性增加,术中麻醉比较平稳,而其肌松作用可能与异丙酚镇静的深度也有一定的关系。并且术后拔管成功率高,无一例出现再次气管插管和呼吸支持。

5. 喉罩在重症肌无力患者手术中的应用

喉罩自从 1991 年通过美国食品与药物管理局认可进入临床以来,在全世界范围内应用已达 1 亿多人次。经不断发展,目前已成为可靠的气道处理方法之一。喉罩在结构上分为双腔喉罩和单腔喉罩,双腔喉罩主要有 Supreme LMA、Proseal LMA、Igel LMA。单腔喉罩主要有 CLMA、FLMA。这些喉罩的主要作用是进行声门上气道管理,维持患者有效的通气。由于双腔喉罩可以放置胃管,引流胃内容物,因此相对于单腔喉罩前者的反流误吸的发生概率降低,可以更加安全地应用于患者。其中 ProsealLMA 的漏气压最高可达 30 cmH₂O(1 cm H_2O＝0.098 kPa)。这类喉罩在重症肌无力患者胸腺切除术中的应用已得到广泛临床研究,可行性得到认可。喉罩应用于重症肌无力手术的优点在于对气道刺激小、插管肌松要求相对较低,拔管顺利。

六、思考题

1. 重症肌无力患者术前使用激素,对于麻醉诱导及维持用药方案有何影响?

2. 重症肌无力患者术前是否需要停用胆碱酯酶抑制药物,如果需要什么时候停用合适?

3. 重症肌无力患者肌松药的选择,去极化型肌松药还是非去极化型肌松药,对肌松药剂量有什么不同的要求?

4. 重症肌无力患者麻醉苏醒注意事项有哪些?

七、推荐阅读文献

1. 徐若男.重症肌无力发病机理的研究进展[J].国际免疫学杂志,2006,29(1):14-16.

2. 余健,嵇富海,王擒云,等.靶控输注异丙酚复合硬膜外阻滞用于重症肌无力手术麻醉的研究[J].苏州大学学报,2007,27(4):598-597

3. 王振宇,赵景超,贺大银,等.重症肌无力患者胸腺切除手术的围麻醉期管理[J].临床军医杂志,2007,35(5):732-733

4. Sener M,Bilen A,Bozdogan N,et al. Laryngeal Mask Airway insertion with total intravenous anesthesia for transsternal thymectomy in patients with myasthenia gravis:report of 5 cases [J]. Journal of clinical anesthesia,2008,20(3):206-209.

5. 严国章,俞曹平,杜益飞.重症肌无力患者的麻醉选择探讨[J].浙江中西医结合杂志,2004,14(1):33-34.

（许细某）

案例 16

硬质气管镜下气管内肿瘤切除术围术期管理

一、病历资料

1. 现病史

患者,女性,50岁。因"1年来无明显诱因下出现咳嗽、胸闷"就诊。患者夜间平躺时咳嗽,干咳为主,右侧卧位时有胸闷气短,左侧及头后仰位可缓解。日间无症状,活动不受限。1周前来我院就诊,胸部CT示气管内结节状软组织密度影。发病以来,患者神清,精神可,睡眠、饮食正常,二便正常,体重无明显下降。

2. 既往史

否认心、肺、肝、肾、脑疾病史,否认青光眼病史,否认手术外伤史,否认药物食物过敏史。

3. 体格检查

(1) Ht 160 cm, Wt 60 kg, T 36.8℃, BP 126 mmHg/87 mmHg, P 84 次/min, R 18 次/min。

(2) 一般情况:神清,精神可,对答切题,自主体位,查体合作。

(3) 头颈部:张口>3指,Mallampati 分级Ⅰ级,牙齿无松动、无缺牙、无义齿,头颈活动度好,甲颏距6 cm。颈部无肿块,气管居中。

(4) 胸部:未及三凹征,双肺呼吸音对称,呼吸音粗,未及干湿啰音,哮鸣音。心律齐,各瓣膜区未及杂音。

4. 实验室和影像学检查

(1) 血常规、肝肾功能、电解质、凝血功能、肿瘤指标正常。

(2) 吸空气时动脉血气分析:pH 值 7.41, PaO_2 69 mmHg, $PaCO_2$ 28 mmHg, SpO_2 96%。

(3) 胸部CT:气管内占位侵犯气管壁,左上肺舌段少许条索。

(4) 纤支镜检查:气管黏膜光滑,距甲状软骨下4个软骨环处见一新生物,表面光整,血管丰富,气管阻塞30%。隆突锐利,双侧主支气管、各叶、段、亚段支气管通畅,黏膜光滑。

二、诊治经过

1. 麻醉前初步诊断

气管内肿瘤。

2. 治疗方案

（1）完善相关术前检查后，限期全麻下行硬质气管镜下气管肿瘤切除术。

（2）患者入手术室后，常规心电监护、测血压、SpO_2、Narcotrend 脑电指数，患者吸空气 SpO_2 98％，HR 68 次/min，BP 138 mmHg/86 mmHg。开放左上肢外周静脉 18G。

（3）采用全凭静脉麻醉。诱导静脉给予咪达唑仑 2 mg、舒芬太尼 15 μg、丙泊酚 150 mg、罗库溴铵 40 mg。面罩通气充分预供氧，使患者颈部过伸，肩下垫枕，呈甲状腺体位。喉镜辅助暴露声门，术者将硬质气管镜置入气管后连接喷射纯氧通气，呼吸频率为 35 次/min，喷射压力为 3.0 kg。术中 TCI 持续输注丙泊酚（目标浓度 2.0～4.0 μg/ml），根据 Narcotrend 指数调整，持续输注瑞芬太尼 0.05～0.2 μg/(kg·min)，并间断给予罗库溴铵。气管镜探查发现距甲状软骨下 4 个软骨环处见一新生物，表面光整，血管丰富。术中患者各项生命体征平稳，查动脉血气为 pH 值 7.35，PaO_2 451 mmHg，$PaCO_2$ 42 mmHg，SpO_2 100％。手术完整切除肿瘤，持续时间 48 min。术毕，退出硬质气管镜，插入单腔气管内导管机械通气，将下颌悬吊于胸前。患者清醒后，恢复自主通气，拮抗残余肌松后拔除气管内导管。

三、病例分析

1. 病例特点

（1）女性，50 岁。1 年来无明显诱因下出现咳嗽、胸闷。夜间平躺时咳嗽，干咳为主，右侧卧位时有胸闷气短，左侧及头后仰位可缓解。日间无症状，活动不受限。1 周前来我院就诊，胸部 CT 示气管内结节状软组织密度影。

（2）无系统疾病，无手术外伤史。

（3）麻醉相关体格检查：Ht 160 cm，Wt 60 kg，未及三凹征，双肺呼吸音对称，呼吸音粗，未及干、湿啰音，哮鸣音。心律齐，各瓣膜区未及杂音。张口＞3 指，Mallampati 分级Ⅰ级，牙齿无松动、无缺牙、无义齿，头颈活动度好，甲颏距 6 cm。颈部无肿块，气管居中。

2. 诊断和诊断依据

诊断：气管内肿瘤。

诊断依据：

（1）患者无明显诱因下有胸闷、咳嗽。症状随体位变化，日常活动未受限。

（2）体格检查：未及三凹征，双肺呼吸音对称，呼吸音粗，未及干、湿啰音，哮鸣音。颈部无肿块，气管居中。

（3）胸部 CT：气管内占位侵犯气管壁，左上肺舌段少许条索。

纤支镜检查：气管黏膜光滑，距甲状软骨下 4 个软骨环处见一新生物，表面光整，血管丰富，气管阻塞 30％。隆突锐利，双侧主支气管、各叶、段、亚段支气管通畅，黏膜光滑。

3. 鉴别诊断

（1）慢性气管炎和支气管炎：主要表现为长期咳嗽、咳痰或伴有喘息症状，多在寒冷季节反复发作，一般痰量较多，很少有咯血。可有肺部感染，偶伴有喘息，听诊双肺可闻及干、湿性啰音及哮鸣音，但以呼气时明显。

（2）支气管哮喘：主要症状为反复发作的带有哮鸣音的呼气性呼吸困难，持续时间一般较短，多在春秋季节发病，年龄多在 30 岁以下。查体，支气管哮喘多见胸廓饱满，呼吸动度变小，听诊双肺满布哮鸣音，并且在呼气末最明显；支气管扩张药物可改善症状。

（3）支气管扩张症：本病多伴有咯血或痰中带血，有大量脓痰及慢性咳嗽，多见于儿童及青年，多因长期感染而出现消瘦、贫血、低热及杵状指。查体可闻及双肺湿性啰音。X 线检查仅肺纹理粗乱，支气管造影可确诊。

（4）**气管良性狭窄**：出现进行性呼吸困难等症状，但根据引起狭窄的原因不同尚有其特点。常见的有：①气管损伤引起的狭窄：多有气管外伤、手术史。②气管结核：可伴有结核中毒症状，如低热、盗汗、乏力、消瘦，痰中查到结核菌。③气管硬结病：多伴有鼻硬结病，鼻腔分泌物中及黏膜侵润处可培养出鼻硬结菌。

四、处理方案及理由

硬质气管镜操作与纤维支气管镜相比具有以下优势：

（1）持续通气或喷射通气延长操作时间。

（2）可通过压迫、电凝、氩气烧灼等控制气道内出血。

（3）可取出较大异物、吸引气道内积血、分泌物防止气道阻塞。

但硬质气管镜直径较粗，对声门及气管黏膜刺激较大，仅在表面麻醉或者轻度镇静下患者难以耐受和配合，还可能引起呛咳、屏气、支气管痉挛等并发症。此外，硬质气管镜占据大部分/所有气道，术中无法行气管内插管，而且患者的呼吸环路是开放的，因此不能采用吸入麻醉药。综上所述，常选择全凭静脉麻醉作为麻醉方式，如丙泊酚复合阿片类药物可以达到良好的镇静、镇痛效果，此外还可联合应用右旋美托咪啶。为了不影响手术操作和便于呼吸管理，术中一般不保留患者的自主呼吸，可根据手术需要追加适量肌松药。

麻醉管理的关键是呼吸管理，要保证充分的肺泡通气和氧合。常采用喷射通气模式，但应注意，喷射通气时呼气时间较短，可能发生 CO_2 排出障碍，尤其多见于大气道存在梗阻的患者中。喷射通气频率一般维持在 20～40 次/min，频率过高会进一步缩短呼气时间。喷射压力为 1～3 kg，此压力下肉眼可见胸廓起伏，潮气量约为 400～600 ml。

为保证充分氧合，应选择纯氧通气，但在在电刀或氩气刀烧灼病变组织时，需要停止纯氧通气，防止气道烧伤。但通气停止的时间应在 3 min 以内，避免肺泡无通气时间过长。当病变位于一侧支气管内时，硬质气管镜不宜长时间停留在单侧支气管内（单肺通气），造成通气不足。

术中除常规监测心电图，血压，脉搏血氧饱和度，呼末二氧化碳浓度，还应监测动脉血气。因为患者术中呼吸环路是开放的，外部空气稀释呼出气体，气道内病变也会通气血流比例失调，造成 $EtCO_2$ 与实际 $PaCO_2$ 不符。

五、要点与讨论

（1）喉、（支）气管痉挛：发生严重喉、（支）气管痉挛时，应立即停止所有诊疗，并充分清除气道分泌物。轻度喉痉挛时面罩加压给氧即可解除，重度喉痉挛时可给予肌肉松弛药并行面罩正压通气，必要时气管内插管控制呼吸。

（2）反流误吸：必须严格禁食禁饮，防止反流误吸。一旦发生呕吐，应立即使患者取侧卧位，叩拍背部，及时清理口咽部呕吐物，必要时插入气管内导管，并在纤维支气管镜下行气管内冲洗及吸引。

（3）心血管并发症：应加强监测。并及时发现和处理相关并发症。

（4）出血：轻者可不处理，出血较多者可局部止血，严重时应进行支气管插管隔离双肺，必要时行介入治疗或手术治疗。

（5）气道灼伤：多由气道内着火所致。气道内着火时，应立即停止所有气体，移走（支）气管镜设备，注入生理盐水。应检查气管导管，评估是否有碎片残留于气道内，还可考虑用支气管镜检查气道，清除异物，评估伤情，以确定后续处理。

六、思考题

1. 硬质气管镜手术麻醉前有哪些准备工作?
2. 对于支气管哮喘患者术前有什么特别准备?

七、推荐阅读文献

1. 中华医学会麻醉学分会.(支)气管镜诊疗镇静/麻醉的专家共识(2014).

2. 祝娟,杨拔贤.电视硬质气管镜手术的麻醉处理的进展[J].国际麻醉学与复苏杂志,2009,30(1):77-79.

(王蔚隽)

支气管痉挛

一、病历资料

1. 现病史

患者,男性,39 岁,因"反应迟钝、少语、记忆力差 2 年"入院。术前诊断:正常压力积水,麻痹性痴呆,脑萎缩。限期在全麻下行脑室腹腔分流术。既往有冶游史,血清及脑脊液梅毒螺旋体阳性,已行正规驱梅治疗。此次发病以来患者神欠清,精神尚可,胃纳可,夜眠可,二便无殊,近期体重无明显变化。

2. 既往史

否认既往重大心肺脑血管疾病史,否认哮喘病史,否认手术外伤史,否认药物食物过敏史。

3. 体格检查

(1) 患者 Ht 162 cm,Wt 65 kg,T 37℃,P 78 次/min,R 13 次/min,BP 132 mmHg/71 mmHg。

(2) 患者神欠清,精神可,检查欠合作。吸空气时,SpO_2 维持于 97%～98%。听诊:患者双肺呼吸音清,未闻及明显干湿性啰音,心律齐,未及心脏杂音。

(3) 患者张口度>3 指,Mallampati 分级Ⅰ级,头颈活动度好,甲颏间距 6 cm。无缺齿、义齿或松动牙齿。

4. 实验室和影像学检查

(1) 头颅 MRI:脑萎缩,考虑合并正常压力性脑积水。

(2) 胸片:未见活动性病变。

(3) 心电图:正常范围心电图。

二、诊治经过

1. 麻醉前初步诊断

正常压力性脑积水,麻痹性痴呆,脑萎缩,梅毒个人史。

2. 治疗方案

(1) 拟限期行脑室腹腔分流术。

(2) 患者进入手术室后,仰卧位,面罩供氧。常规心电监护,并建立外周静脉通路。

(3) 充分预供氧后,予以咪达唑仑 2 mg、丙泊酚 12 mg、维库溴铵 7 mg、芬太尼 0.2 mg 诱导,面罩加压去氮给氧 3 min,行气管插管,呼吸机辅助通气。麻醉维持:血浆靶控输注丙泊酚 3.0～3.5 $\mu g/ml$、静脉泵注瑞芬太尼 0.05～0.15 $\mu g/(kg \cdot min)$ 和顺苯磺酸阿曲库铵 2 mg/h,术中气道压维持在

18 mmHg，$PaCO_2$ 维持在 $31\sim35$ mmHg，BP、HR 稳定，SpO_2 99％，手术历时 120 min，术毕自主呼吸恢复，脱氧 SpO_2 维持在 95％以上 5 min，吸痰后拔除气管导管。呼吸道少量分泌物，再度吸痰后出现呼吸急促，嘴唇发绀，SpO_2 降至 70％，HR 110 次/min，BP 145 mmHg/93 mmHg。紧急高流量吸氧，面罩-呼吸囊辅助呼吸，但胸廓起伏不明显，气道压 50 mmHg，SpO_2 低至 65％。持续面罩加压给氧，听诊双肺呼吸音微弱，伴少许干啰音。考虑为拔管期并发支气管痉挛，立即静脉推注丙泊酚 50 mg，地塞米松 10 mg，氨茶碱 125 mg，静脉滴注生理盐水 100 ml＋氨茶碱 250 mg，持续面罩加压给氧，气道压降至 15 mmHg，SpO_2 升至 98％。10 min 后双肺听诊呼吸音清，未闻及明显干、湿性啰音。40 min 后患者自主呼吸平稳，意识恢复，呼唤患者可睁眼，清理口腔分泌物后吸氧安全返回病房。

（4）术后追问病史得知术前 2 天有轻微鼻塞流涕。

（5）术后 2 天随访，患者自主呼吸平稳，生命体征正常。

三、病例分析

1. 病史特点

（1）患者，男性，39 岁，因"反应迟钝、少语、记忆力差 2 年"入院。术前诊断：正常压力积水，麻痹性痴呆，脑萎缩。限期在全麻下行脑室腹腔分流术。既往有冶游史，血清及脑脊液梅毒螺旋体阳性，已行正规驱梅治疗。

（2）无哮喘史。

（3）麻醉相关体格检查发现：

① 患者 Ht 162 cm，Wt 65 kg，T 37℃，P 78 次/min，R 13 次/min，BP 132 mmHg/71 mmHg。

② 患者张口度＞3 指，Mallampati 分级 I 级，头颈活动度好，甲颏间距 6 cm。无缺齿、义齿或松动牙齿。

③ 患者神欠清，精神可，检查欠合作。吸空气时，SpO_2 维持于 97％～98％。听诊患者双肺呼吸音清，未闻及明显干湿性啰音，心律齐，未及心脏杂音。

2. 诊断和诊断依据

诊断：正常压力性脑积水，麻痹性痴呆，脑萎缩，梅毒个人史。

诊断依据：

（1）因"反应迟钝、少语、记忆力差 2 年"入院。术前诊断：正常压力积水，麻痹性痴呆，脑萎缩。限期在全麻下行脑室腹腔分流术。既往有冶游史，血清及脑脊液梅毒螺旋体阳性。

（2）既往史否认哮喘史。

（3）体检胸片未见明显异常，双肺听诊呼吸音清。

3. 鉴别诊断

（1）老年性脑萎缩：一般发生在 50 岁以后，症状发展缓慢，达数年之久。CT 检查特征为脑室轻度扩大，但不累及第四脑室，脑沟回明显增宽。MRI 可见脑室和蛛网膜下腔均扩大。此患者 39 岁，起病进展快，且有梅毒病史，故可鉴别。

（2）老年痴呆：本病虽有个性变化和智能缺损，其表现形式却不同，且血液和脑脊液无特殊改变。该患者血清及脑脊液梅毒螺旋体阳性，故可鉴别。

四、处理方案及基本原则

支气管痉挛是一种严重的并发症。

（1）术前：应反复确认患者有无哮喘病史，有无上呼吸道感染病史。对于气道高反应性患者，应尽量避免气道内操作，选用喉罩较气管内插管能降低对气道的刺激。可预防性使用沙丁胺醇和利多卡因喷雾对抗组胺释放引起的气管痉挛。术前联合应用糖皮质激素也能有效降低支气管痉挛的发生率。

（2）术中：一旦排除气管导管阻塞、气胸等病因，确定为支气管痉挛，可予丙泊酚等加深麻醉，暂停手术及一切刺激呼吸道的操作，可雾化吸入沙丁胺醇及静脉给予利多卡因，必要时调整呼吸机方式以增加氧合。

（3）术后：患者在拔管期间出现支气管痉挛多见于浅麻醉状态，当吸入麻醉药尚残留有一定浓度或镇痛不足时盲目拔管易诱发支气管痉挛，此时应加深麻醉，可予氨茶碱等扩张支气管。

五、要点与讨论

1. 支气管痉挛的触发途径

（1）过敏反应：气道内的免疫抗原复合物刺激呼吸道内的肥大细胞分泌组胺和其他的一些递质，从而促发支气管收缩。

（2）气道激惹：人体呼吸道中的大部分是副交感神经优势支配的，当气管插管或者其他激惹因素存在时，副交感神经张力就会增高而反射性地引起气管管径的变化。

（3）副交感神经节后神经释放的或者是外源性的拟胆碱样物质也可以激活支气管上 M 受体来提高气管平滑肌张力。

2. 临床操作会导致支气管痉挛的常见原因

（1）气管内操作：如气管插管、拔管，气道吸引刺激黏膜，气管插管过深刺激气管隆突，成为支气管痉挛的主要诱发因素。

（2）麻醉深度不够：不能有效抑制气管导管或手术刺激引起的神经体液反射。

（3）药物干预引起的肥大细胞释放组胺或激动 M 受体。

（4）分泌物对气道的刺激等。

六、思考题

1. 哪些患者容易发生支气管痉挛？
2. 若此患者给予上述处理后脉搏氧饱和度仍不理想，后续应如何处理？
3. 若患者术前已知有上呼吸道感染病史，应如何处理？

七、推荐阅读文献

1. Miller RD. Miller's Anesthesia ［M］. 7th ed. Philadelphia：Churchill Livingstone，2010.

2. R N Westhorpe, G L Ludbrook S C Helps. Crisis management during anaesthesia：bronchospasm ［J］. Qual Saf Health Care，2005，14：e7.

（曹　佳）

副肿瘤性天疱疮行纵隔肿瘤切除手术的麻醉管理

一、病历资料

1. 现病史

患者,女性,50岁,42 kg。因发热4月,口腔糜烂3月,全身泛发糜烂1月,气促半月加重2天入院。患者4个月前无明显诱因出现发热,体温在37～38.5℃之间波动,最高时达39℃,入院发现白细胞低下,贫血,骨髓穿刺见骨髓增生活跃,粒红比减低,粒巨两系不同程度成熟障碍。CT示前上纵隔占位,左肺上叶尖段纤维化灶,纵隔内见多个淋巴结影。3个月前患者口腔出现糜烂,转院发现肝功能损害,胸部CT提示进展:纵隔内、气管旁、颈部、腋窝多发淋巴结肿大。因反复发热,当地医院数次给予氢考50 mg静滴(次数不详)、抗病毒、抗真菌、抗感染、升白、护肝、鼻饲管营养支持等治疗,未见明显好转。1个月前患者躯干及四肢末端泛发糜烂面、脓痂,予以甲强龙80 mg治疗维持2周后开始减量,皮损渐好转,仅剩双足底少许糜烂,随后甲强龙减至20 mg,后改为强的松每日10 mg,半月前出现间歇性气促,每次发作10 min,需端坐呼吸,痰培养检出曲霉菌及革兰氏阴性杆菌感染,1周前因停用激素口腔及皮肤皮疹泛发,2天前气促加重,每日3～4次,偶有咳黄绿色黏稠痰。

患者自起病以来二便正常,夜眠差,夜间不可平卧。

2. 既往史

既往体健。否认高血压、糖尿病、慢性阻塞性肺病、动脉导管未闭、慢性肾病、慢性胃病、脑梗塞等慢性疾病史。

3. 专科体格检查

双肺呼吸音低,双中下肺闻及湿啰音。头顶部淡黄色鳞屑呈片,头发稀疏,约1.5%毛发缺失。头面部、躯干、臀部、肛周绿豆至鸽蛋大小褐色斑疹,呈向心性分布,伴散在结痂、糜烂面,约3%,尼氏征阳性;双手、足黄褐色厚痂伴脓性分泌物。眼结膜充血,无明显脓性分泌物。张口受限(1指),口唇及口腔黏膜糜烂,结血痂和脓痂,腭部、双颊黏膜多处糜烂,覆有白色及黄绿色膜状物。四肢末端明显水肿。

4. 实验室及影像学检查或特殊检查

血常规:WBC 5.70×10^9/L, LY 7.5×10^9/L, RBC 2.18×10^{12}/L, Hb 73 g/L, PLT 332×10^9/L。血气分析示 PaO_2 9.23 kpa, $PaCO_2$ 6.46 kpa,肺泡动脉氧分压差 3.640 kpa。CRP 261.8 mg/L。生化:TP 58 g/L, ALB 25 g/L,电解质均正常。胸部CT示前纵隔内一占位性病变,大小约 5.0 cm×3.3 cm,边界尚清晰。两肺多发斑片状高密度影伴局部支气管扩张。免疫血液学检验报告:该患者血样与献血

者交叉配血,主次侧在盐水、抗人球蛋白、聚凝胺介质中均有凝聚无溶血现象。2 单位悬浮红细胞仅供抢救使用,输注时请放慢速度,保温输注,密切观察。

二、诊治经过

1. 麻醉前初步诊断

(1) 副肿瘤性天疱疮。

(2) 前纵隔肿物。

(3) 低蛋白血症。

2. 治疗方案

(1) 患者入室后给予常规监测,HR 108 次/min,BP 160 mmHg/95 mmHg,脉搏血氧饱和度(SpO_2)96%。开放左侧上肢外周静脉。

(2) 口唇及面部覆盖无菌纱布,面罩给氧,给予咪唑安定 2 mg、2% 利多卡因 10 mg、地塞米松 10 mg、丙泊酚 80 mg、顺式阿曲库铵 8 mg、芬太尼 0.15 mg 诱导麻醉。

(3) 经口明视置入可视喉镜,可见咽喉部多处溃疡出血,声门水肿,插入 ID 7.0♯气管导管,插管过程顺利,导管远端距门齿 22 cm 固定。气管插管后进行纤支镜检查,发现气管部分黏膜充血,破溃。接呼吸机机械通气,VT 350 ml,R 16 次/min,I∶E 为 1∶1.5,气道压力为 21 cmH$_2$O,PaCO$_2$ 为 43 mmHg。

(4) 患者生命体征平稳,行右侧颈内静脉穿刺,置入双腔静脉导管。术中吸入地氟烷,0.8~1.0 MAC,间断给予顺曲,芬太尼维持麻醉。手术采取双肺通气,左胸抬高 60°体位,行纵隔肿瘤切除术。术中血压维持在(140~100)mmHg/(110~60)mmHg,心率维持为 80~115 次/min。

(5) 手术历时 2 h 30 min,术中出血约 50 ml,累计尿量 300 ml。输注乳酸林格氏液 1 000 ml,琥珀酰明胶 500 ml,血浆 600 ml,悬浮红细胞 2 IU。术毕在手术间观察 1 h,尝试拔管不成功。带管回胸外科监护病房。术后第二天拔除气管导管。

三、病例分析

1. PNP 患者病史特点

(1) PNP 患者呼吸系统常受累,最常伴发阻塞性细支气管炎,部分患者可因其引起了的呼吸衰竭而死亡。阻塞性细支气管炎常表现为干咳和呼吸困难,部分患者在肿瘤切除后几天就可以发生,或原有呼吸困难症状在手术后进行性加重。

(2) 患者胸部 CT 检查为双肺多发支气管扩张,有弥漫性空气潴留征象。通气功能检查也可有气道阻塞表现。血气分析可有血氧饱和度降低和二氧化碳分压增高。

(3) 肺活检显示细支气管周围致密的淋巴细胞浸润和纤维化。自身抗体介导的免疫损伤在阻塞性细支气管炎的发生中发挥了重要作用。

2. 诊断与诊断依据

诊断:

(1) 副肿瘤性天疱疮。

(2) 前纵隔肿物。

(3) 低蛋白血症。

PNP 的诊断标准:

(1) 临床上表现为持续性、难治性、疼痛性口唇及口腔黏膜广泛的糜烂、溃疡以及皮肤的多形性皮疹,口腔黏膜损害是 PNP 最先出现的症状,部分患者可以是就诊时的唯一症状。

（2）皮肤组织病理学表现为表皮内水疱及个别坏死的角质形成细胞、基底细胞液化变性，真皮浅层致密以淋巴细胞为主的浸润。

（3）以鼠膀胱上皮为底物的 IIF 可见患者血清在棘细胞间有荧光沉积，是诊断 PNP 的特异性筛选指标。

（4）伴发肿瘤，特别是淋巴细胞增生性肿瘤。

3. 鉴别诊断

（1）寻常性天疱疮：正常皮肤上出现松弛性的大疱，壁薄。尼氏征阳性。口腔黏膜可受累。

（2）多形红斑：起病急，口内黏膜呈大小不等的红斑，糜烂，其上覆以灰黄色假膜，尼氏征阴性。皮肤多表现为靶形红斑，其上可有水疱。

四、处理方案及基本原则

（1）评估纵隔占位对呼吸功能和循环功能的影响；本例患者为前纵隔占位，胸部 CT 示纵隔瘤体对气管没有影响，对心脏和大血管也没有明显压迫。

（2）判断肿瘤性质；文献报道副肿瘤性天疱疮主要合并 Castleman 瘤，也有伴发胸腺瘤，产生重症肌无力症状。本例患者无重症肌无力的表现，实验室检查抗乙酰胆碱受体抗体，抗乙酰胆碱抗体均为阴性。

（3）由于患者长期服用激素，肾上腺皮质功能受到抑制，术前应补充足量激素，以避免因应激而诱发肾上腺皮质危象，本例患者术前五天给予静丙［静注人免疫球蛋白（pH 值 4）］15 g/d 静脉滴注。

（4）本例患者免疫血液学检验报告示不规则抗体阳性及直接抗人球蛋白试验（direct antiglobulin test，DAT）阳性。不规则抗体是指血清中除抗 - A、抗 - B 抗体外其他血型的抗体，主要在输血或妊娠等免疫刺激下产生，少数是无明显诱因下产生，在盐水介质中不能凝集而只能致敏相应抗原的红细胞，必须通过特殊的介质（酶、抗人球蛋白等）才能使致敏红细胞出现凝集。易引起溶血性输血反应，溶血较轻时会导致患者出现发热、寒战症状，严重时甚至危及到患者的生命安全。直接抗人球蛋白试验（direct antiglobulin test，DAT）阳性表明人体内的红细胞受到不完全抗体致敏，导致交叉配血过程出现凝集反应，给配血带来困难。本例患者术前联系输血科，备悬浮红细胞 2 单位。术中输血速度放慢，保温输注。密切关注尿色，如出现酱油样尿，提示可能出现溶血现象，应立即停止输血。

五、要点与讨论

1. 气道管理要点

副肿瘤性天疱疮患者常合并气道黏膜损伤，气管插管过程中，应避免对气管黏膜的进一步损伤。本例患者张口受限，口腔溃疡，咽喉部多处溃疡出血，声门水肿，我们采用可视喉镜明视下插管，尽量动作轻柔，以避免损伤气管黏膜。因为手术对单肺通气要求不高，与胸外科沟通后采取普通气管插管，双肺通气。采取小潮气量，高频通气，即保证氧供，又减少了对气管黏膜的损伤。据文献报道术后切勿常规拔除气管导管，因为瘤体有丰富的毛细血管和较多的滋养动脉，手术切除可导致瘤细胞内抗体大量释放，引起术后一过性呼吸困难、憋气和皮损等的加重，且易发生于术后 2 天内，因此本例患者术前血气分析示二氧化碳分压偏高，提示肺部有阻塞性细支气管炎。术中 $PaCO_2$ 一直维持在为 45 mmHg 左右。术后患者自主呼吸恢复，在手术间拟尝试拔管，发现患者自主呼吸时 $PaCO_2$ 上升至 50～60 mmHg，两肺可闻及湿啰音及喘鸣音，血气分析示 pH 值 7.186，$PaCO_2$ 86.9 mmHg，PaO_2 218 mmHg，Hb 8.6 g/L，Hct 26.7%，给予甲强龙 40 mg 静注及输注血浆及速尿利尿处理后，两肺湿啰音明显减少，但是仍有喘

2. 羊水栓塞的症状及临床表现

羊水栓塞的临床表现(见表 21-1):

(1) 急性低血压或心脏骤停。

(2) 急性低氧血症。

(3) 凝血功能障碍。

(4) 通常发生于顺产、剖腹产或宫缩发生 30 min 以上。

表 21-1 羊水栓塞的症状

症 状	发生率%
低血压	100
胎儿状态不良	100
肺水肿或急性呼吸窘迫综合征	93
心脏骤停	87
苍白病	83
凝血功能异常	83
呼吸困难	49
癫痫	48
宫缩乏力	23
支气管痉挛	15
短暂性高血压	11
咳嗽	7
头痛	7
胸痛	2

虽然上述不同临床表现均能提示羊水栓塞,但是突然发生的呼吸困难和弥散性血管内凝血的发生则需要高度怀疑羊水栓塞并且予以立即处理。是否能在血液循环中发现鳞状细胞并不是诊断成立的必要条件,诊断需要基于临床表现而非实验室检查结果。

六、思考题

1. 羊水栓塞患者肝素治疗时机?

2. 如何实施有效的肾脏保护?

3. 席汗氏综合征是什么?

七、推荐阅读文献

1. 庄心良,曾因明,陈伯銮. 现代麻醉学[M]. 3 版. 北京:人民卫生出版社,2003.

2. Courtney L D. Amniotic Fluid Embolism [J]. Obstetric and Gynecology Surgery 1992:169-177.

3. Tuffnell D J. United Kingdom Amniotic Fluid Embolism Register [J]. British Journal of Obstetric and Gynecology,2005.

4. Clark SL，Hankins GD，Dudley DA et al. Amniotic Fluid Embolism：Analysis of the National Registry［J］. American Journal of Obstetric and Gynecology，1995.

5. Stolte L，Van Kessel H，Seelen J，et al. Failure to Produce the Syndrome of Amniotic Fluid Embolism by Infusion of Amniotic Fluid and Meconium into Monkeys［J］. American Journal of Obstetric and Gynecology，1967.

6. Hankins GD，Snyder RR，Clark SL et al. Acute Hemodynamic and Respiratory Effects of Amniotic Fluid Embolism in the Pregnant Goat Model［J］. American Journal of Obstetric and Gynecology，1991.

7. Thomas GO，Dutton RP，Hemlock B，et al. Thromboembolic Complications Associated with Factor VIIa Administration［J］. Journal of Trauma and Acute Care Surgery，2007.

8. Peng TC，Kickler TS，Bell WR，et al. Obstetric Complications in A Patient with Bernard-Soulier Syndrome［J］. American Journal of Obstetric and Gynecology，1991.

9. McDonnell NJ，Chan BO，Frengley RW. Rapid Reversal of Critical Haemodynamic Compromise with Nitric Oxide in a Patient with Amniotic Fluid Embolism［J］. International Journal of Obstetric Anesthesia，2007.

10. Stanten RD，Iverson LI，Daugherty TM，et al. Amniotic Fluid Embolism Causing Catastrophic Pulmonary Vasoconstriction：Diagnosis by Transesophageal Echocardiogram and Treatment by Cardiopulmonary Bypass［J］. Obstetric and Gynecology，2003.

（李　强）

案例 22

围术期快速房颤患者的麻醉管理

一、病历资料

1. 现病史

患者，女性，80岁。因"中上腹反复疼痛2月余，伴恶心呕吐"就诊。4年前因中上腹疼痛诊断为"胆囊结石，急性胆囊炎"，近2个月来中上腹疼痛反复发作，伴有恶心呕吐，无畏寒发热，无皮肤巩膜黄染，予以抗炎补液等对症治疗后症状缓解。现为进一步治疗，门诊拟"胆囊结石伴慢性胆囊炎"收入院。患病来，患者神清，精神可，胃纳一般，睡眠可，二便无殊，体重无明显变化。

患者入院后完善相关检查，拟择期全麻下行腹腔镜胆囊切除术。

2. 既往史

有高血压病史，否认既往其他重大心、肺、脑、血管疾病史，否认哮喘病史，20年前曾行阑尾切除术，否认药物食物过敏史。

3. 体格检查

（1）患者 Ht 152 cm, Wt 47 kg, T 37.1℃, HR 70 次/min, R 15 次/min, BP 140 mmHg/80 mmHg, SpO_2 100%。

（2）患者神清，精神可，对答切题，检查合作。

（3）患者心前区无异常隆起或凹陷，心前区未及异常震颤及心包摩擦感，叩诊心界无异常，听诊 HR 70 次/min，心律齐，未及心脏杂音及心包摩擦音。

（4）患者自述平时家务、上楼不受限，评估 NYHA Ⅱ级。

（5）患者腹部无异常隆起或凹陷，无皮肤瘀点瘀斑或色素沉着，全腹软，中上腹轻压痛，无反跳痛，未触及包块，肝脾肋下未及，Murphy's 征(±)，无移动性浊音，肠鸣音正常，4 次/min。

4. 实验室和影像学检查

（1）心电图：正常窦性心电图，HR 70 次/min，律齐。

（2）心超：左室射血分数 65%，轻度二尖瓣关闭不全，主动脉瓣退行性变伴轻微关闭不全，轻中度三尖瓣关闭不全。

（3）胸片：两肺未见活动性病变，心脏形态大小未见异常。

（4）腹部 B 超：胆囊内见多枚强回声，之一约 18 mm，其后伴声影，考虑胆囊炎，胆囊明显肿大，胆囊结石，胆泥淤积。

（5）肝肾功能：ALB 23 g/L, Cr 50 μmol/L, UA 105 μmol/L。

（6）电解质：K^+ 3.04 mmol/L，术前予以静脉补钾 3 g。

二、诊治经过

1. 麻醉前初步诊断

胆囊结石伴慢性胆囊炎。

2. 治疗方案

老年女性,择期行腹腔镜胆囊切除术。

(1) 患者入室后,常规心电监护,并建立外周静脉通路。入室后 HR 80 次/min, R 15 次/min, BP 140 mmHg/80 mmHg, SpO_2 100%。

(2) 充分预供氧后,依次给予咪唑安定 2 mg、舒芬太尼 15 μg、丙泊酚 130 mg、顺式阿曲库铵 20 mg 行麻醉诱导,明视经口顺利插入 6.5♯普通气管导管,固定于距门齿 22 cm 处。听诊双肺呼吸音对称,连接呼吸机,设置呼吸机参数潮气量 400 ml、呼吸频率 12 次/min、气道压 12 cmH_2O,呼末二氧化碳 34 mmHg。

(3) 予以舒芬太尼 10 μg 后开始手术,2 min 后建立气腹,气腹压力维持在 15 mmHg。

(4) 术中维持 HR 70~90 次/min, BP 110~130/60~80 mmHg, SpO_2 99%~100%。手术进行 1.5 h,患者呼末二氧化碳逐渐增高至 50 mmHg,调整呼吸机参数,控制气道压在 30 cmH_2O 左右。手术进行 2 h,患者呼末二氧化碳达 67 mmHg,调整呼吸频率至 17~20 次/min,控制气道压在 35 cmH_2O 左右。

(5) 手术历时 2.5 h,气腹结束后,予以调整呼吸机参数,适当过度通气,术毕患者呼末二氧化碳降至 33 mmHg。术中共使用舒芬太尼 45 μg、顺式阿曲库铵 25 mg、丙泊酚 200 mg。术中失血 100 ml,补充乳酸钠林格注射液 2 000 ml,尿量 800 ml。

(6) 术毕予以新斯的明 2 mg、阿托品 1 mg 拮抗肌松,拔管即刻,患者心率急剧增快,心电图示快速房颤,心室率 140 次/min, BP 110 mmHg/75 mmHg。急查静脉血气分析示:K^+ 2.8 mmol/L, Ca^{2+} 1.08 mmol/L, pH 7.295, $PaCO_2$ 53.5 mmHg, PaO_2 39 mmHg, BE $-$1 mmol/L, HCO_3^- 26.0 mmol/L。立即予以吸氧 5 L/min,经静脉补钾 2 g、补钙 0.5 g,调整血电解质和酸碱平衡。之后患者心率逐渐降至 120~130 次/min,血压维持在(100~110)mmHg/(55~70)mmHg 之间,拔管后维持自主呼吸,吸氧 5 L/min, SpO_2 维持于 97%~98%。

(7) 15 min 后,患者心电图显示窦性心律, HR 80 次/min,生命体征平稳,继续观察 30 min 后复查静脉血气分析示:K^+ 3.3 mmol/L, Ca^{2+} 1.19 mmol/L, pH 7.447, $PaCO_2$ 34 mmHg, PaO_2 60 mmHg, BE $-$1 mmol/L, HCO_3^- 23.5 mmol/L。患者予以脱氧, SpO_2 维持于 94%~96%,血流动力学保持稳定,未再次出现房颤。

(8) 患者返回病房后 BP 140 mmHg/75 mmHg, HR 90 次/min,患者无明显不适,意识恢复良好,6 天后顺利出院。

三、病例分析

1. 病史特点

(1) 女性,80 岁。诊断"胆囊结石伴慢性胆囊炎",拟择期全麻下行腹腔镜胆囊切除术。

(2) 有高血压病史,否认既往其他重大心肺脑血管疾病史。

(3) 麻醉相关检查发现:

① 患者 Ht 152 cm, Wt 47 kg。

② 患者自述平时家务、上楼不受限,评估 NYHA Ⅱ级。心脏体检无异常。

③ 心电图正常。心超:左室射血分数 65%,轻度二尖瓣关闭不全,主动脉瓣退行性变伴轻微关闭不全,轻中度三尖瓣关闭不全。

④ 电解质:血钾 3.04 mmol/L,术前予以静脉补钾 3 g。

(4) 手术历时 2.5 h,术中患者呼末二氧化碳分压最高达 67 mmHg,气腹结束后,调整呼吸机参数,术毕呼末二氧化碳分压降至 35 mmHg。

(5) 术毕拔管即刻,患者心率急剧增快,心电图示快速房颤,心室率 140 次/min,BP 110 mmHg/75 mmHg。急查静脉血气分析示:K^+ 2.8 mmol/L,Ca^{2+} 1.08 mmol/L,pH 值 7.295,$PaCO_2$ 53.5 mmHg,PaO_2 39 mmHg,BE −1,HCO_3^- 26.0 mmol/L。立即予以吸氧 5 L/min,经静脉补钾 2 g、补钙 0.5 g。之后患者心率逐渐降至 120～130 次/min,血压维持在(100～110)mmHg/(55～70)mmHg 之间,拔管后维持自主呼吸,吸氧 5 L/min,SpO_2 维持于 97%～98%。

(6) 15 min 后,患者心电图显示窦性心律,HR 80 次/min,生命体征平稳,继续观察 30 min 后复查静脉血气分析:K^+ 3.3 mmol/L,Ca^{2+} 1.19 mmol/L,pH 7.447,$PaCO_2$ 34 mmHg,PaO_2 60 mmHg,BE −1 mmol/L,HCO_3^- 23.5 mmol/L。患者予以脱氧,SpO_2 维持于 94%～96%,血流动力学保持稳定,未再次出现房颤。

2. 诊断和诊断依据

诊断:择期全麻下行腹腔镜胆囊切除术,围术期出现快速房颤。

诊断依据:

(1) 女性,80 岁。诊断"胆囊结石伴慢性胆囊炎",拟择期全麻下行腹腔镜胆囊切除术。

(2) 有高血压病史,否认既往其他重大心、肺、脑、血管疾病史。

(3) 患者自述平时家务、上楼不受限,评估 NYHA Ⅱ级。心脏体检无异常。心电图正常。心超:左室射血分数 65%,轻度二尖瓣关闭不全,主动脉瓣退行性变伴轻微关闭不全,轻中度三尖瓣关闭不全。电解质:血钾 3.04 mmol/L,术前予以静脉补钾 3 g。

(4) 术毕拔管即刻,患者心率急剧增快,心电图示快速房颤,心室率 140 次/min,BP 110 mmHg/75 mmHg。急查静脉血气分析示:K^+ 2.8 mmol/L,Ca^{2+} 1.08 mmol/L,pH 值 7.295,$PaCO_2$ 53.5 mmHg,PaO_2 39 mmHg,BE −1,HCO_3^- 26.0 mmol/L。立即予以吸氧,经静脉补充电解质,维持酸碱平衡。之后患者心率逐渐降至 120～130 次/min,血压维持在(100～110)mmHg/(55～70)mmHg 之间。15 min 后,患者心电图显示窦性心律,HR 80 次/min,生命体征平稳,继续观察 30 min 后复查静脉血气分析:K^+ 3.3 mmol/L,Ca^{2+} 1.19 mmol/L,pH 值 7.447,$PaCO_2$ 34 mmHg,PaO_2 60 mmHg,BE −1 mmol/L,HCO_3^- 23.5 mmol/L。患者血流动力学保持稳定,未再次出现房颤。

3. 鉴别诊断

本例围术期阵发性快速房颤应与其他类型的心律失常进行鉴别,包括:室上性心动过速、房早频发、房扑伴不规则房室传导阻滞等。依据心电监护中的心电图可以作出诊断。

典型的快速房颤心电图具有 F 波,频率为 350～600 次/min,其大小、形态和振幅均不同,心室率绝对不规则,未经治疗时一般为 100～160 次/min,QRS 波群形态正常,当发生室内差异性传导时,QRS 波群可宽大畸形。

四、处理方案及基本原则

本例患者为高龄(80 岁)女性,合并高血压病史,术前心超提示轻度二尖瓣关闭不全,主动脉瓣退行性变伴轻微关闭不全,轻中度三尖瓣关闭不全,这些都是围术期发生房颤的病理基础。

该患者在术毕拔管时发生快速房颤,分析主要存在两方面的原因:

（1）术中气腹引起的二氧化碳潴留，以及血氧分压降低，使得交感神经兴奋性增高，儿茶酚胺释放增加，从而增加心肌的自律性、兴奋性和传导性，增加心律失常的发生率。加之拔管刺激，出现急剧的血流动力学波动，患者此时的心肌氧供需平衡出现异常，加之高血压引起的循环代偿能力降低，从而诱发快速房颤的发生。

（2）术前及术中的低钾血症，容易诱发心律失常的发生。当细胞外或血液中钾离子浓度降低时，细胞膜内外的钾浓度差增大，膜的钾通透性减低，钾离子外流减少，使得心肌细胞静息电位降低，引起心肌细胞的兴奋性增高。而同时相对钠离子内流的作用减弱，使得心肌细胞舒张期自动除极速度加快，引起心肌细胞的自律性增高。由于静息电位降低，钠离子内流以及除极速度和幅度的减低，引起传导性降低。由此可见，低钾血症可以引起心肌兴奋性增高、自律性增高、传导性降低，容易形成兴奋性折返，诱发包括快速房颤在内的各种快速性心律失常。该患者术前及术毕均存在低钾，并且补钾效果不佳，是诱发围术期快速房颤的原因之一。

急性快速房颤和低血压之间往往形成恶性循环，在围术期中，一旦出现血流动力学紊乱的房颤常为致命性，需严密进行观察，及时正确处理。房颤患者出现血流动力学紊乱的临床表现包括：心室率＞150次/min，持续性胸痛，低灌注征象：收缩压＜90 mmHg，心衰或意识消退。对于有房颤病史的患者，出现血流动力学紊乱多是由于心室率过快引起，因此控制心室率是首要任务；而对于初发房颤的患者，首要任务是积极恢复窦性心率。一方面积极寻找并纠正引起房颤的各种临床原因，一方面通过药物转复和电转复的方法恢复窦性节律，一般建议首选电复律。

在对老年人的麻醉管理中，尤其合并心血管疾病的患者，避免围术期的循环剧烈波动是非常重要的。一旦出现血流动力学的剧烈波动，需充分调整心肌的氧供需平衡，可暂停刺激性的临床操作，同时积极寻找并解决引起快速房颤的临床病因，根据不同情况，选择恢复窦性心率或控制心室率。

五、要点与讨论

1. 引起围术期快速房颤的原因

可纠正的危险因素包括：高血压、心肌缺血、心衰、肥胖、阻塞性睡眠呼吸暂停综合征、嗜烟酒、甲亢、脉压增大、二尖瓣反流、左心室肥大、左心室壁增厚、电解质和酸碱平衡紊乱等。

难以纠正的危险因素包括：高龄、非洲裔美国人（保护因素）、家族史、基因突变、男性、心律失常病史。

2. 如何诊断围术期快速房颤

电生理诊断标准：心电图（1 或多个心电图导联）记录到房颤发生持续至少 30 s，或进行心电图检查时记录到房颤（可以短于 30 s）。

临床诊断标准：在围术期过程中发生的房颤，需要进行治疗或抗凝，伴/不伴有住院时间的延长。

3. 哪些药物可以在快速房颤时用于控制心室率（见表 22 - 1）

表 22 - 1 常用控制心室率的药物

药物名称	推荐剂量	可能出现的不良反应
地尔硫卓	0.25 mg/kg 静脉慢推（＞2 min），5～15 mg/h 静脉泵注	低血压、心动过缓、心衰恶化
地高辛	0.25 mg 静脉推，每 2～4 h 重复一次，24 h 最大剂量 1.5 mg	恶心呕吐、神经性厌食、房室传导阻滞、室颤、肾功能损伤

（续表）

药物名称	推 荐 剂 量	可能出现的不良反应
艾司洛尔	0.5 mg/kg 静脉慢推（＞1 min），0.05～0.3 mg/(kg·min)静脉泵注	心动过缓、低血压、支气管痉挛、心衰恶化
美托洛尔	2.5～5.0 mg 静脉慢推（＞2 min），最大剂量推注 3 次	心动过缓、低血压、支气管痉挛、心衰恶化
胺碘酮	150～300 mg 静脉慢推（＞1 h），10～50 mg/h，静脉泵维持 24 h	心动过缓、QT 间期延长
普鲁卡因胺	转律：20～50 mg/min 静脉泵，直到房颤终止、发生低血压、QRS 增宽超过 50％、总剂量达 15 mg/kg；非转律：100 mg 静脉推，每 5 min 重复一次，直到房颤终止或其他并发症	低血压、QT 间期延长、尖端扭转型室速、禁用于心衰伴左室射血分数降低的患者
普罗帕酮	转律：450～600 mg，单次口服；维持窦律：150～300 mg，每 8 h 口服；225～425 mg，每 12 h 口服	眩晕、视物模糊、窦性心动过缓、房室传导阻滞、禁用于心衰伴左室射血分数降低的患者、禁用于冠心病患者
索他洛尔	维持窦律：40～160 mg 每 12 h 口服，存在急性或慢性肾功能不全的患者应调整剂量	窦性心动过缓、房室传导阻滞、QT 间期延长、尖端扭转型室速、心衰恶化、急慢性肾功能不全的患者谨慎使用

4. 如何避免发生围术期快速房颤（见图 22‑1）

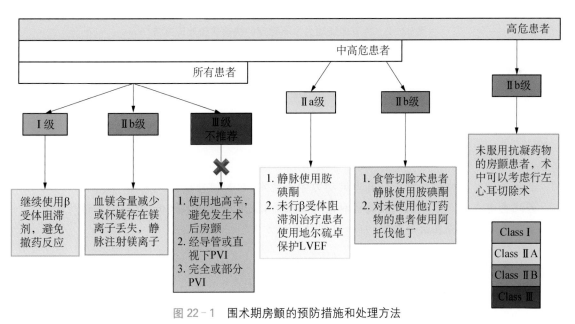

图 22‑1　围术期房颤的预防措施和处理方法

注：Ⅰ级（非常推荐）；Ⅱa 级（较推荐）；Ⅱb 级（一般推荐）；Ⅲ级（无效或不推荐）

5. 如何处理伴有血流动力学不稳定的快速房颤(见图 22 - 2)

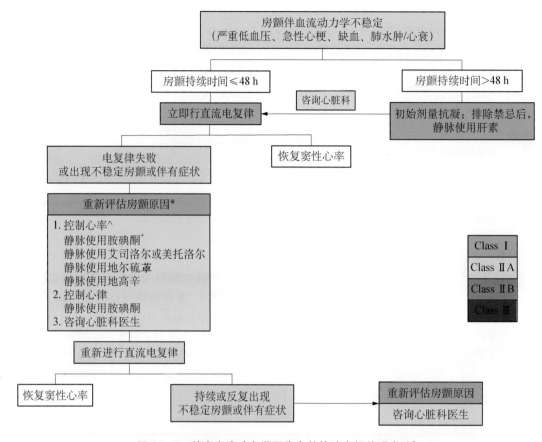

图 22 - 2 伴有血流动力学不稳定的快速房颤处理方法[3]

* 潜在诱发因素:出血、肺栓塞、气胸、手术操作触碰心脏、气道因素、心肌缺血、酸碱和电解质平衡紊乱等;
^根据低血压情况,首选艾司洛尔和地尔硫䓬;
+胺碘酮开始使用后 48 h,须严密观察和评估,可能房颤转律后发生肺栓塞。

六、思考题

1. 若此患者发生快速房颤并伴有血流动力学不稳定,应如何处理?
2. 若此患者在纠正了二氧化碳潴留和低钾血症后,快速房颤仍未纠正,进一步如何处理?
3. 如患者术前已存在快速房颤,应如何制订麻醉方案?

七、推荐阅读文献

1. Gyorgy Frendl, Alissa C Sodickson, Mina K, et al. 2014 AATS guidelines for the prevention and management of perioperative atrial fibrillation and flutter for thoracic surgical procedures [J]. The Journal of Thoracic and Cardiovascular Surgery, 2014, 148(3): e153 - 193.

2. January CT, Wann LS, Alpert JS, Calkins H, Cleveland JC, Cigarroa JE, et al. 2014 AHA/ACC/HRS guideline for the management of patients with atrial fibrillation: a report of the American College of Cardiology/American Heart Association Task Force on Practice Guidelines and the Heart Rhythm Society [J]. Circulation. April 10, 2014

3. January CT, Wann LS, Alpert JS, et al. 2014 AHA/ACC/HRS guideline for the management of patients with atrial fibrillation: executive summary: a report of the American College of Cardiology/American Heart Association Task Force on Practice Guidelines and the Heart Rhythm Society [J]. Circulation. April 10, 2014

（吕卓辰）

案例 23

扩张型心肌病患者行胃贲门切除术的麻醉管理

一、病历资料

1. 现病史

患者,男性,62岁。诊断为胃癌,拟行胃贲门切除术。

2. 既往史

患者53岁时诊断出扩张型心肌病,NYHA分级为Ⅳ级,并出现进行性心衰,于60岁时行左室部分切除(BATISTA)+二、三尖瓣成形术,术后患者长期服用β受体阻滞剂、钙通道阻滞剂及利尿剂,无明显心衰表现。

患者有糖尿病病史,并继发慢性肾功能衰竭,目前进行腹膜透析治疗并严格控制血糖。

3. 体格检查

(1) 患者 Ht 162 cm, Wt 49 kg。

(2) 患者神清,精神萎,对答切题,查体合作。贫血貌,颈静脉无怒张。屏气试验 14 s。

(3) 患者张口度>3指,Mallampati 分级Ⅱ级,头颈活动度好,,甲颏间距 6 cm。无缺齿、义齿或松动牙齿。

(4) 两肺听诊呼吸音尚清,未及明显干湿啰音。心律齐,胸骨左缘3、4肋间可闻及 3/6 级收缩期吹风样杂音。

(5) 腹软,左上腹压痛,无明显反跳痛。

(6) 双下肢无明显水肿。

(7) 患者夜间能平卧,无夜间阵发性呼吸困难。轻度活动即出现心慌气短。NYHA 分级Ⅲ级。

4. 实验室及影像学检查

(1) 胸片:两肺未见明显活动性病变(见图 23-1)。

(2) 心电图:$V_4 \sim V_6$ 导联 T 波倒置,QT 间期延长(0.502 s)。

(3) 心超:左房左室扩大;左室壁整体活动显著减弱,EF24%;左室收缩及舒张末径分别为 59 mm 及 70 mm,左室后壁厚度为 6.7 mm,室间隔厚度为 8 mm;Ⅱ~Ⅲ级二、三尖瓣反流。

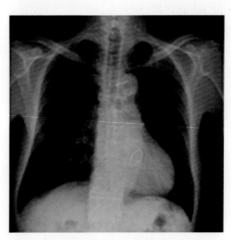

图 23-1 患者术前胸片

（4）异常化验：Hb 8.3 g/dl，TP 5.4 g/dl。

二、诊疗经过

1. 麻醉前初步诊断

（1）胃恶性肿瘤。

（2）扩张型心肌病（BATISTA 术＋二、三尖瓣成形术后）。

（3）心功能不全（NYHA 分级Ⅲ级）。

（4）慢性肾功能衰竭（尿毒症期）。

（5）贫血。

（6）低蛋白血症。

2. 治疗方案

（1）手术前几天予输注悬浮红细胞及白蛋白，纠正贫血及低蛋白血症，使 HB 达 10 g/dl，Hct 达 35%，TP 达 6 g/dl。

（2）拟择期全麻下行胃贲门切除术，术后予硬膜外镇痛。

（3）术前 90 min 予地西泮 2 mg 口服。

（4）患者入室后常规心电监护，吸氧，局麻下在 $T_7 \sim T_8$ 椎间隙置入硬膜外导管，并予试验剂量的 1% 甲哌卡因 2 ml。

（5）开始泵注硝酸甘油[0.4 μg/(kg·min)]及尼可地尔（2 mg/h）。

（6）局麻下行右桡动脉穿刺置管监测桡动脉血压，行右颈内静脉穿刺并放置漂浮导管（Swan-Ganz 导管）监测 CVP、PCWP、CO、CI 及外周血管阻力（SVR）。然后从右股动脉放置主动脉球囊反搏（IABP）导管，并按 1:1 模式行 IABP。

（7）麻醉诱导：予咪达唑仑 3 mg，芬太尼 400 μg，维库溴铵 6 mg，意识消失肌松起效后成功完成气管插管，无明显血流动力学波动。

（8）予丙泊酚 3 mg/(kg·h) 以及芬太尼维持麻醉，吸入空氧混合气体。手术开始前予多巴胺 3 μg/(kg·min) 及奥普力农 0.2 μg/(kg·min) 泵注，增加心肌收缩力。

（9）手术开始时，尽管已经给了 12 μg/kg 芬太尼，但患者血压仍从 95 mmHg/45 mmHg 升至 145 mmHg/75 mmHg，心率由 58 次/min 升至 68 次/min，考虑镇痛不足，予硬膜外追加 0.125% 布比卡因 6 ml，此后患者血压降至 85 mmHg/45 mmHg，心率升至 80 次/min，同时外周血管阻力从 3 201 dyns/cm² 降至 1 137 dyns/cm²，PCWP 从 12 mmHg 降至 7 mmHg。故予输注白蛋白及悬浮红细胞，患者 PCWP 逐渐升至 10 mmHg，CI 从 2.2 L/(min·m²) 至 4.1 L/(min·m²) 在此之后，患者血压从 90 mmHg/56 mmHg 升至 125 mmHg/55 mmHg，心率从 80 次/min 升至 105 次/min，予硬膜外追加 0.062 5% 的布比卡因 6 ml 及 100 μg 芬太尼，但患者心动过速持续，5 min 后再次予硬膜外追加 0.062 5% 布比卡因 6 ml，患者心率降至 90 次/min。故再次予硬膜外追加 0.062 5% 布比卡因 4 ml 及 50 μg 芬太尼。此后，患者心率及血压分别稳定在 70~80 次/min 及（95~110）mmHg/（45~55）mmHg。

（10）手术过程顺利，手术结束前 30 min 予硬膜外泵注 0.062 5% 布比卡因及 300 μg 芬太尼混合液行术后镇痛，泵速 2 ml/h，总量 54 ml。手术失血 55 g，尿量 100 ml，总输液量 1 270 ml。

（11）手术结束后患者带管入 ICU，入 ICU 时 CI 4.8 L/(min·m²)。入 ICU 后 4 h，患者出现快速率房颤，心率达 150 次/min，伴血流动力学不稳，予电复律，初始能量为 50 J，无效，予逐渐增加能量，100 J、150 J、200 J，同时予静脉应用地高辛及丙吡胺，尽管房颤仍持续，但患者心率稳定在 90~100 次/min，血流动力学趋于稳定。

（12）术后当天予行血透，术后第 2 天成功拔管，拔管后出现房扑伴 2:1 传导，再次予电复律，随后患者心率稳定,但仍为房颤。术后第 3 天移除 IABP,术后第 4 天拔除 Swan-Ganz 导管及硬膜外导管。患者术后 51 天出院。

三、病例分析

1. 病史特点

(1) 患者,男性,62 岁。诊断为胃癌,拟行胃贲门切除术。

(2) 患者 53 岁时诊断出扩张型心肌病,心衰,于 60 岁时行左室部分切除(BATISTA)+二、三尖瓣成形术,术后患者长期服用 β 受体阻滞剂、钙通道阻滞剂及利尿剂。

(3) 目前患者夜间能平卧,无夜间阵发性呼吸困难。轻度活动即出现心慌气短。NYHA 分级 Ⅲ级。

(4) 查体:颈静脉无怒张,两肺听诊呼吸音尚清,未及明显干湿啰音。心律齐,胸骨左缘 3、4 肋间可闻及 3/6 级收缩期吹风样杂音。双下肢无明显水肿。

(5) 辅助检查:胸片未见明显异常。心电图示 $V_{4\sim6}$ 导联 T 波倒置,QT 间期延长(0.502 s)。心超:左房左室扩大;左室壁整体活动显著减弱,EF 24%;左室收缩及舒张末径分别为 59 mm 及 70 mm,左室后壁厚度为 6.7 mm,室间隔厚度为 8 mm;Ⅱ~Ⅲ级二、三尖瓣反流。

(6) 患者既往有糖尿病病史,并继发慢性肾功能衰竭,目前进行腹膜透析治疗并严格控制血糖。

(7) 由于肿瘤出血,患者存在贫血及低蛋白血症(Hb 8.3 g/dl, TP 5.4 g/dl)。

2. 诊断和诊断依据

诊断:

(1) 胃恶性肿瘤。

(2) 扩张型心肌病(BATISTA 术+二、三尖瓣成形术后)。

(3) 心功能不全(NYHA 分级Ⅲ级)。

(4) 慢性肾功能衰竭(尿毒症期)。

(5) 贫血。

(6) 低蛋白血症。

诊断依据:

(1) 患者发现胃黏膜下肿瘤出血。

(2) 患者既往有扩张型心肌病、心衰病史,2 年前行左室部分切除(BATISTA)+二、三尖瓣成形术。既往有糖尿病病史,并继发慢性肾功能衰竭。

(3) 查体:神清,精神萎,贫血貌,颈静脉无怒张,无夜间阵发性呼吸困难。NYHA 分级Ⅲ级。两肺听诊呼吸音尚清,未及明显干湿啰音。心律齐,胸骨左缘 3、4 肋间可闻及 3~4/6 级收缩期吹风样杂音。双下肢无明显水肿。

(4) 辅助检查:胸片未见明显异常。心电图示 $V_{4\sim6}$ 导联 T 波倒置,QT 间期延长(0.502s)。心超:左房左室扩大;左室壁整体活动显著减弱,EF 24%;左室收缩及舒张末径分别为 59 mm 及 70 mm,左室后壁厚度为 6.7 mm,室间隔厚度为 8 mm;Ⅱ~Ⅲ级二、三尖瓣反流。化验:Hb 8.3 g/dl,TP 5.4 g/dl。

3. 鉴别诊断

(1) 风湿性心脏病:简称风心病,是由于风湿热活动,累及心脏瓣膜而造成的心脏瓣膜病变,二尖瓣及主动脉瓣最常受累,早期临床表现不明显,晚期可出现心力衰竭,心脏听诊可及二尖瓣和或主动脉瓣狭窄伴或不伴关闭不全的杂音,心超常表现为左房增大,二尖瓣和或主动脉瓣畸形。该患者有二、三尖瓣关闭不全的杂音及左房扩大,但心超未见明显心脏瓣膜病变,故暂不考虑。

（2）冠心病：重症冠心病患者心肌缺血程度明显，有多发心肌小梗死区或广泛心肌纤维化，心脏扩大伴有慢性心功能不全，表现与老年扩张型心肌病相似。但冠心病多有典型心绞痛症状，有明确的心肌梗死史，心超示心肌节段性运动减弱或反向运动。该患者无心绞痛症状，且心超提示左室壁整体活动减弱，与该病表现不符。冠脉造影及核素检查有助于鉴别诊断。

四、处理方案及基本原则

扩张型心肌病患者主要特征为心腔扩大，心肌收缩功能减退，伴或不伴有充血性心力衰竭，常伴有心律失常及血栓形成，病死率高。充血性心力衰竭与恶性心律失常为其主要致死因素。此类患者心功能储备差，围术期管理主要在于维持心肌收缩力，维持适当前、后负荷，维持水、电解质及酸碱平衡，避免出现充血性心衰及心律失常。该患者两年前行过心室部分切除及二、三尖瓣成形术，目前存在心功能不全，心室扩大，收缩功能减弱，EF 仅 24％，心功能储备差，且伴有肾功能衰竭，需完善术前准备，加强术中监测，维持血流动力学稳定，严格控制液体出入量，并完善术后镇痛，避免使用任何加重心脏负担的药物及避免心血管不良事件的发生。此外，尚需备好抗心律失常药物及除颤设备。

（1）术前准备：该患者术前存在贫血及低蛋白血症，为避免术中快速大量输液增加心脏前负荷，加重心脏负担，维持术中血流动力学稳定，增加患者手术耐受力，术前予输注悬浮红细胞及白蛋白，使术前 Hb 达 10 g/dl，Hct 达 35％，TP 达 6 g/dl。

（2）麻醉及镇痛方案的选择：全麻是常用而相对安全的麻醉方式。鉴于吸入麻醉药物对心血管系统的抑制作用较强，选择了静脉麻醉，并采用对心肌抑制及血管扩张影响较小的咪达唑仑及芬太尼。

硬膜外麻醉利于降低后负荷及术后镇痛。考虑到广泛的交感神经阻滞会导致后负荷快速下降，进而降低前负荷，使心衰患者心排量下降，故开始并未计划采用硬膜外麻醉或全麻联合硬膜外麻醉，仅留置硬膜外导管用于术后镇痛。

（3）诱导前准备：术前 90 min 予口服地西泮镇静，避免紧张导致儿茶酚胺分泌，增加心脏负担。入室后予局麻下行硬膜外穿刺置管，并监测有创动脉血压。经食道超声心电图（TEE）可以无创地测量心室大小、左室短轴率及反应室壁运动状态，从而指导术中液体管理并反映心功能状态。但由于该患者行胃贲门切除术，TEE 不能使用，故采用了传统的漂浮导管监测血流动力学状态，评估心功能。其中 CVP、PCWP 可以反映前负荷，外周血管阻力监测后负荷，心排量可以反映心肌收缩力，尽管室壁运动不能直接观察，但足以监测心功能，使心血管管理更安全。另外，考虑到患者扩张型心肌病，两年前行过 BATISTA 手术，目前 NYHA 分级Ⅲ级，EF 仅 24％，中重度二、三尖瓣反流，心功能差，故在麻醉诱导前予行 IABP 循环支持，并在手术开始前予强心药物。

（4）诱导方案：对于此例患者，诱导期维持血流动力学稳定非常重要。采用大剂量的芬太尼加咪达唑仑及万可松等对心血管抑制较小的药物组合，插管过程顺利，无明显血流动力学波动。

（5）术中注意事项：此类患者，术中最重要的就是维持循环稳定，保证适当的前负荷，避免后负荷显著增加。因此，需要严格地液体管理，完善地镇静，以及合理地使用血管活性药物。另外，该患者存在慢性肾功能衰竭（尿毒症期），液体入量要适当控制。该患者在手术开始时出现镇痛不足（尽管已经给了大量芬太尼 12 μg/kg），心率血压升高，予硬膜外追加少量低浓度的布比卡因加强镇痛，随着交感阻滞的出现，外周血管阻力下降，循环容量相对不足，予补充悬浮红细胞及白蛋白后循环趋于稳定，此后再予硬膜外分次追加低浓度的布比卡因及芬太尼加强镇痛，术中循环稳定，无明显并发症。全麻复合硬膜外麻醉最主要的问题即易致循环衰竭，术前未计划联合硬膜外麻醉即出于此考虑。但此例术中还是在硬膜外使用了布比卡因及芬太尼。由于仅使用低浓度的局麻药及少量镇静药，避免了广泛交感神经阻滞，且在 Swan-Ganz 导管的指导下及时纠正了前负荷，患者并未出现明显的心血管不良事件。

(6) 术后注意事项：术后麻醉苏醒及镇痛亦是非常关键的环节。此期随着患者的麻醉苏醒和疼痛的出现，可导致儿茶酚胺释放增加，交感兴奋，后负荷增加，心率加快，增加心肌氧耗，最终导致心血管不良事件。为此，采用了硬膜外镇痛避免其发生。但患者入 ICU 不久便由于液体不足，出现低血压并发房颤，需反复电复律。由于患者心脏储备下降以及存在心律失常倾向，轻度容量不足便导致患者最终出现循环衰竭。该案例再次告诉我们术中及术后严格液体管理的重要性。

五、要点与讨论

1. 扩张型心肌病

扩张型心肌病（DCM）是一类既有遗传又有非遗传原因造成的复合型心肌病，以左室、右室或双心腔扩大和心肌收缩功能障碍等为特征，通常经二维超声心动图诊断。DCM 可导致左室收缩功能降低、进行性心力衰竭、室性和室上性心律失常、传导系统异常、血栓栓塞和猝死。DCM 是心肌疾病的常见类型，是心力衰竭的第三位原因。

DCM 根据病因分为三类，特发性 DCM、家族遗传性 DCM 及继发性 DCM（常继发于缺血性心肌病、感染/免疫因素、中毒、围产期、部分遗传性疾病、自身免疫性心肌病、代谢内分泌性和营养性疾病）。DCM 常发生心力衰竭和心律失常，猝死率高，5 年病死率为 15%～50%，我国 DCM 患病率为 19/10 万。

1）DCM 的诊断标准

（1）临床上常用左室舒张期末内径（LVEDd）>5.0 cm（女性）和>5.5 cm（男性）。

（2）LVEF<45% 和（或）左心室缩短速率（FS）<25%。

（3）更为科学的是 LVEDd>2.7 cm/m^2，体表面积（m^2）=0.006 1×身高（cm）+0.012 8×体重（kg）−0.152 9，更为保守的评价 LVEDd 大于年龄和体表面积预测值的 117%，即预测值的 2 倍+5%。

在行 DCM 诊断时要排除引起心肌损害的其他疾病，如高血压、冠心病、心脏瓣膜疾病、先天性心脏病、酒精性心肌病、心动过速性心肌病、心包疾病、系统性疾病、肺心病及神经肌肉疾病等。

2）DCM 的治疗

药物治疗方面，早期阶段，仅仅是心脏结构的改变，超声心动图显示心脏扩大、收缩功能损害但无心力衰竭的临床表现。此期主要采用 β 受体阻滞剂及 ACEI 类药物减少心肌损伤和延缓病变进展；中期阶段，超声心动图显示心脏扩大、LVEF 降低并有心力衰竭的临床表现。此期根据病情加用利尿剂、地高辛及抗心律失常药物。晚期阶段，超声心动图显示心脏扩大、LVEF 明显降低并有顽固性终末期心力衰竭的临床表现。此期在利尿剂、ACEI/ARB、地高辛等药物基础上短期加用多巴胺、多巴酚丁胺、米力农等药物，并预防栓塞、改善心肌代谢等治疗。非药物治疗方面，室性心律失常和猝死是 DCM 常见症状，多见于较年轻的轻中度心力衰竭患者，置入心脏电复律除颤器（ICD）可预防猝死的发生。少数患者心率过于缓慢，有必要植入起搏器。对于 LVEF<35%、NYHA 心功能Ⅲ～Ⅳ级、QRS 间期>120 ms 伴有室内传导阻滞的严重心力衰竭患者是植入 CRT（心脏再同步化治疗）的适应证。

外科治疗方面：对于进展至心衰晚期的患者可行左室辅助装置提供血流动力学支持，等待心脏移植。左室减容术，又称 BATISTA 术，即切除左室部分心肌，使左室体积缩小，重构左室形态，不仅可以缓解终末期心衰症状，提高生存率，部分还可以使患者免除心脏移植。由于大部分扩心病患者均存在二、三尖瓣反流，BATISTA 手术往往还包括二、三尖瓣成形术。在目前心脏移植未普遍开展的情况下，BATISTA 手术可认为是一种有效的治疗方法。目前 BATISTA 手术的适应证为心功能Ⅲ～Ⅳ级，内科治疗无效，左室 EF≤25%，左室舒张末径≥70 mm。

2. 扩张型心肌病患者行非心脏手术的风险评估

1）外科风险

非心脏手术术前患者心血管风险评估包括患者相关危险因素，如体温、体位的改变，术中失血、失液量以及麻醉类型等；手术类型如为开腹手术或是腔镜手术；以及手术紧急程度，分为急诊手术、紧急手术和择期手术等也会严重影响患者围术期的心血管风险程度。手术和创伤致心血管事件增加的原因，多为组织损伤导致躯体应激反应，交感-迷走神经系统失衡；同时由于失血、失液等因素进一步加剧躯体的应激反应。而外科手术过程本身可导致机体的凝血纤溶系统失衡，两者均可导致心肌氧耗增加，从而发生冠脉血栓事件，导致心肌缺血和心力衰竭的发生。

虽然在预测非心脏手术者心脏风险方面，患者的特定因素较之手术特定因素更为重要，但是在评估接受手术的特定患者时，手术的类型不能被忽视。关于心脏风险，手术干预可分为低风险组、中风险组和高风险组，各组预计 30 天心脏事件（心源性死亡和 MI）的发生率分别为 1%、1.5% 和 5%。虽然这只是一个粗略的估计，这种危险分层为心脏评价，药物治疗和评估心脏事件风险提供了一种很好的指示。

2014 年欧洲心脏病学会和欧洲麻醉学会非心脏手术心血管风险评估和管理指南强调，对于明确心脏病或心脏高危患者在行非心脏手术时，术前应由多学科专家组成的团队共同评估。包括：麻醉医师、心脏科医师和外科医师。

2）DCM 患者心功能评估

术前失代偿心衰是围手术期心脏事件的高危因素，因此对于扩张型心肌病患者术前应充分评估心功能。NYHA 分级评估患者术前活动耐量对于了解其心功能状态非常重要。此外，Goldman 心脏高危因素计分、Lee 指数、2002 年美国心脏病学会（ACC/AHA）围术期心血管危险性估计、不同活动程度所需代谢能量估计等心脏病患者行非心脏手术的术前评估方法均适用于 DCM 患者。所有扩心病患者均应行心电图及心超检查。前者可以了解有无心律失常，如房颤、室性心律失常、传导阻滞等。后者可以了解心脏结构，评估左室功能，同时除外该病的其他并发症，如肺动脉高压、心室附壁血栓等。心肌蛋白、前 BNP 及 NT-BNP 等生化指标也有助于术前心功能的评估。日本学者将 DCM 患者的严重程度分为三级，具体如表 23-1 所示。

表 23-1　心肌病患者严重程度分级

	重度	中度	轻度
左室射血分数	20%	20%~40%	40%
β受体阻滞剂	++	+	—
儿茶酚胺	+	—	—
左心辅助装置	+	—	—

另外，Nohria-Stevenson 分类方法通过有无端坐呼吸、颈静脉压升高、水肿、肝大、腹水等判断有无充血表现（干/湿），通过有无脉压减小、四肢湿冷、意识障碍、低钠血症、肾功能障碍等判断有无低灌注表现（冷/暖），对于治疗有指导意义，如图 23-2 所示。

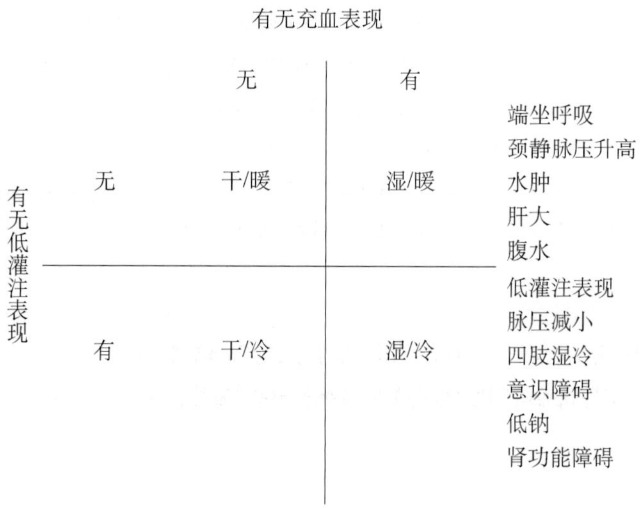

图 23-2　Nohria-Stevenson 分类

总之，应结合患者临床表现如活动耐量、既往有无心功能不全、心衰病史，并存疾病，体格检查有无充血或低灌注表现，有无第三心音奔马律等，以及胸片、心超、心电图、Pro-BNP 等辅助检查以及手术本身风险对患者进行综合全面的评估。

3. 扩心病患者围术期药物的使用原则

对于接受非心血管手术的左室心功能不全的患者，2014 年欧洲指南推荐应用 β 受体阻滞剂、他汀类药物、醛固酮受体拮抗剂、利尿剂和血管紧张素转换酶抑制剂（ACEI）或血管紧张素受体拮抗剂（ARB）类药物以降低围手术期的风险。对于术前存在血栓形成风险，行抗血小板治疗的患者，若预期外科手术过程中血流动力学很难控制，术前可考虑暂时停用阿司匹林治疗；既往服用 P$_2$Y$_{12}$ 受体拮抗剂治疗的患者，除非患者为心肌缺血的高危患者，行外科手术术前应停用替卡格雷和氯吡格雷至少 5 天，普拉格雷至少 7 天。对于术前行抗凝治疗的患者，服用维生素 K 拮抗剂者，若 INR<1.5，外科手术大多可安全进行，但对于栓塞高危人群，停服维生素 K 拮抗剂后栓塞风险明显增加，围手术期大多需要低分子肝素桥接治疗；服用非维生素 K 拮抗剂，包括直接凝血酶抑制剂达比加群、Xa 因子抑制剂利伐沙班、阿哌沙班和依度沙班等，由于此类药物半衰期较短，生物活性，具有明确的"开关"效应，因此大多不需要肝素桥接治疗。初诊的中高危心衰患者强化心衰药物治疗至少 3 个月，并逐渐滴定药物至最佳剂量，尽可能改善左室功能。

4. 扩心病患者麻醉的主要风险

扩心病患者围术期的主要风险在于充血性心力衰竭及恶性心律失常。DCM 血流动力学的关键改变在于心肌收缩力严重下降。根据 Frank-Starling 定律，收缩无力的心肌为了维持心搏出量，只能增加心肌纤维长度，即心室前负荷。而心室前负荷的增加，意味着心室容积增加，心室舒张末压升高，同时还会引起相对性的二、三尖瓣关闭不全，两者共同导致肺水肿和体循环瘀血。因此维持合理水平的心脏前负荷，是改善扩心病患者心功能的关键。多数 DCM 患者术前长期使用利尿剂，以降低前负荷，减轻肺水肿，予血管紧张素转化酶抑制剂（ACEI）或血管紧张素受体阻滞剂及 β 受体阻滞剂降低心脏后负荷，降低心肌氧耗，改善心肌重构。全麻药物均有抑制心肌扩张血管的作用，这些往往会导致前负荷降低，循环相对不足，需适当扩容。而围术期存在各种应激，儿茶酚胺大量分泌，会导致外周血管收缩，回心血量增加，又易致充血性心力衰竭。因此，维持心肌收缩力、维持适当血容量，避免后负荷的增加对于控制心衰非常重要。全面的血流动力学监测是必需的。经食道超声心动图（TEE）不仅可以反应前负荷，还可以观察心肌活动状态，对于容量管理及血管活性药物的使用均有指导意义。传统的漂浮导管可以监测 CVP、PCWP、CO、CI 及外周血管阻力等指标，亦有利于围术期管理。此外，PICCO 等新型的血流动力学监测设备亦有益于精确的血流动力学管理。

DCM 患者常伴心律失常。对于 NYHA 分级 Ⅱ～Ⅲ级的青年患者更容易出现恶性心律失常，甚至猝死。由于患者长期服用利尿剂，且围术期禁食，容易出现电解质紊乱，更易致心律失常。因此，无论患者术前有无心律失常病史，围术期均需避免电解质紊乱，且需备好抗心律失常药物（如利多卡因、胺碘酮等）及除颤设备，以备不时之需。此外，部分患者术前可能植入 ICD、CRT、CRTD 或起搏器等设备，术中电刀的使用可能会对其造成干扰，需避免电刀的使用，或者请心内科专科医师会诊，术前调节设备模式。

5. 扩心病患者麻醉方式及麻醉药物的选择

由于大多数镇痛、镇静及麻醉药物均对心脏有一定抑制作用，故需谨慎选择麻醉方式及药物。椎管内麻醉和区域神经阻滞对呼吸循环影响相对较小，选择顺序为区域神经阻滞、硬膜外麻醉和蛛网膜下隙阻滞。其中，椎管内麻醉的扩血管作用可以降低心脏前后负荷，对患者可能有益，但由于术前要适当控制前负荷，所以此类患者采用椎管内麻醉会进一步降低前负荷而更容易出现血压下降，此时应适当补液纠正。缩血管药物如麻黄碱、去氧肾上腺素等会增加后负荷，所以不作为首选用药。出现顽固性低血压需使用血管活性药物时，应首选多巴胺和多巴酚丁胺，通过增加心肌收缩力和心率来增加心排，从而达到循环稳定。全麻诱导时应选心血管抑制作用较小的药物,如依托咪酯、芬太尼、维库溴铵等。麻醉维持合理的深度极为重要,麻醉过浅易对患者造成应激,增加后负荷,而麻醉过深,又会造成循环抑制,引起顽固性低血压。就原则而言,对于心功能不佳的患者,尽可能选择更安全的麻醉方式。

6. 扩心病患者麻醉管理的要点

(1) 扩心病患者的主要问题是心肌收缩功能障碍,往往易导致左心衰。此外,严重的心律失常及栓塞也常见。其治疗同慢性心力衰竭类似。术前应完善心功能状态评估,做好手术预案。心超检查可以评价心室及瓣膜功能。低射血分数(EF<25%)增加左心衰及二、三尖瓣反流,增加患者术后心脏并发症的风险。此外,需尽量做好术前准备,改善患者术前心功能。DCM 患者由于长期使用利尿剂,易出现低钾和低镁,使患者心律失常的风险增加,术前应予以纠正。利尿剂的使用易可致脱水,这会使患者在使用麻醉药物后出现严重低血压,而缺乏容量关注亦可导致充血性心衰。因此,对此类患者,在围术期要最佳的治疗并充分规划麻醉管理方案。

(2) 麻醉管理目标:避免及减少麻醉药物引起的心肌抑制,维持正常血容量,防止心室后负荷的增加,避免心动过速。维持最佳前负荷亦很重要。应根据实际情况,合理选用 CVP、漂浮导管、TEE 等监测手段,指导术中处理。

(3) 麻醉方式应根据手术部位及手术方式决定。全麻会显著增加 DCM 患者心衰、心肌缺血及心律失常的风险。局麻可以降低深静脉血栓、中枢神经系统损伤及术后呼吸并发症的风险,促进早期活动,改善镇痛等。此外,意识清醒的患者可以提示脑功能状态的改变及新发心绞痛。胸部硬膜外麻醉常被推荐用于心功能差行腹部手术的患者,因其可以降低前负荷,改善心功能,并且其交感神经阻滞速度慢于腰麻,低血压及心肌缺血的风险亦降低。

(4) 术前需备好抗心律失常药物,如利多卡因、胺碘酮等,以及需备好除颤仪。此外,需严密监测低血压,血压下降不应超过基础血压的 20%,备好正性肌力药物,如多巴胺、多巴酚丁胺、米力农等。对于严重心功能不全的,可予 IABP 支持循环。

(5) 术前可适当使用镇静药物,避免患者因紧张焦虑而增加后负荷。对于没有时间行充分术前准备的患者(如急诊或限期手术),尤其是仍有活动性肺水肿的患者,进入手术室后可以适当给予吗啡,缓解患者紧张焦虑情绪,并有助于稳定和改善心功能。

(6) 镇静、镇痛及全麻药物均对心脏有一定抑制作用,尽量选择对心肌抑制作用较小的药物,如依托咪酯、芬太尼、维库溴铵等。麻醉深度要与手术过程相适应,不宜过深及过浅,造成循环波动。

(7) 术中严密监测心率、心律、血压、尿量等指标,必要时予有创监测,包括 CVP、肺动脉漂浮导管、PiCCO、TEE 等,以获取必要的血流动力学数据,指导临床处理。为减少诱导期低血压,除适当补充容量外,可于术前泵注适当的强心药物,如多巴胺、多巴酚丁胺、米力农等。缩血管药物如麻黄碱、去氧肾上腺素、去甲肾上腺素等会增加心脏后负荷,谨慎使用。术中出现低血压,首先考虑容量不足。在排除容量不足的情况下,仍有心排不足,予适当血管活性药物。由于多巴酚丁胺在增加心肌收缩力的同时,不增加体循环阻力,可优先考虑。术中液体管理必需精细,努力维持出入量平衡,原则上每输入1 000 ml液体,可予呋塞米 5 mg,以保证尿量,减轻心脏前负荷。

(8) 手术时间长、失血较多者,需注意补充液体,电解质,并积极输血,保证心肌灌注及心肌细胞电稳定,预防心律失常。术中避免低体温。

(9) 由于扩心病患者心功能较差,对高碳酸血症多不耐受,故应保证通气,充分给氧,避免二氧化碳潴留。

(10) 术后患者从麻醉中苏醒,由于疼痛、应激等因素,往往心肌负担会较术中加重,因此术后往往是各类心脏事件高发时期,需充分关注。机械通气可增加胸内压,降低心脏前后负荷,对于 DCM 患者有益。PEEP 设置应小于 5 mmHg,此时对心排血量、心率、外周血管阻力、CVP、SVV 等影响不明显。对于严重扩心病患者,可以适当延长机械通气时间,同时积极利尿、镇痛、控制血压,纠正电解质紊乱,为拔管脱机创造良好的外部条件。

（11）总之，DCM 患者心功能差，抑制充血性心力衰竭，麻醉管理困难较大。术前应充分评估并努力改善心功能，术中密切监护，维持合理的前负荷，降低后负荷，在诱导及苏醒阶段仔细调控循环，术后继续有效的循环支持，是这类患者麻醉过程中必须注意的问题。

六、思考题

1. 若该患者为肺癌，需行左肺全切术，其麻醉预案及液体管理该如何？

2. 若该患者心超示心腔内存在血栓，则该如何处理？

3. 若该患者术中出现恶性心律失常，应如何处理？如何预防？

4. 若一扩心病患者既往有心源性猝死，并植入 ICD，其麻醉该如何管理？

七、参考文献及推荐阅读文献

1. Honda A，Arai T，Akiyama M，et al. Anesthetic management of a patient with a history of Batista procedure for dilated cardiomyopathy undergoing gastric surgery [J]. J Anesth. 2006,20(3)：227 - 30.

2. Kaya C，Koksal E，Ustun YB，et al. Anesthetic management of hysterosalpingooophorectomy in a case with severe idiopathic dilated cardiomyopathy [J]. Med Arch. 2014,68(2):144 - 6

3. Mamoru T，Tatsuo I，Tomoyo O，et al. Anesthetic management of a patient with severe dilated cardiomyopathy and an automatic implantable cardioverter-defibrillator (AICD) during total gastrectomy [J]. J Anesth(2005)19:81 - 83

4. 张志永，黄宇光. 扩张型心肌病非心脏手术的麻醉管理[J]. 中国医刊，2009,44(12).

5. Maekawa T. Anesthetic management of patients with dilated cardiomyopathy undergoing non-cardiac surgery [J]. Masui 2014 Jan，63(1):22 - 30.

（蓝海珍）

案例 24

肥厚型心肌病行 DDD 起搏治疗的患者行肺叶切除术的围术期管理

一、病历资料

1. 现病史

患者,男性,59 岁。诊断为肺癌,拟行右肺上叶切除术。

追问病史,患者四年前轻度活动(如爬一层楼梯)后开始出现胸痛,伴呼吸困难。

2. 既往史

否认高血压、糖尿病等病史。否认重大手术外伤史。否认食物药物过敏史。

3. 体格检查

(1) 患者 Ht 163 cm, Wt 63 kg。

(2) 神清,精神可,步入病房,对答切题,查体合作。皮肤巩膜无黄染,颈静脉无怒张。两肺听诊呼吸音清,HR 75 次/min,律齐,胸骨左缘 3~4 肋间可闻及粗糙的喷射性收缩期杂音。腹软,无压痛。双下肢不肿。

(3) 患者张口度>三指,Mallampati 分级 Ⅱ 级,头颈活动度好,甲颏间距 6 cm。无缺齿、义齿及松动牙齿。

4. 实验室及影像学检查

(1) 心电图:V_5、V_6 导联 T 波倒置,间隔壁及下壁陈旧性心梗样表现,左室轻度肥大。

(2) 心超(EE):室间隔肥厚,左室流出道肥厚,轻度二尖瓣反流,无室壁运动下降。CI 3.85 L/(min・m^2),EF 86%;左室流出道与主动脉压差(LV - Ao PG):72 mmHg。诊断为肥厚梗阻型心肌病伴二尖瓣反流。

(3) 实验室检查无明显异常。

二、诊疗经过

1. 麻醉前初步诊断

(1) 肺恶性肿瘤(右侧)。

(2) 肥厚梗阻型心肌病(HOCM)。

2. 治疗方案

外院：

(1) 未对肥厚梗阻型心肌病做任何处理便拟在全麻下行右肺上叶切除术。

(2) 术前予阿托品 0.5 mg 及安泰乐 50 mg 肌注。入手术室后患者 HR 78 次/min，BP 132 mmHg/86 mmHg。局麻下在 T_8～T_9 椎间隙放置硬膜外导管。予芬太尼 0.8 μg/kg，静脉滴注，异丙酚 1 mg/kg 静脉滴注后按 10 mg/(kg·h) 持续泵注，随后予维库溴铵 0.03 mg/kg 静注后患者出现低血压（收缩压 60 mmHg）及心动过缓（35 次/min），立即予容量治疗及甲氧明 1 mg 间断静注，血压恢复，但仍有持续心动过缓（HR<40 次/min）。为此，麻醉医师停药并取消手术。10 min 后心率恢复至 50 次/min。

(3) 在此事件之后，患者开始服用阿替洛尔 50 mg qd 及丙吡胺 300 mg qd。并转入作者医院治疗。

本院：

(1) 入院后进一步评估：HR 60 次/min，SBP 150 mmHg，NYHA 分级Ⅱ级。Holter：多源性室早。呼吸功能在正常范围。运动平板试验：无氧阈值（AT）10.4 ml/(kg·min)（为标准值的 58%）；氧摄取峰值（Peak VO_2）20.2 ml/(kg·min)（为标准值的 63%）；患者运动耐量降至标准心功能储备的 60%。心超：不对称性室间隔肥厚（室间隔厚度 18 mm，左室后壁厚度 12 mm），Ⅱ～Ⅲ°二尖瓣反流，二尖瓣前叶在收缩期前移（SAM），EF 56%，LV-Ao PG 178 mmHg（可能与室间隔肥厚呈 C 型凸入左室流出道相关）。

(2) 由于阿替洛尔及丙吡胺不能使 LV-Ao PG 下降，作者团队决定植入 DDD 型起搏器以维持围术期循环稳定。在植入起搏器之前，先行心导管检查：PAP 31 mmHg/9 mmHg，PCWP 9 mmHg，LVEDP 16 mmHg，LV-Ao PG 100 mmHg，CI 2.5 L/(min·m^2)。随后从右颈内静脉植入临时 DDD 型起搏器，根据获得的血流动力学数据设置最佳的房室间期，使 LV-Ao PG 最大程度降低而不引起平均压及心排量的下降。随后进行运动平板试验，患者坚持 4 min 后出现呼吸困难，心率从 53 次/min 增至 100 次/min，血压从 115 mmHg/57 mmHg 增至 162 mmHg/78 mmHg。该试验说明患者可耐受心率在 100 次/min 以内的运动。随后，在局麻下置入 DDD 型多功能程控永久起搏器（Pacesetter，2 360 L）。根据之前测量值将房室间期设置为82 ms，心率设置为 45～100 次/min。

(3) 植入永久起搏器后，再次行心超、心导管检查及运动平板试验。心超示起搏器引起的室间隔运动不同步。心导管检查示 LV-Ao PG 显著下降至 6 mmHg。运动平板试验示 AT VO_2 12.9 ml/(kg·min)（73%），VO_2 19.5 ml/(kg·min)（61%），患者运动耐量为标准心功能储备的 70%。

(4) 随后，在全麻下行右肺上叶切除术。手术前一天在右锁骨下静脉置入持续心排量（CCO）监测导管，监测基础值。次日，麻醉前予法莫替丁 20 mg 静脉滴注。入室 HR 55 次/min，BP 128 mmHg/70 mmHg，CCO 4.8 L/min，混合静脉血氧饱和度（SvO_2 70%），EE 测得的 LV-Ao PG 为 15～18 mmHg。局麻下行 T_5～T_6 椎间隙硬膜外穿刺，置入硬膜外导管，并予 2% 的甲哌卡因 2 ml 作为试验剂量。将其起搏心率设置为 70 次/min，VOO 模式，CCO 5.4 L/min，SvO_2 75%，LV-Ao PG 18 mmHg，较前无明显改变。

(5) 麻醉诱导：缓慢谨慎地予咪达唑仑 0.05 mg/kg，持续泵注芬太尼 30 μg/(kg·h)，吸入 1%～2% 七氟醚，随后予维库溴铵 0.16 mg/kg，诱导后患者 LV-Ao PG 短暂升至 41 mmHg，予快速补液后降至 18 mmHg，顺利完成插管。插管后予置入 TEE 探头行连续动态监测。

(6) 麻醉维持：予芬太尼间断静注（100 μg），1%～2% 七氟醚吸入，联合 2% 的甲哌卡因硬膜外注射维持麻醉。手术结束即刻予硬膜外吗啡 2 mg，结束前 30 min 予硬膜外持续泵注 1% 甲哌卡因及 8 mg 吗啡混合液，2 ml/h，总量 60 ml，用于术后镇痛。

(7) 手术开始后，LV-Ao PG 升至 55 mmHg，随后迅速降至 30 mmHg。在单肺通气过程中，LV-Ao PG 短暂升至 78 mmHg，10 min 降至 40 mmHg，术中血流动力学指标未见明显异常。术中 HR 固定在 70 次/min，SBP 90～140 mmHg，PCWP 14～18 mmHg，CCO 4.2～5.2 L/min，SvO_2 75%～80%，血气及电解质未见异常。

(8) 术后不久患者充分清醒并拔除 TEE 探头及气管导管,送入 ICU。患者术后无明显疼痛,血流动力学及呼吸平稳,入 ICU 后 6 h,起搏心率 70 次/min, BP 130 mmHg/72 mmHg,右房压 2 mmHg, PCWP 18 mmHg, CCO 5.2 L/min,吸入 2 L/min 氧气,血气分析 pH 值 7.411, $PaCO_2$ 42.3 mmHg, PaO_2 141.3 mmHg。第二天安返病房。

三、病例分析

1. 病史特点

(1) 患者,男性,59 岁。体检时发现肺癌,拟行右肺上叶切除术。四年前轻度活动(如爬一层楼梯)后开始出现胸痛,伴呼吸困难。

(2) 否认高血压、糖尿病及重大手术外伤史。

(3) 体格检查发现:

患者 Ht 163 cm, Wt 63 kg。

无颈静脉无怒张,无双下肢水肿。两肺听诊呼吸音清,HR 75 次/min,律齐,胸骨左缘 3～4 肋间可闻及粗糙的喷射性收缩期杂音。NYHA 分级 Ⅱ 级。

(4) 辅助检查:

心电图:V_5、V_6 导联 T 波倒置,间隔壁及下壁陈旧性心梗样表现,左室轻度肥大。

心超(EE):室间隔肥厚,左室流出道肥厚,轻度二尖瓣反流,无室壁运动下降。CI 3.85 L/(min·m^2);EF 86%;左室流出道与主动脉压差(LV - Ao PG):72 mmHg。诊断为肥厚梗阻型心肌病伴二尖瓣反流。

2. 诊断及诊断依据

诊断:

(1) 肺恶性肿瘤(右侧)。

(2) 肥厚梗阻型心肌病(HOCM)。

诊断依据:

(1) 患者体检时发现肺癌。四年前轻度活动(如爬一层楼梯)后开始出现胸痛,伴呼吸困难。

(2) 体格检查发现:无颈静脉无怒张,无双下肢水肿。两肺听诊呼吸音清,HR 75 次/min,律齐,胸骨左缘 3～4 肋间可闻及粗糙的喷射性收缩期杂音。NYHA 分级 Ⅱ 级。

(3) 辅助检查:

心电图:V_5、V_6 导联 T 波倒置,间隔壁及下壁陈旧性心梗样表现,左室轻度肥大。

心超(EE):室间隔肥厚,左室流出道肥厚,轻度二尖瓣反流,无室壁运动下降。CI 3.85 L/(min·m^2);EF 86%;左室流出道与主动脉压差(LV - Ao PG):72 mmHg。诊断为肥厚梗阻型心肌病伴二尖瓣反流。

3. 鉴别诊断

(1) 主动脉瓣狭窄:该病患者症状及收缩期杂音性质与肥厚梗阻性心肌病相似,但杂音位置较高,常有主动脉瓣区收缩期喷射性杂音,第二心音减弱,可伴有舒张早期杂音,超声心动图检查可以鉴别。主动脉瓣狭窄时超声显示主动脉瓣叶增厚、变形、钙化、活动受限。钙化严重时可累及主动脉瓣环和二尖瓣前叶。主动脉血流速度增快,跨瓣压差增大。病史长的患者升主动脉可呈狭窄后扩张,室间隔和左室壁增厚,但二尖瓣前叶 SAM 征现象少见。该患者心超表现不符。

(2) 冠心病:该病患者有心绞痛、心电图 ST - T 改变与异常 Q 波等表现,多有高血压及高脂血症等基础病变,但心脏听诊无特征性杂音,主动脉多增宽或伴钙化,超声心动图可有节段性室壁运动异常,但室间隔不增厚。该患者胸骨左缘 3～4 肋间可闻及粗糙的喷射性收缩期杂音,心超示室间隔肥厚,无室壁运动下降,与冠心病表现不符,必要时可予冠脉造影或核素检查予排除。

四、处理方案及基本原则

该患者诊断为肺癌、肥厚梗阻型心肌病,拟行右肺上叶切除术。对于肥厚梗阻型心肌病的患者,手术麻醉风险较大,容易发生猝死。围术期许多因素会增加梗阻程度及 LV-Ao PG,致心功能恶化。当肥厚心肌收缩及二尖瓣前叶向前向运动时(SAM)会加剧左室流出道梗阻程度。当收缩力增加(如使用儿茶酚胺类药物、心律失常、心动过速、氯胺酮等)、前负荷降低(腰麻或硬膜外麻醉、低血容量等)、后负荷降低(舒血管药、腰麻或硬膜外麻醉、吸入麻醉药等)时,均会使 LV-Ao PG 增加。因此,对于此类患者,在麻醉期间需予严密监测血流动力学状态,预防前后负荷过低,心肌过度收缩及心动过速。

植入 DDD 型永久起搏器是一种辅助治疗严重伴明显左室流出道梗阻,药物治疗不佳的肥厚梗阻型心肌病的手段。对于植入起搏器的 HOCM 患者,围术期管理难点主要在于以下两方面:一是防止 LV-Ao PG 增加,二是预防围术期起搏器的电磁干扰。

(1) 该患者第一次在外院麻醉时,由于其 CI、EF 正常,尽管 LV-Ao PG 很高,但对于其肥厚梗阻型心肌病未予任何治疗。在麻醉过程中,尽管使用了对心血管抑制作用较小的芬太尼及丙泊酚,患者还是在诱导后出现了低血压及持续心动过缓,不得不立即终止麻醉,取消手术。可见,未治疗的非对称型 HOCM 患者对轻度心肌抑制的麻醉药物非常敏感。此后,立即对该患者的 HOCM 进行药物治疗(阿替洛尔及丙吡胺)并转院做进一步处理。

(2) 转院后,作者团队对该患者的 HOCM 做了进一步评估,如 Holter、运动平板试验、心超等,结果显示该患者存在多源性室早,运动耐量降至标准心功能储备的 60%。心超示不对称性室间隔肥厚(室间隔厚度 18 mm,左室后壁厚度 12 mm),Ⅱ～Ⅲ°二尖瓣反流,二尖瓣前叶在收缩期前移(SAM),EF:56%,LV-Ao PG 178 mmHg(可能与室间隔肥厚呈 C 型凸入左室流出道相关)。考虑药物治疗不能降低 LV-Ao PG,作者团队决定予植入起搏器治疗。

(3) 植入 DDD 型起搏器是治疗严重的伴明显左室流出道梗阻,药物治疗不佳的肥厚梗阻型心肌病患者的一种手段,其降低 LV-Ao PG 的机制可能为影响心肌灌注并使室间隔运动不同步,产生反向运动及负性肌力作用,降低二尖瓣收缩期的前向运动,增加舒张末容量。临时或埋藏式双腔起搏对于发生急性呼吸困难、胸痛、超声证实流出道压力阶差大于 30 mmHg 患者,双腔起搏器能降低压力阶差。但永久起搏,其缓解梗阻的效果与安慰组相同。不鼓励置入双腔起搏器作为药物难治性 HCM 患者的首选方案。考虑药物治疗不能降低该患者高的 LV-Ao PG,作者团队决定予植入起搏器治疗,并在植入前通过心导管检查,在植入临时起搏器后行运动平板试验,获得充分的血流动力学数据,仔细选择了最佳的房室间隔,减小左室流出道梗阻,使 LV-Ao PG 显著降至 6 mmHg,运动耐量亦有所增加。该患者在 LV-Ao PG 显著下降后很好的耐受麻醉,安全度过了围术期。

(4) 随后,作者团队为患者在全麻下行右肺上叶切除术。手术前一天置入持续心排量(CCO)监测导管,监测基础值。入手术室后,先局麻下留置硬膜外导管行术后镇痛。然后,考虑胸科手术,为了避免手术期间电刀对起搏器的干扰,将起搏器设置为 VOO 模式,起搏心率设置在 70 次/min,此设置并未引起明显的血流动力学波动及 LV-Ao PG 的变化。

(5) CCO 可持续监测心内压、心排量及混合静脉血氧饱和度。其中,PCWP 是估计左室舒张末期容量的间接指标。然而,对于 HCM 患者,左室舒张末期压力-容量关系曲线上移,反映左室顺应性下降。左室舒张压不成比例增加,PCWP 可能抬高,尤其是存在二尖瓣反流时,但其不能准确反映左室舒张末期容量。TEE 能直接测量左室舒张末期容量,同时可观察局部室壁运动。因此,TEE 不仅能监测前负荷,同时还可监测心肌收缩、心肌缺血、左室流出道梗阻狭窄改变及二尖瓣反流程度。但其仅适用于麻醉状态。HOCM 患者围术期存在左室流出道狭窄恶化的风险,通过 CCO 及 TEE 同步监测血流动力学,从其压力及图形数据,心功能改变及原因可快速诊断,并可实时予处理。因此,CCO 及 TEE 监测在 HOCM 患者麻醉过程中的心功能监测可以互补。该患者通过 CCO 及 TEE 监测,在轻度低血压时立即予调整输液速度,维持前负荷在一个适当水平,同时检查左室舒张末期容量、LV - Ao PG 及左室流出道狭窄程度,使患者安全度过手术期。

(6) 对于肥厚型心肌病患者,围术期要尽量避免心肌收缩力的增加和前后负荷的快速下降,以免增加左室流出道的压力阶差,同时维持内环境稳定,尽量避免心律失常。鉴于该患者第一次麻醉时使用异丙酚后出现显著的血流动力学变化,作者团队避免使用异丙酚,而使用了小剂量的咪达唑仑,持续输注芬太尼诱导,并使用 2%～4% 的七氟烷维持,避免前后负荷的快速下降。同时,使用了 CCO、EE 或 TEE 进行血流动力学监测,指导术中管理。硬膜外使用大量局麻药亦会致前后负荷下降,因此,手术开始后,作者从硬膜外分次、小剂量间断予 3 ml 2% 甲哌卡因。并在术后持续泵注吗啡及甲哌卡因混合液缓解术后疼痛。患者术中及术后均未出现明显血流动力学波动。

(7) 总之,该例 HOCM 患者,DDD 型起搏器有效改善了其心功能,维持循环稳定,并通过 CCO 及 TEE 监测,使其安全度过围术期。

五、要点与讨论

1. 肥厚型心肌病的定义、诊断及治疗

肥厚型心肌病(hypertrophic cardiom yopathy,HCM)是一种原发于心肌的遗传性疾病,以左室或右室肥厚为特征,常为不对称肥厚并累及室间隔,左心室血液充盈受阻、舒张期顺应性下降为基本病态的心肌病。根据有无左室流出道梗阻又可分为梗阻性肥厚型心肌病(HOCM)和非梗阻性肥厚型心肌病。心室肥厚是诊断依据,须排除高血压等疾病和运动员心脏肥厚。梗阻性病例主动脉瓣下部室间隔肥厚明显。临床表现多样,无症状,轻度胸闷、心悸、呼吸困难,恶性室性心律失常,心力衰竭,心房颤动伴栓塞,青少年时期猝死等。体格检查可有心脏轻度增大,能听到第四心音;流出道梗阻患者可在胸骨左缘第 3～4 肋间听到较粗糙的喷射性收缩期杂音;心尖部也常可听到收缩期杂音。病理改变涉及心肌细胞和结缔组织两个方面,心肌结构紊乱、间质纤维化,肥大心肌细胞与无序的核相互卷曲,局限性或弥散性间质纤维化,胶原骨架无序和增厚,心肌内小血管壁增厚等形态异常。

诊断 HCM 应包括:临床诊断,基因表型和基因筛选,猝死高危因素评估等方面。

临床诊断 HCM 的主要标准:

(1) 超声心动图左心室壁或(和)室间隔厚度超过 15 mm。

(2) 组织多普勒、磁共振检查发现心尖、近心尖室间隔部位肥厚,心肌致密或间质排列紊乱。

诊断 HCM 的次要标准:

(1) 35 岁以内患者,12 导联心电图 I、aVL、$V_{4\sim6}$ 导联 ST 下移,深对称性倒置 T 波。

(2) 二维超声室间隔和左室壁厚 11～14 mm。

(3) 基因筛查发现已知基因突变,或新的突变位点,与 HCM 连锁。

排除标准:

(1) 系统疾病,高血压病,风湿性心脏病二尖瓣病,先天性心脏病(房间隔、室间隔缺损)及代谢性疾病伴发心肌肥厚。

(2) 运动员心脏肥厚。

临床确诊 HCM 标准:

符合以下任何一项者:1 项主要标准＋排除标准;1 项主要标准＋次要标准(3),即阳性基因突变;1 项主要标准＋排除标准(2);次要标准(2)和(3);次要标准(1)和(3)。

诊断 FHCM:除发病就诊的先证者以外,三代直系亲属中有两个或以上成员诊断 HCM 或存在相同 DNA 位点变异。

HCM猝死高危因素评估：

（1）超声心动图检查HCM患者时，必须测定左室流出道与主动脉压力阶差，判断HCM是否伴梗阻。安静时压力阶差超过30 mmHg为梗阻性HCM。隐匿型梗阻负荷运动压差超过30 mmHg。无梗阻性安静或负荷时压力阶差低于30 mmHg。

（2）识别和评估高危HCM患者。判断高危患者的主要依据是：①主要危险因素：心脏骤停（心室颤动）存活者；自发性持续性室性心动过速；未成年猝死的家族史；晕厥史；运动后血压反应异常，收缩压不升高或反而降低，运动前至最大运动量负荷点血压峰值差小于20 mmHg；左室壁或室间隔厚度超过或等于30 mmHg；流出道压力阶差超过50 mmHg。②次要危险因素：非持续性室性心动过速，心房颤动；FHCM恶性基因型，如d-MHC、cTnT和cTnI的某些突变位点。梗阻性HCM应该包括在HCM大类中，其特点为左室与主动脉流出道压差超过30 mmHg。该类患者呼吸困难、胸痛明显，是发生晕厥和猝死的HCM高危人群。

治疗方面，无症状HCM患者，为延缓和逆转心室重构，建议服用β受体阻滞剂或非二氢吡啶类钙拮抗剂，小到中等剂量；症状明显的HCM患者，出现呼吸困难，运动受限，建议用丙吡胺，流出道梗阻效果优于β受体阻滞剂，伴前列腺肥大者不用或慎用。对既有症状又有室上性心动过速的HCM患者，建议用胺碘酮，常不与丙吡胺合用。不推荐ACEI，出现明显心功能不全，心脏扩大的终末期疾病时可适当使用。不用硝酸甘油、利尿剂等降低前后负荷的药物；对于药物难治性HCM，即药物治疗后不能改善，并出现诊断中主要危险因素中一条者，考虑以下选择：

（1）临时或埋藏式双腔起搏。对于发生急性呼吸困难、胸痛、超声证实流出道压力阶差大于30 mmHg患者，双腔起搏能降低压力阶差。但永久起搏，其缓解梗阻的效果与安慰组相同。不鼓励置入双腔起搏器作为药物难治性HCM患者的首选方案。

（2）外科手术，切除最肥厚部分心肌，解除机械梗阻，修复二尖瓣反流，能有效降低压力阶差，明显解除或缓解心力衰竭，延长寿命，是有效治疗的标准方案。但手术难度大，病死率高。

（3）酒精消融。通过冠状动脉导管，进入间隔分支，在分支内注入100%乙醇1～3 ml，造成该血供区间隔心肌坏死。达到减缓和解除流出道压差。

（4）ICD置入。HCM猝死高危患者，尤其青少年和竞赛运动员，其恶性室性心律失常是主要猝死原因。置入ICD，能有效终止致命性室性心律失常，恢复窦性心律，使25%HCM高危患者生存。

（5）心脏移植，治疗有效和最后的选择。

2. 肥厚型心肌病患者麻醉管理要点

（1）HCM在临床麻醉中要特别注意控制心率，血压，维持左室足够的充盈，保持一定的外周血管阻力和心率，避免使用增强心肌收缩力的药物，以免加重左室流出道梗阻。

（2）对于HCM患者，术前需完善评估，包括详细的病史、体格检查及心功能状态评估等。心超检查对疾病严重程度评估很重要，尤其要注意室间隔及室壁厚度、有无SAM征象、LV-Ao PG及EF等。2%～16%的HCM患者可发展为扩张型心肌病，其中EF≤50%者约60%转化为扩张型心肌病。β受体阻滞剂、钙拮抗剂、胺碘酮服用至术前，术前适当加用镇静剂，不用阿托品。

（3）术中重点防止左室流出道梗阻加重。凡是增加心肌收缩力（如洋地黄、β受体兴奋剂、心动过速、早搏等），降低心脏前负荷（如Valsalva动作、低血容量、血管扩张药、心动过速等）及后负荷（如低血容量、血管扩张药、低血压等）的各种因素均可加重梗阻，需避免。可适当降低心肌收缩力（如使用β受体阻滞剂、钙拮抗剂、挥发性吸入麻醉药等）、增加心脏前负荷（如增加循环血容量、心率偏慢等）及后负荷（如增加循环血容量及α受体兴奋剂等）。心尖部人工心脏起搏可以避免收缩期室间隔向左室内腔突出，减轻SAM及二尖瓣关闭不全。

（4）维持窦性心率，防止心律失常也非常重要。对于室性与室上性心律失常，可使用异搏定或胺碘酮，对于新发房颤采用同步直流电复律。

（5）对于术中监测方面，CVP 及 IBP 监测是基本的，对于梗阻型患者必要时需行肺动脉导管监测心输出量、PCWP，TEE 可以直接监测左室舒张末期容积，直接观察有无流出道梗阻，有条件时尽量使用。术中当血压下降，CVP、PCWP 急剧增高或严重心律失常时，要考虑流出道梗阻。

（6）麻醉方法的选择需根据手术情况而定。全麻相对安全，但硬膜外及腰麻在严密监护下亦可使用。麻醉药物宜选择有轻度心肌抑制的挥发性吸入麻醉药、芬太尼等。术中血压下降时，增加输液、使用新福林等维持前后负荷。氯胺酮、泮库溴铵等易增加心肌收缩力及心动过速，禁用。无论采用何种麻醉方法，均应保证适当的麻醉深度，避免疼痛、缺氧、CO_2 蓄积等可引起交感兴奋的因素。

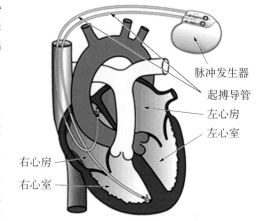

　　脉冲发生器
　　起搏导管
　　左心房
　　左心室
右心房
右心室

图 24-1　起搏器示意图

3. 起搏器的基本知识

常用的心脏起搏设备包括起搏器、ICD（埋藏式心脏电复律除颤器）、CRT（心脏再同步化治疗）、CRT-D 等。起搏系统常由一个脉冲发生器及将脉冲传到心脏的电极导线组成（见图 24-1）。电极可以是单个电极、双电极或者多个电极，双电极起搏器可以程控为单电极模式。所有 ICD 都执行缓慢型起搏。起搏器代码如表 24-1 所示，除颤器代码如表 24-2 所示。

表 24-1　NBG 起搏器代码

第一位	第二位	第三位	第四位	第五位
起搏心腔	感知心腔	感知后反应方式	程控功能	多位点起搏
O＝无	O＝无	O＝无	O＝无	O＝无
A＝心房	A＝心房	I＝抑制	R＝频率调整	A＝心房
V＝心室	V＝心室	T＝触发		V＝心室
D＝心房＋心室	D＝心房＋心室	D＝抑制＋触发		D＝心房＋心室

注：D、可提供房室同步，即心房起搏取代抑制模式并确保其后的心室起搏。
　　R、起搏器可以根据患者需要调整心率，即频率适应性起搏功能。

表 24-2　NBD 除颤器代码

第一位	第二位	第三位	第四位
电击腔	抗快速心律起搏腔	快速心律探测	抗缓慢心律起搏腔
O＝无	O＝无	E＝心电图	O＝无
A＝心房	A＝心房	H＝血流动力	A＝心房
V＝心室	V＝心室		V＝心室
D＝心房＋心室	D＝心房＋心室		D＝心房＋心室

1）起搏器植入适应证

（1）窦房结及房室结功能障碍引起的心动过缓：

① 窦房结功能障碍：持续窦缓及不明原因的变时功能障碍，有症状的心动过缓。

② 成年人获得性房室传导阻滞。

③ 三度房室传导阻滞及高度的二度房室传导阻滞。

④ 二度房室传导阻滞伴有症状的心动过缓,不管阻滞类型及位置。

⑤ 无症状的持续三度房室传导阻滞,伴清醒时平均心室率在 40 次/min 左右或存在心室肥大及左室功能不全或阻滞位点低于房室结。

⑥ 运动时无心肌缺血却出现二到三度房室传导阻滞。

(2) 慢性双束支阻滞:即心电图上存在左右束支传导障碍的证据。

① 高度二度房室传导阻滞或间断的三度房室传导阻滞。

② 二度二型房室传导阻滞。

③ 交替束支阻滞。

(3) 急性心梗相关的房室传导阻滞:

① ST 断抬高型心梗后继发的持续二度房室传导阻滞。

② 短暂高度的二到三度房室结下阻滞及相关的束支阻滞。

③ 持续有症状的二到三度房室传导阻滞。

(4) 颈动脉窦高敏综合征及神经心源性晕厥:自发的颈动脉窦刺激引起的反复晕厥及颈动脉窦压力引起的>3 s 的心室停搏。

(5) 心脏移植术后:不能解决的持续异常及有症状的心动过缓。

(6) 通过起搏器预防及终止心律失常:

① 导管消融及药物治疗不能控制或有不能耐受的副作用的有症状的 SVT 可以通过起搏器终止。

② 持续间歇依赖型室速,伴或不伴 QT 间期延长。

(7) 肥厚型心肌病。

(8) 儿童、青少年的先天性心脏病:

① 严重的二、三度房室传导阻滞伴有症状的心动过缓,心室功能不全及低心排。

② 窦房结功能障碍,年龄相关的心动过缓并出现相关症状。

③ 术后新发的难治的二到三度房室传导阻滞或心脏术后持续 7 天以上。

④ 先天性三度房室传导阻滞伴宽 ORS 波的逸搏心律,完全室性异位节律,心室功能不全

⑤ 婴儿期先天性三度房室传导阻滞伴心室率小于 55 次/min 或先天性心脏病伴心室率小于 70 次/min。

2) ICD 植入适应证

(1) 室颤或血流动力学不稳定的持续室速引起心跳骤停的幸存者。

(2) 结构性心脏病及自发的持续室速。

(3) 既往心梗引起的 LVEF≤35%(NYHA 分级 Ⅱ/Ⅲ)或 LVEF≤30%(NYHA 分级 Ⅰ)。

(4) 非缺血性扩张型心肌病,LVEF≤35%(NYHA 分级 Ⅱ/Ⅲ)。

(5) 既往心梗引起的非持续室速,LVEF≤40%。

3) CRT 治疗指征

(1) 窦性心律患者:

Ⅰ类:①QRS 波宽度>150 ms,LBBB,射血分数≤35%,以及 NYHA 心功能分级 Ⅱ~Ⅳ级的患者。②QRS 波宽度 120~150 ms,LBBB,射血分数≤35%以及 NYHA 心功能分级 Ⅱ~Ⅳ级的患者。

(2) 房颤患者的 CRT 适应证:

Ⅱa 类:①射血分数<35%,NYHA 心功能分级 Ⅲ~Ⅳ级,QRS 波宽度>120 ms 的房颤心律患者,也可考虑 CRT 植入,但必须满足以下任意一项条件:a. 起搏器比例接近 100%;b. 植入后行房室结消融,使得双室起搏比例达到 100%。②房颤患者未控制心室率,行房室结消融治疗,同时存在射血分数

降低可考虑植入 CRT 治疗。

　4. 起搏器植入患者麻醉管理要点

　（1）起搏器植入患者麻醉期间要注意避免起搏器受到干扰。干扰起搏器的因素有非电源及电源因素。非电源因素如血液酸碱度、血氧分压及电解质变化等导致起搏阈值改变。电源因素中电刀是术中最常见的电磁干扰（EMI）。

　（2）电刀分为单极和双极两种，单极电刀的电流环路为电刀头到体表贴片或者感应床，环路经过人体，功率大，多用于切割（见图 24-2）；双极电刀的电流环路就在两个笔状头之间，功率小，环路不经过人体，多用于电凝。起搏器也存在电流环路。一种以起搏电极头端作为阴

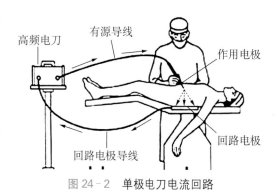

图 24-2　单极电刀电流回路

极，以起搏器表面作为阳极，称为单极（起搏/感知），起搏环路经过体表；另一种以起搏电极的头端为阴极，而头端后部的一个环作为阳极，环路不经过体表。当两个环路出现交互时，可产生相互作用，相互干扰。电刀对起搏器的干扰：①如电凝部位接近起搏器，可破坏后者内部线路。②当电凝电流沿心脏起搏器电极传入时可诱发室颤。③接触起搏电极前端的心肌可被灼伤，继而可致起搏无效。④电凝引起骨骼肌收缩产生的肌电活动可抑制起搏器起搏，出现心脏停搏。⑤电凝的脉冲辐射频率可改变起搏器功能。为此，对带有永久起搏器的患者术中应注意避免高频电刀的电磁波干扰。虽然大多数起搏器在持续电磁干扰时能自动转换成固定频率起搏，但间断或变化的电磁干扰仍可暂时抑制起搏器功能，导致心动过缓或心搏停止。美国心律协会（HRS）曾就心脏电子植入设备（包括 ICD、起搏器及长期监护记录仪）的围术期注意事项发布过一项建议，其中谈及有关电刀内容，建议如下：

　A. 心脏起搏器植入的患者，如果外科手术考虑使用电刀，需要有此前 12 个月内的起搏程控资料，其中包括起搏器种类、起搏模式与电极设置，植入起搏器的原发疾病，程控改变参数等；ICD 植入患者，需要有此前 6 个月的起搏程控资料，如果其中发生过放电，需要有相关记录，说明放电治疗原因及治疗情况。

　B. 术前行 Holter 检查，明确是否为起搏依赖的患者。

　C. 如果为非起搏依赖的患者，手术部位在脐以下，不需要进行特别的程控。

　D. 术中注意监护心率、心律变化。

　E. 如果手术部位在脐以上，建议对起搏器进行程控：

　ⅰ. 将起搏电极程控为双极感知/起搏。

　ⅱ. 起搏模式程控为固定频率（DOO/VOO）模式，术后再调整为原起搏模式。

　ⅲ. ICD 植入患者，术前要关闭心律失常感知功能，以免触发不恰当的治疗，术后调整为原起搏模式。

　F. 电刀使用注意事项：

　ⅰ. 电刀的体表电极尽量远离起搏器，确保电流通路不经过或靠近起搏器。

　ⅱ. 尽量不要在起搏器 375 px 范围内使用电刀，避免对起搏环路造成干扰；术中如果会涉及皮下起搏电极，在分离过程中要注意不要损伤绝缘层，以免电极头侧灼伤心肌。

　ⅲ. 尽可能缩短电刀使用时间。

　ⅳ. 尽量选用双极电凝；每次时间＜1 s，间隔＞10 s。禁止电凝头在未接触患者组织前就启动。

　（3）另外，尽量使用超刀代替电刀；当起搏器发生明显异常时，可以使用磁铁，但磁铁不宜作为预防性使用，因为脉冲发生器对磁铁的反应不一致；需备好临时起搏或体外除颤设备及异丙肾上腺素、阿托品及抗心律失常药物，以备不时之需。

（4）在行深静脉穿刺置管时应尽量动作轻柔。

（5）埋藏式起搏器程控：起搏器内具有微处理器，可接受体外的程控器发射的磁脉冲或射频信号，改变起搏器工作参数（起搏频率、脉冲宽度、感知灵敏度等），起搏器频率程控后应通过观察 SpO_2、BP、ECG 等来判断所调控的频率能否满足患者的需要。

（6）术后应注意：连续 ECG 监测，观察起搏与感知功能是否正常。如果患者自身频率超过起搏频率则需增加起搏频率（通常大于自身频率 10 次以上），以此来判断起搏功能情况。起搏阈值增高常为心导管移位的早期征兆，有怀疑时需拍胸片核实。

（7）麻醉药物对起搏器的影响：去极化肌松药引起的自发性收缩、依托咪酯引起的肌阵挛等可使起搏器感知发生错误，导致心率下降，心搏停止等，需注意避免其发生或将起搏器调整为非同步模式。

（8）患者细胞外液血钾浓度变化对起搏器的影响：正常细胞内外血钾浓度比为 30：1，此时静息膜电位（RMP）为 -90 mV。细胞外液钾浓度快速升高时，如静脉补钾或酸中毒时，会使 RMP 负值减小，动作电位阈值下降，心肌对去极化更敏感，发生室速或室颤的可能性增加。细胞外液钾浓度快速下降，如过度通气（呼碱）时，RMP 负值加大，心肌兴奋性下降，增加起搏阈值，导致起搏缺失。故对于带有起搏器患者应注意其细胞外液钾浓度的急剧变化。

六、思考题

1. 若该患者术中出现血流动力学不稳定的室速，该如何处理？
2. 若该患者术中起搏失败，LV - AO PG 异常增高，如何处理？
3. 若该患者行左室肥厚部位切除术，麻醉应如何管理？
4. 若患者术前出现扩心病样表现，围术期又该如何管理？

七、参考文献及推荐阅读文献

1. Sumio Amagasa, Shinya Oda, Sachiko Abe et al. Perioperative management of lobectomy in a patient with hypertrophic obstructive cardiomyopathy treated with dual-chamber pacing [J]. J Anesth (2003)17:49 - 54.

2. Amy G. Rapsang, Prithwis Bhattacharyya et al. Pacemakers and implantable cardioverter defibrillators—general and anesthetic considerations [J]. Re v Bras Anestesiol. 2014;64(3):205 - 214.

3. Brignole M, Auricchio A, Baron-EsquiviasG, et al. 2013 ESC Guidelines on cardiac pacing resynchronization therapy. The Task Force on cardiac pacing and resynchronization therapy of the European Society of Cardiology (ESC).

Deve-loped in collaboration with the European Heart Rhythm Association (EHRA) [J]. J. Europace, 2013,15(8):1070 - 1118.

4. Crossley GH, Poole JE, Rozner MA, et al. The Heart Rhythm Society (HRS)/American Society of Anesthesiologists (ASA) Expert Consensus Statement on the perioperative management of patients with implantable defibrillators, pacemakers and arrhythmia monitors: facilities and patient management this document was developed as a joint project with the American Society of Anesthesiologists (ASA), and in collaboration with the American Heart Association (AHA), and the Society of Thoracic Surgeons (STS) [J]. Heart Rhythm. 2011 Jul;8(7):1114 - 54.

（蓝海珍）

诊双肺呼吸音对称,连接呼吸机行机械通气。

（3）麻醉维持应用丙泊酚、芬太尼和罗库溴铵,术中适当过度通气,维持二氧化碳分压在 30 mmHg 左右。

（4）术中监测呼末二氧化碳、脉搏血氧饱和度、有创动脉血压、中心静脉压、体温、尿量和肌松监测。定期进行动脉血血气分析,根据中心静脉压、尿量和失血量进行液体治疗。该患者术中维持血压在 (110～130)mmHg/(75～80)mmHg 之间,HR 70～80 次/min,体温维持在 37.0℃。术中予以甘露醇和速尿脱水治疗。

（5）术毕患者带气管导管回重症监护室,2 天后拔除气管导管,神志清醒,恢复自主呼吸,SpO₂ 98％。复查胸片示两肺纹理清晰,未发现炎性浸润。

三、病例分析

1. 病史特点

（1）男性,22 岁。诊断"急性颅内血肿伴脑挫裂伤",拟急诊全麻下行颅内血肿清除术。

（2）否认既往其他重大心、肺、脑、血管疾病史。有明确饱胃史,术前存在恶心呕吐,呕吐胃内容物。患者神志模糊,无法对答,查体不配合。ASA 分级Ⅳ级,GCS 评分 4 分。无其他器官损伤的证据。无颈椎不稳定,无面部骨折,无口腔和鼻腔出血表现。

（3）麻醉相关检查发现:

① 患者 Ht 172 cm, Wt 65 kg。

② 血常规、肝肾功能、电解质均正常。血糖 8.8 mmol/L。胸片:两肺未见明显异常,纹理清晰,心脏形态大小未见异常。头颅 CT:脑深部白质内可见圆形高密度血肿影,可见血肿周围低密度水肿区。

（4）患者入室后,头高脚低 15°平卧,面罩吸氧 8 L/min,常规心电监护,同时建立外周静脉通路。充分预供氧后,依次给予丙泊酚 130 mg、芬太尼 100 μg、罗库溴铵 50 mg 行麻醉诱导,按压环状软骨,避免诱导期发生反流误吸,明视经口顺利插入 7.0 普通气管导管,固定于距门齿 23 cm 处。听诊双肺呼吸音对称,连接呼吸机行机械通气。

（5）麻醉维持应用丙泊酚、芬太尼和罗库溴铵,术中适当过度通气,维持二氧化碳分压在 30 mmHg 左右。术中监测呼末二氧化碳、脉搏血氧饱和度、有创动脉血压、中心静脉压、体温、尿量和肌松监测。定期进行动脉血血气分析,根据中心静脉压、尿量和失血量进行液体治疗。

（6）术毕患者带气管导管回重症监护室,2 天后拔除气管导管,神志清醒,恢复自主呼吸,SpO₂ 98％。复查胸片示两肺纹理清晰,未发现炎性浸润。

2. 诊断和诊断依据

诊断:饱胃颅脑外伤患者,拟急诊全麻下行颅内血肿清除术。

诊断依据:

（1）男性,22 岁。诊断"急性颅内血肿伴脑挫裂伤",拟急诊全麻下行颅内血肿清除术。

（2）有明确饱胃史,术前存在恶心呕吐,呕吐胃内容物。ASA 分级Ⅳ级,GCS 评分 4 分。无其他器官损伤的证据。无颈椎不稳定,无面部骨折,无口腔和鼻腔出血表现。

（3）血常规、肝肾功能、电解质均正常。血糖 8.8 mmol/L。胸片:两肺未见明显异常,纹理清晰,心脏形态大小未见异常。

（4）患者入室后,头高脚低 15°平卧,面罩吸氧 8 L/min,常规心电监护,同时建立外周静脉通路。充分预供氧后,依次给予丙泊酚 130 mg、芬太尼 100 μg、罗库溴铵 50 mg 行麻醉诱导,按压环状软骨,避免诱导期发生反流误吸,明视经口顺利插入 7.0 普通气管导管,固定于距门齿 23 cm 处。听诊双肺呼吸音对称,连接呼吸机行机械通气。手术麻醉过程平稳,术中监测呼末二氧化碳、脉搏血氧饱和度、有创动脉血压、中心静脉压、体温、尿量和肌松监测。定期进行动脉血血气分析,根据中心静脉压、尿量和失血量进行液体治疗。术毕患者带气管导管回重症监护室,两天后拔除气管导管,神志清醒,恢复自主呼吸,SpO_2 98%。复查胸片示两肺纹理清晰,未发现炎性浸润。

3. 鉴别诊断

根据患者受伤或发病时间,询问患者本人或家属,明确患者进食进饮的时间,即可明确患者是否存在饱胃的情况。常见的饱胃患者还包括:孕产妇、醉酒患者、脑血管意外患者、急性颅脑损伤患者、胃肠道疾病患者(麻痹性肠梗阻、机械性肠梗阻)、食道癌术后患者等。

四、处理方案及基本原则

本例患者为年轻男性,因颅脑外伤行急诊手术,有明确饱胃史。对于颅脑外伤的患者,术前应做出快速全面的评估,维持脑灌注压和氧供,防止和减轻继发性神经损伤,改善患者预后。

首先,对本例患者神经系统评估:GCS 评分 4 分,无其他器官损伤,其他全身情况一般(无明显高血压或低血压,无低氧血症,无高糖血症,无明显发热或低体温表现,血常规、电解质、酸碱平衡无明显异常)。

其次,评估患者的气道情况。对于 GCS 评分低于 8 分的患者必须立即行气管插管和机械通气。本例患者明确存在饱胃,无颈椎不稳定,无面部骨折,无口腔和鼻腔出血表现。本例采用快速顺序诱导,辅以按压环状软骨避免正压通气引起患者反流误吸。足量的肌松药可辅助气管插管、机械通气并降低颅内压,一般认为,琥珀胆碱可以引起肌肉抽搐和颅内压升高,对于困难气道的患者,琥珀胆碱仍是最佳选择,目前,罗库溴铵(0.6~1.0 mg/kg)已广泛用于临床,其起效迅速,能够方便麻醉医生快速建立气道,对血流动力学影响也较小,可以用于饱胃外伤患者的麻醉诱导。

在术中管理方面,避免长时间的过度通气,即 $PaCO_2$ 28~33.5 mmHg,需同时进行脑氧监测,警惕脑缺血的发生。在确保血流动力学平稳的前提下,适当头部抬高 30° 的体位可以改善静脉回流,降低颅内压。甘露醇也能够有效降低颅内压,但须警惕其存在利尿、急性肾损伤、电解质紊乱和颅内压反跳性升高的情况。一般不主张在中重度脑外伤患者中使用激素,因其会增加患者的病死率。

五、要点与讨论

1. 颅脑外伤的定义和分类

颅脑外伤:外界暴力直接或间接作用于头部所造成的损伤。

分为原发性颅脑外伤(脑震荡、弥漫性轴索损伤、脑挫裂伤等)和继发性颅脑外伤(硬膜外、硬膜下、脑内血肿或血肿增大、持续的颅内高压等)。

2. 颅脑外伤的患者可能存在的气道问题

所有颅脑外伤的患者都应该被认为是"饱胃"的,约有 10% 的患者合并颈椎损伤。同时,也可能发生颌面部骨折、严重软组织水肿致声门暴露困难,存在鼓室出血、耳漏、乳突或眼部周围有瘀斑的患者,须警惕存在颅底骨折,若存在颅底骨折禁止行经鼻气管插管。

3. Sellick 手法

Sellick 手法:上提患者下颌,且不移动其颈椎,向后推环状软骨关闭食管,在最大程度上防止因正压通气使气体进入患者胃内而引起的反流误吸。如图 26-1 所示。

值得一提的是,在心肺复苏过程中,Sellick 手法存在两个问题:

（1）需要两个人同时操作完成。

（2）压迫力量不易控制，用力过大可能导致气管压扁，造成气道阻塞。

目前，改良 Sellick 手法：术者在推额提颏开放气道后，顺势用小指掌指关节处在环状软骨上施加压力，改良手法可以实现一人操作，且力量不易过大，不易造成气道阻塞。如图 26 - 2 所示。

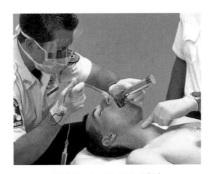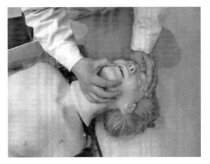

图 26 - 1　Sellick 手法　　　　图 26 - 2　改良的 Sellick 手法

4. 饱胃外伤患者麻醉中，麻醉药物的选择

（1）吸入麻醉药：高浓度的卤代吸入麻醉药具有降低脑氧代谢、扩张脑血管、增加颅内压的作用，建议卤代吸入麻醉药浓度低于 1 MAC。不推荐使用 N_2O。

（2）静脉麻醉药：丙泊酚具有降低脑氧代谢、降低颅内压的作用，可以用于控制颅内压，全凭静脉麻醉（丙泊酚＋瑞芬太尼）有利于脑外伤患者术后快速神经功能的评价。不推荐使用氯胺酮。

（3）肌肉松弛剂：足量的肌松药可辅助气管插管、机械通气并降低颅内压，一般认为，琥珀胆碱可以引起肌肉抽搐和颅内压升高，对于困难气道的患者，琥珀胆碱仍是最佳选择，目前，罗库溴铵（0.6～1.0 mg/kg）已广泛用于临床，其起效迅速，能够方便麻醉医生快速建立气道，对血流动力学影响也较小，可以用于饱胃外伤患者的麻醉诱导。

六、思考题

1. 哪些方法可以控制患者术中颅内压？

2. 若此患者合并颈椎损伤，如何进行气道管理？

3. 若此患者在麻醉诱导期发生了严重的反流误吸，应立即采取哪些措施？

七、推荐阅读文献

1. 刘进，邓小明，等. 2014 版中国麻醉学指南与专家共识. 中华医学会麻醉学分会. 第 15 章　颅脑外伤患者的麻醉管理指南. 130 - 134.

2. Bullock R, et al. Guidelines for the Management of Severe Traumatic Brain Injury [J]. J Neurotrauma, 2007, 24(Suppl 1): 1 - 106.

3. Hesdorffer D, Ghajar J, Iacono L: Predictors of compliance with the evidence-based guidelines for traumatic brain injury care: A survey of United States trauma centers [J]. J Trauma, 2002, 52, 1202 - 1209.

（吕卓辰）

案例 27

术中低体温患者的围术期麻醉管理

一、病历资料

1. 现病史

患者，女性，78 岁，因"进食后中上腹腹胀一月余"入院。患者一月余前无明显诱因下开始出现进食后中上腹部胀痛，无反酸烧心、无恶心呕吐、无腹泻黑便、无腹痛便秘等不适症状。至当地医院就诊行胃镜检查，提示：贲门、胃底见不规则隆起，表面糜烂污秽，质脆易出血。胃镜下诊断"贲门胃底恶性肿瘤、霉菌性食管炎"。病理诊断"贲门口腺上皮示高级别上皮内瘤变"。患者为进一步诊治收治我院。

患者发病来神志清、精神可、胃纳差、睡眠安，二便无殊，体重近一月下降约 2 kg。

2. 既往史

患者既往体健，否认高血压、糖尿病、心肺疾病，否认心、肺、脑、血管重大手术史，曾行左膝关节外伤手术（具体不详），否认药物过敏史。

3. 体格检查

（1）患者 Ht 156 cm，Wt 48 kg，T 37.0℃，P 85 次/min，R 18 次/min，BP 138 mmHg/77 mmHg。

（2）患者神志清，精神可，自主体位，对答切题，检查合作。呼吸运动不受限，胸廓扩张度好。

（3）听诊患者双肺呼吸音清，未闻及明显干湿性啰音及哮鸣音，HR 85 次/min，律齐，未及心脏病理性杂音。腹软、无压痛及反跳痛、无腹部包块。

（4）患者张口度>3 指，Mallanpati 分级 I 级，头颈部活动度好，甲颏距 6 cm，无缺齿、义齿及活动性牙齿，插管条件好。

（5）患者可配合完成深呼气、深吸气及屏气试验，无明显气管受压及气管移位等现象。

4. 实验室检查和影像学检查

（1）入院前胃镜（2014 年 4 月，当地医院）：贲门、胃底见不规则隆起，表面糜烂污秽，质脆易出血。胃镜下诊断"贲门胃底恶性肿瘤、霉菌性食管炎"。病理诊断"贲门口腺上皮示高级别上皮内瘤变"。

（2）腹部 CT（2015 年 5 月，我院）：贲门-胃底溃疡增殖性病灶，胃部恶性肿瘤侵及黏膜下层考虑；腹主动脉及双侧髂动脉壁钙化，盆腔静脉石。

（3）胸部 X 线（2015 年 5 月，我院）：两肺纹理增多紊乱模糊，主动脉迂曲壁钙化；胸椎侧弯退变，右锁骨可疑低密度灶。

（4）心脏超声（2015 年 5 月，我院）：诊断轻度二尖瓣关闭不全，EF 66%。

（5）血液学检查（2015 年 5 月，我院）：血常规、血生化及凝血功能检查提示均在正常范围内。

二、诊治经过

1. 麻醉初步诊断

胃部恶性肿瘤。

（1）治疗方案：拟择期行全麻下胃癌根治术。

（2）患者完善术前检查及术前准备，评估基本情况。进入手术室后予以常规麻醉监护（血压、心电图及氧饱和度监测），开放外周静脉通路补液，并予以咪唑安定 2 mg 静脉注射行术前镇静，密切观察生命体征及患者呼吸、循环情况。

（3）插管前准备，气管导管选取 6.5♯ 普通气管导管，备听诊器听诊呼吸音。

（4）充分供氧后，予以丙泊酚 100 mg、舒芬太尼 15 μg、罗库溴铵 40 mg、地塞米松 10 mg 行快速静脉诱导，面罩通气等级Ⅰ级，经喉镜明视下顺利暴露声门，经口插入 6.5♯ 普通气管导管，插管过程顺利，无阻力，气管导管固定 21 cm 处。听诊双肺呼吸音对称，支气管导管位置良好，予以连接呼吸机行机械控制通气。双肺通气呼吸机参数设置：VT 375 ml，频率 12 次/min，PEEP 6 cmH$_2$O，气道压波动于 16～18 cmH$_2$O。术中七氟醚维持镇静，舒芬太尼静注维持镇痛、罗库溴铵间断推注维持肌松。

（5）术中行体温监测及脑电检测，避免低体温及术中知晓可能，观察生命体征。

（6）患者顺利行胃癌根治术后予复苏，苏醒过程行肌松监测，待肌力恢复，呼吸恢复好，SpO$_2$ 脱氧情况下可维持 95% 以上予以拔管。

（7）恢复术后恢复良好，顺利出院。

三、病例分析

1. 病史特点

（1）女性患者，78 岁，因"进食后中上腹腹胀一月余"入院。当地医院就诊行胃镜检查，提示：贲门、胃底见不规则隆起，表面糜烂污秽，质脆易出血。胃镜下诊断"贲门胃底恶性肿瘤、真菌性食管炎"。病理诊断"贲门口腺上皮示高级别上皮内瘤变"。病程中无便血及呕血等消化道出血情况。

（2）否认重大心、肺、脑、血管疾病及手术史，否认外伤及药物过敏史。

（3）麻醉体格相关检查发现：

听诊：患者双肺呼吸音清，未闻及明显干湿性啰音及哮鸣音，HR 85 次/min，律齐，未及心脏病理性杂音。腹软、无压痛及反跳痛，无腹部包块。

患者张口度＞3 指，Mallanpati 分级Ⅰ级，头颈部活动度好，甲颏距 6 cm，无缺齿、义齿及活动性牙齿，插管条件好。

2. 诊断和诊断依据

诊断：胃部恶性肿瘤。

诊断依据：

（1）患者女性，78 岁，因"进食后中上腹部胀痛一月余"入院。

（2）辅检：入院前胃镜（2014 年 4 月，当地医院）：贲门、胃底见不规则隆起，表面糜烂污秽，质脆易出血。胃镜下诊断"贲门胃底恶性肿瘤、霉菌性食管炎"。病理诊断"贲门口腺上皮示高级别上皮内瘤变"。

腹部 CT：贲门-胃底溃疡增殖性病灶，胃部恶性肿瘤侵及黏膜下层考虑；腹主动脉及双侧髂动脉壁钙化，盆腔静脉石。

（3）体格检查：腹软、无压痛及反跳痛、无腹部包块。听诊：患者双肺呼吸音清，未闻及明显干湿性啰音及哮鸣音，HR 85 次/min，律齐，未及心脏病理性杂音。

3. 鉴别诊断

（1）胃溃疡或慢性胃炎：由于胃癌无特征性的症状和体征，临床表现酷似胃溃疡，特别是青年人胃癌常被误诊为胃溃疡或慢性胃炎，故须仔细鉴别。胃溃疡的某些典型 X 线片表现可作为诊断依据，如龛影一般突出于腔外，直径在 2 cm 以内，其口部光滑整齐，周围黏膜呈辐射状，胃壁柔软可扩张等；而进展期溃疡型癌的龛影较大，且位于腔内，常伴有指压痕及裂隙破坏，局部胃壁僵硬，胃腔扩张性差等。但某些胼胝性溃疡易与溃疡型癌相混淆，这需要进一步作胃镜活检予以鉴别。

（2）胃息肉（胃腺瘤或腺瘤性息肉）：来源于胃黏膜上皮的良性肿瘤可发生于任何年龄，但以60～70岁多见。较小的腺瘤可无任何症状，较大者可引起上腹部饱胀不适，隐痛恶心。腺瘤表面黏膜可糜烂、溃疡出血而引起黑便，临床表现可酷似胃癌。X 线钡餐检查显示为 1 cm 左右直径，边界完整的圆形充盈缺损，带蒂腺瘤推压时可移动部位。胃腺瘤常与隆起型早期胃癌相混淆，宜胃镜活检予以确诊。

（3）胃平滑肌瘤：可发生于任何年龄，多见于 50 岁下面。其瘤体多单发，2～4 cm 大小，好发于胃窦及胃体部，呈圆形或椭圆形，患者常有上腹饱胀不适、隐痛或胀痛，当肿瘤增大供血不足而形成溃疡时亦可出现间歇性呕血或黑便，约有 2% 可恶变成平滑肌肉瘤。胃镜检查可与胃癌相区别，但难以决定属平滑肌瘤抑或平滑肌肉瘤。

四、处理方案及基本原则

患者老年患者，拟行开腹手术，麻醉诱导期可能由于大量麻醉药物抑制作用，外周血管扩张明显，体热散失，即可出现体温下降。在手术期，由于开腹，腹腔内热量大量散失，较一般非开腹手术体温下降明显。另外，老年患者由于对体温下降耐受性差，术中出现低体温可能出现心律失常、凝血功能异常等表现。对于开胸、开腹等体热散失明显的手术，术中应加强保温措施，最好是术前即开始保温治疗。

（1）诱导前用药及准备：患者入室后严密生命体征监测，开放静脉后予以 1.5 mg 咪达唑仑术前镇静并吸氧，患者入睡后呼吸功能并未受到明显抑制，吸氧 3 L/min 情况下 SpO_2 尚能维持 99%。维持手术室温度于 23～24℃，考虑患者术中体热散失多，术前即予开始保温措施（予以暖风机 38℃ 给患者体表保温），液体输注亦予以加温措施。

（2）麻醉诱导方案：在麻醉诱导开始前予提高暖风机温度至 42℃，对患者体表进行加热。对于此病例采用了快速静脉序贯诱导的方法，尽量缩短从患者意识消失到人工气道建立所需要的时间。气管插管后立即建立体温监测，予以鼻咽部体温监测。

（3）术中维持及苏醒期注意事项：诱导后体温 36.3℃。术中七氟醚维持镇静，根据药物代谢情况间断给予镇痛、肌松药。患者开腹后体温开始逐渐下降，开腹后 20 min 左右体温降至 36℃。尽管持续采取加温措施，体温仍持续下降，最低至开始关腹时达 35.2℃。术中患者未出现心率失常及出血量异常增加等表现。考虑患者低体温对苏醒期影响大，开始关腹时予以加温措施，包括体表加温机液体加温。患者关腹后体温开始缓慢上升，至缝皮结束，体温上升至 35.6℃。苏醒期予以镇静下继续加温，待患者体温上升至 36.1℃，予苏醒及拔管。患者拔管后未出现寒战、烦躁及心律失常等表现，顺利安返病房。

五、要点与讨论

1. 围术期低体温定义

人体正常核心温度为 36.5～37.5℃，而机体核心温度为 34～36℃是定义为低体温。体温是重要的生命体征，是机体各项技能得以维持的关键，而在外科手术及麻醉中低体温常常发生。

2. 围术期影响体温变化的因素

（1）室温：当外界环境温度低于体温，人体即通过辐射、传导、对流等形式散失热量。手术室的温度应控制在 25℃ 左右，尽量减少由于室温过低导致患者体温丢失。

（2）全身麻醉及用药：麻醉及麻醉用药明显损伤正常精确的体温调节，可使体温调节中枢的调节阈值增加 0.2～4℃，并且损害体温调节反应，所有的吸入麻醉药及静脉麻醉药以其剂量依赖性抑制体温调节。麻醉药物使血管扩张，热量从胸腔及腹腔向四肢分布，再释放到周围环境中，引起体温下降，同时不良反应用药抑制下丘脑体温调节中枢，使机体不能对低体温进行代偿调节。

（3）椎管内麻醉：除血管扩张引起体内热能的再分布外，下丘脑对被阻滞区皮肤的温度感觉发生变化，错误的判断被阻滞皮区温度升高，从而耐受低温而不发生寒战反应。

（4）手术：围术期手术区域皮肤的暴露、消毒及手术时间过长，特别是开胸、剖腹及大面积烧伤手术等，均会导致体温丢失。

（5）液体：由于水的比热大于空气的比热，热量在水中的传播速度远大于在空气中的传播速度，对于相同的温度热量在水中的散失比在空气中大得多。手术操作区域未经加温液体的冲洗，特别是胸腹腔手术及泌尿外科手术如 TURP（经尿道前列腺电切术）、PCNL（经皮肾镜超声碎石术）等需要大量液体冲洗，往往伴随着热量的散失。另一方面大量输入冷的液体及未预热的血液制品，也会导致低体温的发生，有数据显示每输入 1 L 室温的液体或 200 ml 库血，中心温度约下降 0.25℃。

3. 低体温对围术期的影响

（1）心肌缺血和心律失常：当中心温度下降 1℃，一方面机体耗氧量随之增加，另一方面寒冷刺激使机体内源性儿茶酚胺释放增加，血管收缩，外周血管阻力增加，从而增加心血管负荷，严重时致心肌缺血、心律失常，当室性心律不齐进展为心室纤颤通常发生在体温接近 30℃。

（2）凝血功能障碍：①血小板功能减弱，低温可抑制血小板的活化和聚集；②凝血酶功能异常，低温导致肝脏代谢下降，肝功能减弱，使多种肝源性凝血酶、凝血因子生成减少，同时低温影响凝血酶的活性；③纤溶状态异常，低温时外周血管收缩，血液黏滞度增高，纤溶亢进，最终导致弥散性血管内凝血。

（3）药物代谢能力下降及麻醉苏醒延迟：①多数药物的代谢高度依赖肝、肾血流量，低体温也可使肝肾等重要脏器血流量下降；②药物的代谢与相关酶的活性密切相关，温度的变化明显影响酶的活性；③挥发性麻醉药的组织溶解性随体温的下降而提高，故低体温时药物代谢速度减慢，经肝肾排泄的药物半衰期随之延长。

（4）伤口愈合差，感染发生率升高：低体温加重术后机体蛋白的消耗，抑制伤口的愈合。另一方面低体温引起反应性血管收缩，导致组织相对缺氧，间接抑制中性粒细胞的功能；低体温还可抑制机体 T 淋巴细胞功能，从而增加手术部位感染的风险。

4. 如何正确维持正常体温

维持围术期体温正常，贯穿围术期的 3 个阶段：术前预保暖及术中、PACU 保暖，保暖方式多种多样，常用的包括：保温棉毯、循环水毯、充气加温毯、术中呼吸机加温加湿、输液冲洗液加温以及室温调节等。有研究表明术前预保温 10 min 即可有效减小术中患者中心体温的降低，并且 25℃ 室温较 21℃ 的室温更有效预防患者围术期中心体温过低。有研究比较不同保温措施在 TURP 术中应用研究表明加压空气调温毯加温比冲洗液加温对预防术中低体温更有效。研究表明使用综合保温措施有利于维持术中体温的稳定，减轻术中的应激反应，预防麻醉恢复期并发症的发生，为手术的成功提供了重要保障。

六、思考题

1. 哪些手术、哪些患者容易出现术中低体温？
2. 低体温对苏醒期的影响？

3. 哪些手术不适合加温治疗措施?

七、推荐阅读文献

1. 祝妍华,谢小玲,亓华云,等. 老年骨科手术患者术中低体温的干预措施[J]. 浙江临床医学,2013,15(12):1879-1880.

2. 罗永丹. 腹部手术全身麻醉患者术中保温的影响分析[J]. 吉林医学,2013,34(18):3733-3734.

3. 郭志红,王飞,李玉香. 围麻醉期促进正常体温管理流程[J]. 山东医药,2013,53(20):97-98.

4. 黄玲,黄冰,潘灵英,等. 不良反应术后苏醒延迟影响因素的 Logistic 分析[J]. 临床麻醉学杂志,2006,22(7):547.

5. 李玉芝,菜茗叶,高静. 围术期低体温及防护[J]. 现代预防医学,2005,32(5):531.

（许细某）

案例 28

合并多种系统疾病高龄患者的下肢神经阻滞

一、病历资料

1. 现病史

患者,女性,76 岁,平日生活于养老院中,尚能自理。一周前洗澡时跌倒至右股骨颈骨折,拟入院行右侧人工股骨头置换术。发病至今均于家中卧床休息。

2. 既往史

(1)高血压病史 20 余年,口服硝苯地平缓释片,每天一片,控制尚可。

(2)糖尿病史 10 余年,口服二甲双胍,空腹血糖控制在 6～8 mmol/L 之间。

(3)5 年前曾有一次脑梗史,当时存在右侧肢体感觉障碍,目前无后遗症,服用阿司匹林每天一片,已停药一周。

(4)慢性阻塞性肺病史,秋冬季节咳嗽咳痰症状均有明显加剧,否认喘息史。

(5)曾有阑尾切除史及剖宫产史,否认药物食物过敏。

3. 体格检查

(1)患者神清,精神可,平卧位,对答切题,检查合作。Ht 155 cm, Wt 46 kg, T 37.2℃, P 60 次/min, R 18 次/min, BP 145 mmHg /88 mmHg。

(2)吸空气时,SpO_2 92%～94%;鼻吸氧 5 L/min 时,SpO_2 维持于 98%～100%。屏气试验 24 s。

(3)视诊桶状胸;听诊患者双肺呼吸音粗,两肺底可闻及少量湿啰音,未及哮鸣音;心律齐,未及心脏杂音。

(4)患者张口度>3 指,Mallampati 分级Ⅱ级,头颈活动度好,甲颏间距 6 cm。满口义齿已去除。

(5)双下肢无明显水肿,腓肠肌无压痛,足背动脉搏动可及。

4. 实验室和影像学检查

(1)胸片:两肺纹理增多增粗模糊,局部肺野透亮度增加。心影增大。

(2)心电图:左室高电压,肢体导联 QRS 波低电压倾向。

(3)心脏彩超:升主动脉增宽,二尖瓣轻度反流,EF 60%。

(4)动脉血气:pH 7.42, PaO_2 69 mmHg, $PaCO_2$ 48 mmHg, SaO_2 95.4%, HCO_3^- 28 mmol/L, BE 3.6 mmol/L。

二、诊治经过

1. 麻醉前初步诊断

右股骨颈骨折合并高血压、糖尿病、慢性阻塞性肺病。

2. 治疗方案

（1）拟于坐骨神经＋腰丛阻滞下行右侧人工股骨头置换术。

（2）患者进入手术室后，常规心电监护，建立外周静脉通路，面罩供氧。

（3）患者取 sims 体位（侧卧、屈髋屈膝，阻滞侧下肢在上），在股骨大转子与髂后上嵴连线中点的垂直线上，找到与股骨大转子、骶裂孔连线的交点，在超声引导下进针 3 cm，注入 0.375％罗哌卡因 15 ml。

（4）再于髂嵴连线距中线 4 cm 处，在超声引导下进针至两横突连线下 1.5 cm，注入 0.375％罗哌卡因 15 ml＋1％利多卡因 10 ml。

（5）手术开始后患者无疼痛主诉，手术顺利。

三、病例分析

1. 病史特点

（1）患者，女性，76 岁，因平日生右股骨颈骨折拟行右侧人工股骨头置换术。

（2）高血压病史 20 余年，口服硝苯地平缓释片，每天一片；糖尿病史 10 余年，口服二甲双胍；5 年前曾有一次脑梗史，无后遗症，服用阿司匹林，每天一片，已停药一周；慢性阻塞性肺病史。

（3）体格检查：患者 Ht 155 cm，Wt 46 kg，桶状胸，P 60 次/min，R 18 次/min，BP 145 mmHg/88 mmHg。SpO_2 92％～94％（吸空气），SpO_2 98％～100％（吸氧气），屏气试验 24 s。听诊双肺呼吸音粗，两肺底可闻及少量湿啰音，心律齐，未及心脏杂音。双下肢无明显水肿，腓肠肌无压痛，足背动脉搏动可及。

（4）实验室和影像学检查：胸片示两肺纹理增多增粗模糊，局部肺野透亮度增加，心影增大。心电图示左室高电压，肢体导联 QRS 波低电压倾向。心脏彩超示升主动脉增宽，二尖瓣轻度反流，EF60％。动脉血气示 pH 7.42，PaO_2 69 mmHg，$PaCO_2$ 48 mmHg，SaO_2 95.4％，HCO_3^- 28 mmol/L，BE 3.6 mmol/L。

2. 诊断和诊断依据

诊断：右股骨颈骨折合并高血压、糖尿病、慢性阻塞性肺病。

诊断依据：

（1）右股骨颈骨折：结合患者外伤史及查体及影像学所见，故诊断。

（2）高血压，糖尿病，慢性阻塞性肺病：结合患者病史，明确诊断。

3. 鉴别诊断

股骨转子间骨折：临床表现与股骨颈骨折相似，查体见下肢外旋畸形，肢体缩短明显。可行影像学检查明确。

四、处理方案及基本原则

老年患者脏器功能随着年龄的增加逐渐减退，往往合并有各种类型的系统疾病，手术麻醉时应根据不同患者的基础情况对麻醉方案进行相应的优化。

（1）老年患者呼吸容量减少，气体交换下降，通气功能减退。且该患者合并存在慢性阻塞性肺病，骨折后在家卧床一周，易诱发坠积性肺炎。在全身麻醉与神经阻滞麻醉中，首选神经组织麻醉。

（2）老年人蛛网膜血流及脑脊液减少，局麻药起效和吸收较慢，药液易向胸段沉积，平面升高。老年人硬膜外腔脂肪和结缔组织增多，椎间孔和硬膜外腔变窄，药液扩散较广，容易引起低血压、心动过缓。外周神经组织对循呼吸、循环影响较小，恢复较快，故首选外周神经组织麻醉。

（3）患者右下肢上段骨折，坐骨神经＋腰丛阻滞可以满足手术需要。

（4）术前充分了解患者病史和日常用药情况，完善体格检查，嘱咐患者加强呼吸锻炼，调节内环境，防范下肢深静脉血栓与肺栓塞的发生。

（5）术后在条件允许的情况下，早日开始恢复锻炼。

五、要点与讨论

1. 老年患者的术前总体评估

老年患者术前访视与评估是实施麻醉手术前至关重要的一环，其目的是客观评价老年患者对麻醉手术的耐受力及其风险，同时对患者的术前准备提出建议，包括是否需要进一步完善检查、调整用药方案、功能锻炼甚至延迟手术麻醉，在条件允许的情况下尽可能地提高患者对麻醉手术的耐受力，降低围术期并发症和死亡风险。

老年患者术前应当根据 ASA 分级、代谢当量水平、营养状况、是否可疑困难气道、视力状况、精神/认知状况、言语交流能力、肢体运动状况、是否急症手术、近期急性气道疾患、过敏史、脑卒中病史、心脏疾病病史、肺脏病史、内分泌疾病病史、用药史（包括抗凝药物等）、头颈部放疗史、既往外科病史等对患者进行评估，以期全面掌握患者的身体状态。必要时，邀请相应多科专家参与讨论手术时机、方案以及相应的术前准备。

2. 老年患者麻醉方式与药物的选择

尽管既往研究认为全身麻醉与椎管内麻醉对患者的转归没有差别，但最近的国际共识认为，出于对老年患者脑功能的保护，推荐优先使用神经阻滞技术，包括椎管内麻醉、外周神经阻滞麻醉等，局部麻醉药物优选罗哌卡因。如果选择全身麻醉，不断累积的证据表明全静脉麻醉在老年患者的术后认知保护方面具有优势，某些特殊手术使用适当浓度的吸入麻醉药物具有脏器保护效应。老年下肢骨折手术患者，为减轻摆位以及椎管内麻醉或者外周神经阻滞操作过程中患者的不适，可尽量选择非药物性手段减轻疼痛，如髂筋膜阻滞等方法。老年患者对阿片类药物和镇静药物特别敏感，摆位或者操作过程中应该谨慎给予。

3. 腰丛神经阻滞的实施

腰丛位于腰大肌间隙内，腰大肌间隙的前壁是腰大肌，后壁是 $L_1 \sim L_5$ 横突、横突间肌和横突间韧带，外侧为起自全部腰椎横突上的腰大肌纤维和腰方肌，内侧是 $L_1 \sim L_5$ 椎体、腰椎间盘外侧面及起自椎体的腰大肌纤维。腰大肌间隙上界平第 12 肋，向下沿腰骶干至骨盆的骶前间隙。腰丛阻滞一般在 $L_2 \sim L_3$ 或 $L_3 \sim L_4$ 横突之间进行。腰丛的位置深，有时难于清楚分辨，但可根据周围的结构确定其位置。

横截面：在第 2 或第 3 腰椎横突上端水平将超声探头和脊柱的方向垂直放置，探头的一端置于背正中，稍向头侧移动，就可看到横突影像。然后向足侧平移 1 cm 左右，显示横突中间水平的影像。上部的肌肉是竖脊肌，其外侧为腰方肌。两肌肉交界处下方为腰大肌。腰大肌的外侧为肾脏。腰大肌的内侧低回声为椎体。椎体和腰大肌之间为腰大肌间隙。股外侧皮神经、股神经和闭孔神经向前外下穿越腰大肌。从探头的外侧端进针，针穿越皮肤、皮下组织、竖脊肌、腰方肌和腰大肌，到达腰大肌间隙。此方法的优点是能全程实时地看到针的行迹。缺点是药物扩散到硬膜外腔，易引起双侧阻滞。

4. 坐骨神经阻滞的实施

患者取侧卧位，患肢在上，此部位坐骨神经的深度一般在 4 cm 左右。在股骨大转子与髂后上棘之间作连线，过其中点作此连线的垂直线。此垂直线与股骨大转子和骶裂孔连线的交点，即为坐骨神经的位置标记。将探头与坐骨神经的走向垂直放置,坐骨神经的位置标记在探头中间,即可在超声图像上显示坐骨神经的横截面,通常表现为索状高回声区,其表层为臀大肌,深层为上孖肌,内侧为臀下动脉和股后皮神经。获得坐骨神经的横截面超声图后,可从探头的内侧或外侧进针,当针尖到达坐骨神经位置时,注射 15～20 ml 局部麻醉药。臀下神经和股后皮神经通常一并被阻滞。

六、思考题

1. 围术期患者的药物治疗需要做怎样的调整?
2. 如果外周神经阻滞效果不佳,应该如何处理?
3. 下肢深静脉血栓要如何防范?

七、推荐阅读文献

1. 中华医学会麻醉学分会.超声引导下区域麻醉/镇痛的专家共识.2014:89 - 112.
2. 杭燕南.当代麻醉手册(2 版)[M].上海:兴界图书出版公司,2011:115 - 128.
3. 中华医学会麻醉学分会老年人麻醉学组.中国老年患者围术期麻醉管理指导意见.2014.

(胡天然)

案例 29

过度肥胖患者的麻醉管理

一、病历资料

1. 现病史

患者,女性,30岁。因"肥胖,行动费力"就诊。患者足月顺产,出生时体重 3～3.5 kg,未予母乳喂养,一直人工喂养,患者 10 岁左右时无明显诱因下开始出现体重增加及记忆力减退,学习成绩一般,小学文化程度。后至杭州市医院就诊,诊断为肥胖症,未予治疗(未见记录)。后患者在家自行服用相关减肥药物(具体不详),疗效不佳,体重逐年增加,但未详细记录体重数值变化情况,目前体重 161 kg、Ht 155 cm、BMI 67.01 kg/m²。患者开始青春发育,月经来潮,经期 5 天,周期 30 天,节律正常,经量偏多,色红,无痛经。平时三餐基本规律,饭量正常,无明显偏好食物,运动少。诉平素爬两层楼时需停下休息多次。今为进一步明确肥胖原因收治我院。患者自发病以来,精神、饮食、睡眠可,二便无殊,体重如上述。

2. 既往史

否认既往重大心、肺、脑、血管疾病史,否认哮喘病史,否认手术外伤史,否认药物食物过敏史。

3. 体格检查

(1)患者 Ht 155 cm,Wt 161 kg, T 37.5℃, P 86 次/min, R 21 次/min, BP 135 mmHg/95 mmHg,腰围 165 cm,臀围 162 cm。BMI 67.01 kg/m²。

(2)患者神清,精神可,肥胖体型,自主体位,查体合作。正常呼吸时,SpO_2 维持于 97%～98%。屏气试验为 20 s。

(3)听诊患者双肺呼吸音清,未及明显干湿啰音,心律齐,未及心脏杂音。

(4)患者张口度>3 指,Mallampati 分级Ⅱ级,头颈活动度好,甲颏间距 6 cm。无缺齿、义齿或松动牙齿。

(5)患者手术前日晚 20:00 时后未进食进水。

4. 实验室和影像学检查

(1)上腹部 CT 平扫:未及明显异常;附见左肺舌段及右肺中叶条索影。

(2)妇科 B 超:子宫未及明显异常,腹壁肥厚,双侧卵巢显示不清。

(3)心超:左室偏大,左室壁不增厚,静息状态下左室壁各节段收缩活动未见明显异常,各瓣膜未见明显增厚,房室间隔水平未见明显分流,二尖瓣轻度反流,主动脉瓣未见明显反流,EF 55%。

(4)胸片:两肺纹理增多模糊,心影增大。

(5)肺功能:中度限制性通气功能障碍,总弥散量中度下降,单位弥散量正常。

(6)睡眠呼吸检测:睡眠期内伴有阻塞性为主的呼吸暂停及低通气,呼吸紊乱指数为 78.4 次/h,呼吸暂停最长时间为 48 s,夜间最低血氧饱和度为 40%,血氧饱和度降低持续时间为 55 s,低于 90% 的占整个睡眠时间的 41.5%,提示重度阻塞性睡眠呼吸暂停。

二、诊治经过

1. 麻醉前初步诊断

肥胖症;高胰岛素血症(功能性);代谢综合征;阻塞性睡眠呼吸暂停综合征。

2. 治疗方案

(1) 拟择期全麻下行腹腔镜缩胃手术来达到理想的减肥效果。

(2) 患者进入手术室后,为患者行面罩供氧。常规心电监护,并建立外周静脉通路。

(3) 麻醉方案设定为静吸复合全麻。

(4) 充分预供氧后,予以咪达唑仑 3 mg、丙泊酚 200 mg、罗库溴铵 75 mg、芬太尼 150 μg、地塞米松 10 mg 诱导,面罩通气 1 级,在直接喉镜的辅助下暴露声门,经口顺利插入 ID 7.5♯ 普通气管导管,插管过程无阻力,导管固定于距门齿 22 cm 处,听诊双肺呼吸音对称,连接呼吸机,设置呼吸机参数潮气量,550 ml、呼吸频率 15 次/min、气道压维持于 13～14 cmH_2O。

(5) 术中麻醉维持采用吸入 3% 七氟醚。仰卧位下性腹腔镜下胃减容术术中 SpO_2 维持在 98%～99%,气道峰值压力维持在 28～30 cmH_2O, $EtCO_2$ 维持在 35～40 mmHg,生命体征平稳。手术顺利,用时 4 h。

(6) 术毕 10 min 后患者自主呼吸恢复,静脉给予新斯的明 4 mg＋阿托品 1.5 mg,充分拮抗残余肌松后顺利拔除气管导管。拔管后面罩吸氧 5 L/min, SpO_2 维持于 97%。持续面罩吸氧 30 min 后,患者脱氧 SpO_2 能维持在 98%,生命体征平稳,安返病房。

(7) 患者术后 1 个月入院复查,已减轻体重 11 kg。

三、病例分析

1. 病史特点

(1) 患者,女性,30 岁。因肥胖症入院。目前 Wt 161 kg、Ht 155 cm、BMI 67.01 kg/m^2。平时三餐基本规律,饭量正常,无明显偏好食物,运动少。诉平素爬两层楼时需停下休息多次。为行缩胃手术减轻体重收治我院。

(2) 无手术外伤史,无哮喘史。

(3) 麻醉相关体格检查发现:

① 患者 Ht 155 cm, Wt 161 kg, T 37.5℃, P 86 次/min, R 21 次/min, BP 135 mmHg/95 mmHg,腰围 165 cm,臀围 162 cm。BMI 67.01 kg/m^2。

② 患者神清,精神可,肥胖体型,自主体位,查体合作。正常呼吸时,SpO_2 维持于 97%～98%。屏气试验为 20 s。

③ 听诊患者双肺呼吸音清,未及明显干湿啰音,心律齐,未及心脏杂音。

④ 患者张口度＞3 指,Mallampati 分级 Ⅱ 级,头颈活动度好,甲颏间距 6 cm。无缺齿、义齿或松动牙齿。

2. 诊断和诊断依据

诊断:肥胖症;高胰岛素血症(功能性);代谢综合征;阻塞性睡眠呼吸暂停综合征。

诊断依据:

(1) 患者 Ht 155 cm, Wt 161 kg, BMI 67.01 kg/m^2。

（2）患者神清，精神可，肥胖体型，自主体位，查体合作。正常呼吸时，SpO_2维持于97%～98%。屏气试验为20 s。

（3）肺功能：中度限制性通气功能障碍，总弥散量中度下降，单位弥散量正常。

（4）睡眠呼吸检测：睡眠期内伴有阻塞性为主的呼吸暂停及低通气，呼吸紊乱指数为78.4次/h，呼吸暂停最长时间为48 s，夜间最低血氧饱和度为40%，血氧饱和度降低持续时间为55 s，低于90%的占整个睡眠时间的41.5%，提示重度阻塞性睡眠呼吸暂停。

3. 鉴别诊断

肥胖症主要根据其病因进行鉴别诊断。外因以饮食过多而活动过少为主。热量摄入多于热量消耗，使脂肪合成增加是肥胖的物质基础。内因为人体内在因素使脂肪代谢紊乱而致肥胖。具体可有遗传因素、神经精神因素、高胰岛素血症、褐色脂肪组织异常以及其他病理因素导致的肥胖。在临床常见病中，皮质醇增多症也可有肥胖的表现，但其表现为向心性肥胖、皮肤菲薄、多血质、瘀斑及典型紫纹。皮质醇增多症的患者尿17-羟皮质类固醇排出量显著增高，小剂量氟美松抑制试验不能被抑制，血11-羟皮质类固醇高于正常水平并失去昼夜变化节律，这些均可与单纯性肥胖鉴别。

四、处理方案及基本原则

肥胖伴发的很多问题对肥胖患者的远期发病率产生影响，如糖尿病、高脂血症、胃食管反流、睡眠疾病等。对麻醉医师来说，最需要关心的仍是肥胖引起的心肺系统的改变。对于该患者来说，影响气体交换的因素不仅仅是心肺功能的改变，也有可能出现困难气道的处理，功能残气量下降，使麻醉快速诱导时发生快速缺氧。另外，该患者伴有重度阻塞性睡眠呼吸暂停，在麻醉复苏及术后发生低氧血症可能性增大，也应考虑在内。

（1）术前用药：对于肥胖患者应避免使用过多的镇静类术前用药。部分过度肥胖患者可能出现仰卧位低氧血症，仰卧位会进一步减少肺容量，增加远端气道阻力。而过度镇静会加重气道梗阻，使患者病情进一步恶化。因此对于此患者，在诊疗中并未给予术前镇静类药物。

（2）诱导前的准备：该患者存在的阻塞性睡眠呼吸暂停。麻醉药可能会影响其已经失调的呼吸功能。无论采用何种麻醉方式，均应保证气道通畅，减少继发于通气阻塞或窒息引起的缺氧。根据体格检查可以发现该患者的颈部活动度、张口度、牙列状况、Mallampati分级等均提示其插管条件相对较好，不存在明显的声门暴露困难。但为避免诱导后引起的上呼吸道梗阻，在密切观察和检测的同时，手边应准备好喉罩或Gildescope可视喉镜等紧急气道设备。同时，考虑到患者本身肺容量减小，且行腹腔镜手术会增加腹内压，我们准备了较粗的7.5♯普通气管导管。诱导前准备阶段，患者处于半卧位，并持续通过麻醉面罩纯氧通气，提高自身氧储备，为控制气道提供充足的工作时间。

（3）麻醉诱导方案：对于此病例，采用了快速静脉序贯诱导的方法，这样可以尽可能缩短从患者意识消失到人工气道建立所需要的时间，这个时间越短，患者越安全。同时考虑到肥胖患者常伴有胃食管反流，而多数胃食管反流及肺内误吸大都发生于插管过程中呛咳的时候，因此，我们仍采用麻醉诱导后插管的方法。

（4）术中和麻醉苏醒期的注意事项：术中仍需注意因手术及麻醉原因引起的心肺功能改变。吸入麻醉药七氟醚和地氟醚在血中溶解度较低，可加速麻醉药的摄取、分布以及在停药后更快地恢复。此患者麻醉维持使用的是七氟醚吸入。患者因腹腔镜手术，腹内压增加对心肺功能影响大，术中应严格控制气腹的流量及压力。同时，术中头低位对功能残气量影响大，若因此出现低氧血症，及时与外科医生沟通，改变患者体位，纠正低氧血症。肥胖患者麻醉苏醒时也需非常谨慎，应避免全麻药物残余作用的不良影响，谨防患者出现肺不张的可能及术后上呼吸道梗阻及呼吸抑制。该病例使用足量新斯的明拮抗肌松残余作用,待患者意识清醒能配合指令后,拔除气管导管。拔管后及术后维持半卧位面罩吸氧。

五、要点与讨论

1. 肥胖症的定义

肥胖这种现象自古有之,在工业发达国家,肥胖已成为影响公众健康的最重要的疾病之一。美国临床内分泌医师协会根据 BMI 指数把人群分为 5 个阶段:

(1) 正常体重:BMI$<$25 kg/m^2。

(2) 超重:BMI 25$\sim$29.9 kg/m^2,无肥胖相关并发症。

(3) 肥胖 0 级:BMI$\geqslant$30 kg/m^2,无肥胖相关并发症。

(4) 肥胖 1 级:BMI$\geqslant$25 kg/m^2 *,至少存在 1 种轻度至中度肥胖相关并发症。

(5) 肥胖 2 级:BMI$\geqslant$25 kg/m^2 *,至少存在 1 种重度肥胖相关并发症。

肥胖相关并发症包括:代谢综合征,糖尿病前期,Ⅱ型糖尿病。血脂异常,高血压。非酒精性脂肪性肝病,多囊卵巢综合征,睡眠呼吸暂停,骨关节炎,胃食管反流,残疾/不能运动。

推荐的治疗方式包括:

(1) 肥胖 0 级:改变生活方式。

(2) 肥胖 1 级:强化生活方式和行为干预治疗,使用或不使用药物。

(3) 肥胖 2 级:强化生活方式和行为干预治疗,药物治疗,可考虑减重手术。

2. 肥胖患者的病理生理改变

胸腹部过多的脂肪组织可使胸壁和肺的顺应性降低,导致功能残气量、肺活量和肺总量下降。直立位时虽可使功能残气量与潮气量之和等于或大于闭合气量,但在仰卧位、俯卧位或头低位时则使闭合气量大为增加,致使气道过早关闭,造成肺通气/血流比失衡,发生低氧血症。

肥胖患者的血容量、心排血量与体重成比例增加。心脏做功也增加,常伴有左心室肥大。患者可合并高血压,伴随低氧血症还可并发右心室肥厚。因血脂升高可出现冠状动脉粥样硬化、冠心病。肥胖还可影响肝肾功能而出现脂肪肝和蛋白尿。

肥胖患者脂肪组织在咽后壁聚集,导致咽腔狭窄,气管外部脂肪组织的堆积压迫呼吸道。此外患者还可能存在短颈及颞颌关节、寰枕关节活动受限,造成气管插管困难。Mallampati 分级$\geqslant$Ⅲ级、颈围$>$40 cm、高领男性、阻塞性睡眠呼吸暂停是与插管困难相关的几个危险因素。

肥胖患者腹内压增高,发生误吸综合征的风险增高,据统计误吸 33% 发生在插管时,36% 发生在拔管时。

虽然肥胖患者的胰岛细胞增加,血浆胰岛素含量高于正常,但其糖耐量降低,故常并发非胰岛素依赖型糖尿病。肥胖患者三酰甘油增高,从而使缺血性心脏病的发病率增加。

3. 肥胖患者用药

正常体质量患者相比,影响肥胖患者药物分布的主要因素有血浆蛋白结合率、身体结构的组成、局部血流。上述任一因素的改变都可引起药物分布容积的改变。肥胖患者的肌肉组织和脂肪组织都增多,但脂肪组织增多大于肌肉组织。相对于正常体质量的人来讲,肥胖患者每千克体质量有更少的肌肉组织和更多的脂肪组织。通常流经脂肪的血流量较少,约占心排血量的 5%,而流经内脏的血流则占73%,肌肉为 22%。肥胖患者体质量的增加直接引起血容量的增加,从而心排血量也增高,使血运丰富的器官有很好的灌注。这对静脉麻醉药和吸入麻醉药都有影响。肥胖患者静脉麻醉药的推荐剂量如表29-1所示。

表 29-1 肥胖患者静脉麻醉药的推荐剂量

药物	剂量相关	说　明
丙泊酚	诱导:IBW 维持:TBW	肥胖患者的初始分布容积没有变化。全身清除及稳态分布容积与 TBW 关系密切。丙泊酚与脂肪组织及血流丰富的器官有较高的亲和力。肝脏的摄取与代谢转化与 TBW 相关
硫喷妥钠	TBW	脂溶性药物使分布容积增大,同时血容量、心排血量及肌肉重量增加,所以需要增加药物剂量,作用时间延长
咪达唑仑	TBW	体重增加使中央室分布容积增加。尽管属于短效药物,但为了达到足够的药物浓度通常需要较大的初始剂量,导致作用时间延长
琥珀酰胆碱	TBW	血浆胆碱酯酶活性与体重呈比例增加,应增加剂量
维库溴铵	IBW	由于血容量增加导致分布容积增加,同时肥胖可能致肝功能受损,如果按实际体重给药可能造成恢复延迟
罗库溴铵	IBW	肥胖患者起效时间可能更快,恢复时间略长。药动学和药效学无明显改变
阿曲库铵/顺式阿曲库铵	TBW	清除、分布容积、清除半衰期均无改变。由于代谢不依赖器官功能,所以使用剂量不受影响,也不会影响恢复
芬太尼	TBW	分布容积和消除半衰期增加与肥胖程度呈正相关。在多余脂肪组织与肌肉组织中的分布同样广泛。舒芬太尼是高度脂溶性药物,故消除半衰期延长
舒芬太尼	诱导:TBW 维持:IBW	
瑞芬太尼	IBW	应按照理想体重计算剂量

注:IBW,理想体重;TBW,总体重。

吸入麻醉药七氟醚和地氟醚的血中溶解度较低,这可加速麻醉药的摄取和分布以及在停药后更快地恢复。由于挥发性麻醉药很少在脂肪组织中分布,并在停药后能很快排出体内,故病态肥胖患者非常适合使用挥发性麻醉药。

4. 肥胖患者的腹腔镜手术

减肥手术可持续降低肥胖的并存病以及提供长期减肥的可行性。现流行的减肥术是应用腹腔镜行胃减容术。腹腔镜手术需要向腹腔内充入气体,这增加了腹内压(IAP),并可引起一系列随腹内压变化而变化的心血管反应。体循环阻力伴随气腹的产生而增加,低水平的 IAP 能增加静脉回流,并导致动脉压和心排血量的增加。高水平的 IAP 能阻塞腔静脉,减少静脉回流,从而降低心排血量。

过度肥胖和气腹的建立可损坏呼吸机制。肥胖患者的功能残气量减少,围术期可发生肺不张。腹腔镜手术使肥胖患者的肺顺应性下降,而气腹也降低了肺顺应性,并需要增加 CO_2 的清除,这需要增加通气量来实现。气管插管的肥胖患者必须严密观察导管的深度,因为头低位和腹内充气能引起导管移向右主支气管。除了上述问题外,只要维持腹内压小于 2.0 kPa,腹腔镜手术就可进行。而腹腔镜手术也减少了围术期的病死率。

5. 睡眠呼吸暂停(OSA)的患者的麻醉管理

麻醉药和镇痛药能加重 OSA 患者的症状。睡眠呼吸暂停患者对许多麻醉药有夸大的反应。许多药物像硫喷妥钠、异丙酚、阿片类、苯二氮类及 NO 都可降低咽部肌肉的紧张性,从而维持气道的通畅。

制订 OSA 患者的麻醉计划时也应谨慎。可以应用短效麻醉药,因为短效药可使患者呼吸功能更快恢复到基础水平。

无论采用何种麻醉,均应保证气道通畅,减少继发于通气阻塞或窒息引起的低氧。应慎重给予镇静剂,并密切观察和监测患者。如果自主呼吸被抑制减弱,应给予充足的预先吸氧时间。同时,喉罩和紧急气道设备应顺手可得。区域麻醉在许多场合可以使用,但过度镇静联合区域麻醉在 OSA 患者身上可能出现问题,这主要因为气道阻塞。咽的横切面在侧位要比仰卧位大,故侧位区域麻醉下的手术气道阻塞就可减轻。

吸入麻醉药和静脉麻醉药可用于全麻维持,但强烈建议使用新型、短效麻醉药,以降低术后呼吸抑制的持续时间。拔管指征同其他患者一样。如果患者有困难气道,拔管应以保守的方式进行。另外,还需评估患者的肌力和意识水平。应常规给予拮抗肌松并仔细评估拮抗效果;并评估吸入麻醉药的残余水平。

术后镇痛也是麻醉计划的一部分;在某种程度上,要以多种方式进行术后镇痛。镇静和以催眠为基础的镇痛可加重睡眠呼吸暂停的症状。然而,还没有足够多的有力证据来指导这些患者的镇痛治疗。通过胃肠外和硬膜外镇痛包括患者自控镇痛可引起呼吸系统的不良反应。使用适当的非甾体类抗炎药、切口部位的局部浸润麻醉、硬膜外镇痛和周围神经阻滞技术可减少大剂量镇静药所引起的不良后果。尽管还不知区域镇痛技术是否能减少术后睡眠呼吸失调的发生率,但这种技术对患者的术后管理是有益的。

六、思考题

1. 若此患者存在下呼吸道梗阻,应如何安排麻醉预案?

2. 若此患者拔管后出现了上气道梗阻及窒息,在术后应如何处理?

3. 若患者术前合并有饱胃,应注意哪些事项?

七、推荐阅读文献

1. 张欢. 临床麻醉病例精粹[M]. 北京:北京大学医学出版社,153~158.

2. Ronald D. Miller. Miller's Anesthesia. Chapter 27 - Anesthetic Implications of Concurrent Diseases.

3. 牛泽军,王世端. 肥胖患者的麻醉管理[J]. 青岛大学医学院学报,2008,44(1):89-91.

4. Gunatilake R P, Perlow J H. Obesity and pregnancy: clinical management of the obese gravida [J]. American journal of obstetrics and gynecology, 2011,204(2):106-119.

5. Vricella L K, Louis J M, Mercer B M, et al. Impact of morbid obesity on epidural anesthesia complications in labor [J]. American journal of obstetrics and gynecology, 2011,205(4):370. e1-370. e6.

6. Zammit C, Liddicoat H, Moonsie I, et al. Obesity and respiratory diseases [J]. International journal of general medicine, 2010,3:335.

(郭　茜)

案例 30
中心静脉穿刺误入锁骨下动脉

一、病历资料

1. 现病史

患者，男性，52岁。因"胸闷、气促"，来诊。患者自2013年出现活动后胸闷、气促，无心前区疼痛等症状，休息后症状缓解，未予重视。2015年6月于外院就诊，心超示：风湿性心脏病，二尖瓣中度狭窄，中度关闭不全；主动脉瓣轻度狭窄伴重度关闭不全，三尖瓣轻度关闭不全；左心增大，左心室收缩共降低（EF 39%）。为行进一步诊治，于我院就诊，拟"风湿性心脏病"收治入院。

患者自起病以来二便正常，夜眠可，夜间可平卧。平常可爬2楼，步行200 m。

2. 既往史

否认高血压、糖尿病、慢性阻塞性肺病、动脉导管未闭、慢性肾病、慢性胃病、脑梗死等慢性疾病史。曾于4年前行头颅血管畸形纠治术，术后恢复情况良好，无神经系统后遗症。

3. 体格检查

患者 Ht 160 cm，Wt 76 kg，T 37.2℃，R 18次/min，BP 121 mmHg/42 mmHg。神清，精神可，双肺呼吸音略粗，未及明显干湿啰音，颈静脉怒张（－），HR 78次/min，律齐，心尖及AV区间可及3/6级双期杂音。下肢水肿（－），下肢静脉曲张（－），Allen试验（－），股动脉枪击音（＋），水冲脉（＋）。

4. 实验室及影像学检查或特殊检查

心超：符合风湿性心脏病，二尖瓣狭窄伴中重度关闭不全，主动脉瓣狭窄伴重度关闭不全。EF 54%。

二、诊治经过

1. 麻醉前初步诊断
（1）风湿性心脏病。
（2）风湿性二尖瓣狭窄伴关闭不全（中度二狭，中度二闭）。
（3）风湿性三尖瓣关闭不全（轻度）。
（4）心功能Ⅱ级（窦性心律）。
（5）主动脉瓣狭窄伴关闭不全（轻度主狭伴重度主闭）。

2. 治疗方案
（1）拟行择期全麻下二尖瓣置换术（Double Valve Replacement，DVR），以改善患者的心功能及预后。

（2）患者入室后行常规心电监护及吸氧，建立外周静脉通路后静注咪唑安定 2 mg、舒芬太尼 5 μg 予以镇静，局麻下行左侧桡动脉穿刺并置管。

（3）充分预供氧后，予以丙泊酚 160 mg、罗库溴铵 50 mg、舒芬太尼 20 μg、地塞米松 10 mg、甲强龙 40 mg 诱导，喉镜暴露声门，明视下经口顺利插入 ID7.5♯ 的气管导管，导管固定于距门齿 23 cm 处。连接呼吸机行控制通气，并进行地氟醚吸入麻醉。

（4）行右侧颈内静脉中路穿刺，置入导管后发现误入动脉（因血液压力较高），故退出导管并压迫止血。此时发现患者出现躁动，随后血压持续性下降，最低可达 40 mmHg/35 mmHg，心率为 160 次/min，立即予以处理，血压波动于（45～90）mmHg/（35～80）mmHg，再次右侧颈内静脉穿刺成功，并留置双腔导管。此时生命体征基本平稳，开始手术，行血液肝素化，在体外循环下行 DVR。术中予以舒芬太尼、瑞芬太尼镇痛，罗库溴铵维持肌松，并根据病情予以相应的血管活性药等药物。

（5）手术顺利，心脏自动复跳。止血时发现右侧部分胸膜凸入心包腔并呈暗紫色，怀疑为胸腔积血，进行探查，发现右侧胸腔内有大量积血及血凝快，共计 1 000 ml 以上，清理后发现右侧锁骨下动脉处胸膜有一约 0.2 cm 缺损正在出血，血色鲜红，考虑为颈内静脉穿刺时误伤锁骨下动脉所致。缝合缺损处，并补充血容量，待心功能稳定后逐渐停止体外循环，以鱼精蛋白拮抗肝素。行右侧胸腔、心包腔闭式引流。

（6）术后转心外科监护室，继续呼吸机辅助通气，生命体征平稳。术后第 1 天自主呼吸及意识恢复后停用呼吸机，术后第 4 天拍胸片示：无液气胸，术后 10 天顺利出院。

三、病例分析

1. 病史特点

（1）患者男性，52 岁。患者自 2013 年出现活动后胸闷、气促，无心前区疼痛等症状，休息后症状缓解，未予重视。2015 年 6 月于外院就诊，心超示：风湿性心脏病，二尖瓣中度狭窄，中度关闭不全；主动脉瓣轻度狭窄伴重度关闭不全，三尖瓣轻度关闭不全；左心增大，左心室收缩共降低（EF 39%）。为行进一步诊治，于我院就诊，拟"风湿性心脏病"收治入院。

（2）无重大心肺疾病史。

（3）麻醉相关体格检查发现：

① 患者 Ht 160 cm, Wt 76 kg, P 78 次/min, BP 121 mmHg/42 mmHg。

② 患者神清，精神可。双肺呼吸音略粗，未及明显干湿啰音，颈静脉怒张（－），HR 78 次/min，律齐，心尖及 AV 区间可及 3/6 级双期杂音。下肢水肿（－），下肢静脉曲张（－），Allen 试验（－），股动脉枪击音（＋），水冲脉（＋）。

③ 患者张口度＞3 指，Mallampati 分级 Ⅱ 级，头颈活动度好，甲颏间距 6 cm。无缺齿、义齿或松动牙齿。

2. 诊断与诊断依据

诊断：

（1）风湿性心脏病。

（2）风湿性二尖瓣狭窄伴关闭不全（中度二狭，中度二闭）。

（3）风湿性三尖瓣关闭不全（轻度）。

（4）心功能 Ⅱ 级（窦性心律）。

（5）主动脉瓣狭窄伴关闭不全（轻度主狭伴重度主闭）。

诊断依据：

(1) 患者男性，52 岁。活动后胸闷、气促 2 年余。

(2) 患者神清，精神可。双肺呼吸音略粗，未及明显干湿啰音，颈静脉怒张（－），HR 78 次/min，律齐，心尖及 AV 区间可及 3/6 级双期杂音。下肢水肿（－），下肢静脉曲张（－），Allen 试验（－），股动脉枪击音（＋），水冲脉（＋）。

(3) 心超：符合风湿性心脏病，二尖瓣狭窄伴中重度关闭不全，主动脉瓣狭窄伴重度关闭不全。EF 54%。

3. 鉴别诊断

(1) 主动脉夹层：患者胸骨后剧烈胸痛，自上而下条带状，需考虑主动脉夹层可能。该疾病胸痛呈撕裂样，可放射至肩背部、腹部、下肢，两侧脉搏及血压不等，累及冠脉开口可有心肌梗死表现，可行胸部 CT 平扫＋增强以鉴别诊断。该患者可排除。

(2) X 综合征：患者有明显的胸闷、胸痛症状，并且可反复发作，心电图有时可见心肌供血不足的表现，但冠脉造影结果显示正常，往往发生于年轻患者，该患者可排除。

四、处理方案及基本原则

在行术前右侧颈内静脉时即发现误入锁骨下动脉，虽进行及时的按压止血，仍因出血引起血胸，造成循环波动，经药物和手术纠正后得到缓解。

(1) 由于选取穿刺点较低，并且患者体型较为肥胖，解剖位置判断不明，易穿刺过深。此外，心脏手术患者血氧饱和度偏低，虽麻醉前已进行清醒时的吸氧及诱导时的预充氧，但仍动脉血血色偏暗，此外诱导后收缩压及脉压差偏低，动脉血自试探针搏出并不明显。放置导管后判断为误入动脉，立即进行按压止血后仍出现烦躁、血压降低、脉搏增快等容量不足的症状。

(2) 经保守治疗纠正后血循环基本平稳，但手术中的肝素化可对凝血造成障碍，使得出血量进一步增加。幸运的是，在术中直视止血时已发现出血点，方便及时进行缝合止血，避免了术后发现再进行开放性手术治疗的困难。本病例中，经过术前、术中相对及时的判断和处理，患者预后较为良好。

(3) 术后常规的胸片检查有利于及时发现及处置误入锁骨下动脉所致的血胸、血气胸、纵隔血肿。对于有低心排表现，并且中心静脉压低，经补液血压回升不明显的患者，应尤其考虑该并发症的可能。

五、要点与讨论

1. 中心静脉穿刺导致锁骨下动脉损伤的主要原因

相比较右侧，左侧锁骨下动脉受损概率偏小。这是由于右侧锁骨下动脉从无名动脉发出后，位于右侧颈内静脉（IJV）远端的内后侧；而左侧锁骨下动脉直接发自主动脉弓，随后与 IJV 并行，尽管如此，左侧锁骨下动脉仍有可能出现损伤。报道所及误入动脉的位置基本均位于该动脉的近端。

此外，穿刺针的位置、朝向的角度、前行轨迹的角度，以及穿刺的深度均对该并发症的发生率有影响。穿刺位置过低、穿刺针进入过深均可能增加误入锁骨下动脉的发生率。

2. 锁骨下动脉误入导致的后果

虽然可去除导管，但由于锁骨下动脉由于解剖结构位于锁骨之下，无法进行体外有效按压止血。由此可能导致远端血栓、栓塞、动脉夹层、假性动脉瘤形成、动静脉瘘、纵隔血肿、气道梗阻、血管破裂出现大出血等情况的发生。在麻醉患者中，如果不能及时识别，可导致严重的不可逆并发症。

3. 如何防止中心静脉穿刺时误入锁骨下动脉

（1）一定要先进行试探针穿刺，并注意穿刺针的位置、朝向的角度、前行轨迹的角度，以及穿刺的深度。一旦发现误入动脉，切勿扩张皮下。

（2）扩皮器应仅用于扩张皮肤和皮下组织，而不是深达血管壁。

（3）有条件的情况下，进行实时超声引导，用于选择穿刺针进皮位置，确认所穿刺的血管为静脉，以及直视针尖进入血管。超声引导可降低机械损伤的发生率、深静脉穿刺的失败次数和所需时间。有研究表明，使用和不使用超声的深静脉穿刺成功率分别为100％和88％。

4. 如何治疗中心静脉穿刺所致锁骨下动脉的损伤

目前并没有误入锁骨下动脉后应如何进行处置的指南。由于可能的并发症和各种微创技术的开展，直接去除导管后观察越来越不被认为是一种适宜的选择。也有观点认为应逐渐更换较细的导管，3～4周后拔除最细导管，压迫形成的窦道皮肤端止血。

其他的可选处置包括开胸手术、胸腔镜外科治疗、介入放射（interventional radiological，Ⅳ）技术，以及血管内技术。

开放性的手术治疗需要部分移开第一肋，或进行胸骨切开。其缺点在于术后可发生严重的疼痛，影响肩关节活动，并且增加危重患者并发症的发生率。

电视辅助胸腔镜外科（video-assisted thoracic surgery，VATS）手术可以减少并发症，提供对胸腔的完整视野，改善对术野解剖结构的辨析。进胸快，可以进行止血，包括直接压迫、直接修补血管或放置止血材料。

血管内技术和Ⅳ只能在特定的医学机构进行，并且难以处理中心静脉导管（Central venous catheter，CVC）相关的其他损伤，如限制性血胸。血管内技术可放置血管支架，覆盖出血点，但可能遮蔽椎血管的供应。Ⅳ技术可经皮穿刺放置血管封堵器，如 Angio-seal。

六、思考题

1. 如何分辨容易误入锁骨下动脉及发生严重后果的高危人群？

2. 由于心脏电生理的检查及治疗也需要进行锁骨下静脉的穿刺，有误入动脉的风险，有医疗机构建议在行穿刺前常规进行心影及纵隔影的透视，你认为有无需要？

3. 不同的锁骨下动脉损伤位置有何不同的后果和处置选择？

七、推荐阅读文献

1. 刘大为，邱海波，郭凤梅. ICU 主治医师手册[M]. 2 版. 南京：江苏科学技术出版社，2013：887－888.

2. 刘进，邓小明，熊利泽. 2014 版中国麻醉学指南与专家共识[M]. 北京：人民卫生出版社，2014：17－21.

（何　苗）

嗜铬细胞瘤切除术的围术期麻醉管理

一、病历资料

1. 现病史

患者,女性,32 岁。因"血压升高两年余"就诊。2 年前体检发现血压偏高,收缩压 130～140 mmHg,舒张压不详,未重视,未就诊。2014 年 10 月 24 日(4 月前),患者体检时发现血压升高至 180 mmHg/100 mmHg,无心悸胸闷,无头痛,无大汗。B 超发现右肾上腺占位。后患者于外院 CT 检查提示右侧肾上腺肿块,增强后明显强化伴低密度囊变区,考虑右侧肾上腺副神经节瘤可能。2014 年 11 月 16 日(约 3 月前)患者来我院泌尿外科就诊,查血变肾上腺素 8 413.5 pg/mL,血去甲肾上腺素 156.8 pg/mL,上腹部 CTA 检查提示右侧肾上腺占位,考虑嗜铬细胞瘤,病灶由腹主动脉分支供血。2014 年 12 月(2 个月前)查血皮质醇昼夜节律存在,午夜皮质醇 1.39 μg/L;ARR 小于 300;查血 NM、NMN 明显升高,24 h 尿儿茶酚胺显著升高。另查降钙素、血钙、血磷、PTH、DHEAS 均正常范围。考虑嗜铬细胞瘤,予可多华(甲磺酸多沙唑嗪控释片)降压术前准备。现患者为求手术治疗入院。

2. 既往史

既往有"乙肝小三阳",肝功能正常。2 年前患者夜间自觉头痛,医院检查头颅 CT 无异常。否认家族嗜铬细胞瘤病史,否认手术外伤史,否认药物食物过敏史。

3. 体格检查

(1) 患者 Ht 155 cm, Wt 53 kg, T 37.1℃, P 88 次/min, R 21 次/min, BP 153 mmHg/74 mmHg, BMI 22.06 kg/m²。

(2) 患者神清,查体合作,无满月脸,无水牛背,无紫纹,无向心性肥胖,眼睑无水肿。

(3) 颈软,无强直,甲状腺无肿大。

(4) 听诊患者双肺呼吸音清,未及明显干湿啰音,心律齐,未及心脏杂音。

(5) 患者腹软,无压痛、反跳痛,无肌紧张,肝脾肋下未及,双下肢无水肿,病理征阴性。

(6) 术前 8 h 内未进食进水。

4. 实验室和影像学检查

(1) 肾上腺 CT(外院):右侧肾上腺肿块,增强后明显强化伴低密度囊变区,考虑右侧肾上腺副神经节瘤可能。

(2) 血变肾上腺素 8 413.5 pg/mL,血去甲肾上腺素 156.8 pg/mL。

(3) 上腹部 CTA:右侧肾上腺占位,考虑嗜铬细胞瘤,病灶由腹主动脉分支供血。

(4) GFR 检查:左肾 GFR 正常,右肾 GFR 轻度降低。

二、诊治经过

1. 麻醉前初步诊断
右肾上腺嗜铬细胞瘤。

2. 治疗方案
（1）患者术前两月开始服用可多华（甲磺酸多沙唑嗪控释片）4 mg，每天两次控制血压，术前血压控制在(130～140)mmHg/(80～85)mmHg。手术当日停药。

（2）患者进入手术室后，常规心电监护，示 BP 160 mmHg/85 mmHg，HR 80 次/min，SpO₂ 98%。开放左上肢外周静脉通路(18 G)，给予咪唑安定 2 mg 静脉注射，右美托咪定 50 μg 静脉滴注。

（3）局麻下行左手桡动脉穿刺连续测压。操作期间 BP 150 mmHg/90 mmHg，HR 85 次/min，无明显波动。

（4）充分预供氧后，予以丙泊酚 120 mg、罗库溴铵 35 mg、舒芬太尼 20 μg、地塞米松 10 mg 诱导，面罩通气 1 级，在直视喉镜的辅助下暴露声门，经口轻柔插入 ID 6.5♯普通气管导管，导管固定于距门齿 21 cm 处。插管期间血压升至 190 mmHg/100 mmHg，心率升至 110 次/min，予丙泊酚 80 mg，酚妥拉明 1 mg 后血压恢复至 140 mmHg/90 mmHg，HR 100 次/min。插管后经右颈内静脉置入双腔导管。操作完成后患者改为左侧卧位。BP 190 mmHg/100 mmHg，HR 80 次/min，CVP 12 mmHg。

（5）麻醉维持采用吸入异氟醚和靶控输注丙泊酚完成，间断推注舒芬太尼，恒速给予顺式阿曲库铵 2 μg/(kg·min)、瑞芬太尼 0.15 μg/(kg·min)。切除瘤体前根据血压持续泵注酚妥拉明 3～5 μg/(kg·min)、硝酸甘油 0.5 μg/(kg·min)。手术探查时循环波动大，血压最高达 220 mmHg/80 mmHg，HR 130 次/min，间断静推酚妥拉明 1～2 mg 及艾司洛尔 10～20 mg 可恢复。结扎瘤体血管前 10 min 逐渐减少泵注酚妥拉明及硝酸甘油。切除肿瘤前静脉输注乳酸林格溶液 1 000 ml、琥珀酰明胶 1 000 ml，CVP 维持在 12～16 mmHg。

（6）切除肿瘤后即刻血压下降至 70 mmHg/40 mmHg，HR 90 次/min。加快静脉补液，与去甲肾上腺素持续泵注 0.1～0.2 μg/(kg·min)（根据血压调整），并多次间断静推去甲肾上腺素 10～30 μg，血压维持至 95 mmHg/55 mmHg，HR 90 次/min。术中出血 200 ml，予输注悬浮红细胞 2 单位。行电解质分析纠正内环境。术毕可停用去甲肾上腺素，血压维持在 110 mmHg/65 mmHg 左右。术后送至复苏室，30 min 后患者清醒，拔管，返回病房。

（7）术后予心电监护、常规补液、抗炎抗感染治疗。血流动力学稳定。一周后出院。术后病理检查确诊为嗜铬细胞瘤。

三、病例分析

1. 病史特点
（1）患者，女性，32 岁。发现血压升高两年余，最高可达 180 mmHg/100 mmHg，无心悸胸闷，无头痛，无大汗。血变肾上腺素 8 413.5 pg/mL，血去甲肾上腺素 156.8 pg/mL，上腹部 CTA 检查提示右侧肾上腺占位，考虑嗜铬细胞瘤，病灶由腹主动脉分支供血。

（2）既往有"乙肝小三阳"，肝功能正常。2 年前患者夜间自觉头痛，医院检查头颅 CT 无异常。否认家族嗜铬细胞瘤病史。

（3）麻醉相关体格检查发现：

① 患者 Ht 155 cm，Wt 53 kg，T 37.1℃，P 88 次/min，R 21 次/min，BP 153 mmHg/74 mmHg，BMI 22.06 kg/m²。

② 患者张口度＞3 指，Mallampati 分级 I 级，头颈活动度好，甲颏间距 6.5 cm。无缺齿、义齿或松动牙齿。

③ 心功能 I 级，屏气试验大于 30 s。

④ 术前 8 h 内未进食进水。

2. 诊断和诊断依据

诊断：右肾上腺嗜铬细胞瘤。

诊断依据：

(1) 患者血压升高两年余入院。最高血压可达 180 mmHg/100 mmHg。无心悸胸闷，无头痛，无大汗。

(2) 实验室检查：血变肾上腺素 8 413.5 pg/mL，血去甲肾上腺素 156.8 pg/mL。

(3) 上腹部 CTA 检查提示右侧肾上腺占位，考虑嗜铬细胞瘤，病灶由腹主动脉分支供血。

3. 鉴别诊断

(1) 原发性高血压：某些原发性高血压患者呈现高交感神经兴奋性，表现为心悸、多汗、焦虑、心输出量增加。需要鉴别。但原发性高血压的患者尿儿茶酚胺是正常的。尤其是在焦虑发作时留尿测定儿茶酚胺更有助于除外嗜铬细胞瘤。

(2) 颅内疾病：在颅内疾病合并有高颅压时，可以出现类似嗜铬细胞瘤的剧烈头痛等症状。患者通常会有其他神经系统损害的体征来支持原发病。但也应警惕嗜铬细胞瘤并发脑出血等情况。

四、处理方案及基本原则

高血压病因中有不到 0.1% 是由嗜铬细胞瘤或来源于嗜铬组织的可以分泌儿茶酚胺的肿瘤引起的。虽然比例很小，但应引起麻醉医师的充分重视，因为嗜铬细胞瘤患者的死亡有 25%～50% 发生在麻醉诱导阶段或因其他疾病而进行手术过程中。该患者平时最高血压可达 180 mmHg/100 mmHg，两年前有夜间头痛。内分泌检查示血变肾上腺素 8 413.5 pg/mL，血去甲肾上腺素 156.8 pg/mL。我们应做好围术期预案，分为术前、术中及术后三个阶段。

1. 术前

术前用药主要针对儿茶酚胺的不良作用，目的是控制血压、心率和心律，使血容量恢复正常。因为嗜铬细胞瘤扩散很慢，术前多花一些时间将病情控制好并不会使患者损失什么。

术前准备的标准应为：

(1) 术前 48 h 内测得的血压不应超过 165 mmHg/90 mmHg，我们通常测量处于应激环境中患者的血压。

(2) 体位性低血压可能仍然存在，但立位血压不能低于 80 mmHg/45 mmHg。

(3) ECG 没有 ST - T 段改变。

(4) 5 min 之内不能出现一个以上的室性期前收缩。

该患者术前两个月持续应用选择性 α_1 受体竞争性阻滞剂多沙唑嗪，使之术前各项指标均已达到以上要求。

2. 术中

手术当天患者停用可多华。入室后患者处于紧张状态血压升高明显，给予咪唑安定及右美托咪定使患者处于安静或者嗜睡状态。该患者应用的是单纯静吸复合全身麻醉，异氟醚可有效扩张小动脉，对心率和血糖没有影响，适合应用在该病例中。麻醉期间应持续监测 ECG、SpO_2、有创动脉压、CVP、血糖、电解质、血气、尿量等。有创操作应在局麻下进行，减少患者的应激反应。术中管理的重点则是维持循环稳定,肿瘤切除前的血流动力学为一过性变化,应使用短效药物,这有利于肿瘤切除后的管理。本例病例中使用的是竞争性 α_1 和弱 α_2 受体阻滞剂酚妥拉明,对血管有直接扩张作用。为减少反射性心动过速和心脏神经末梢 α_2 受体阻断促进儿茶酚胺释放引起的心脏兴奋作用,可以同时运用 β 受体阻滞剂艾司洛尔。同时,我们也使用硝酸甘油扩张血管,硝酸甘油起效快作用短,切不依赖肾上腺素受体,对心功能没有不良影响。手术过程中的循环波动主要集中于麻醉诱导、切皮、剥离或挤压肿瘤以及结扎肿瘤血管或切除肿瘤后。在此患者中,我们以足够的麻醉深度、完善的镇痛和良好的肌松为基础,血压急剧升高时以酚妥拉明、硝酸甘油降压,心动过速应用艾司洛尔。在肿瘤切除后,血压可在 5 min 内显著降低,因此肿瘤切除前应充分扩容,切除后应停用降压药、适当减浅麻醉、加快补液速度、应用去甲肾上腺素维持血压。

3. 术后

嗜铬细胞瘤患者术后应密切监护,部分患者可能仍需以去甲肾上腺素维持 1～2 天。

五、要点与讨论

1. 嗜铬细胞瘤患者的病理生理变化

嗜铬细胞瘤分泌大量儿茶酚胺,引起心血管、内分泌和代谢一系列病理生理变化。大部分以分泌去甲肾上腺素为主,表现为持续性或阵发性高血压。刺激 β 受体可引起严重心律失常,以窦速最为常见。高血压发作时,也可反射性引起心动过缓甚至心搏停止。冠状动脉收缩,心率和心肌收缩力增加使氧耗增加,因此可出现心肌缺血或心肌梗死的症状,而冠状动脉造影和心肌酶正常。周围血管强烈收缩使血容量减少 20%～50%。胰岛素分泌抑制和肝糖原输出增加使血糖升高。可出现心悸、多汗、震颤、发热等代谢亢进表现。

高水平儿茶酚胺可在 1/3 患者引起扩张型心肌病,高血压也可造成肥厚型心肌病。左心受累最严重,临床表现为充血性心力衰竭、心律失常、心肌缺血。强心、利尿效果不佳,需应用 α 受体阻滞剂;合并快速性心律失常是可联合应用小剂量 β_1 受体阻滞剂;钙通道阻滞剂有助于保护心肌和减少儿茶酚胺释放。高水平儿茶酚胺可使突触前 α_2 受体(参与调节去甲肾上腺素释放的负反馈)脱敏感,降低抑制性作用,交感神经系统刺激(例如精神紧张、体位变动、气管插管)使去甲肾上腺素释放更多,容易发生高血压危象,甚至心力衰竭、肺水肿和脑出血。

2. 术前用药

控制高血压是术前准备的主要目的,须应用 α 受体阻滞剂。酚苄明是常用药物。其与受体非竞争性共价结合产生不可逆性阻滞,作用时间取决于受体再合成的速度。虽然半衰期为 24 h,但术前 24～48 h 停药后的 α 受体阻滞作用可延续到术后,导致肿瘤切除后的持续性低血压。酚苄明是非选择性 α 受体阻滞剂,突触前 α_2 受体阻断后可使心脏交感神经末梢的去甲肾上腺素释放不受抑制,相对正常的交感神经活动即可引起暗中的变时性和变力性作用。哌唑嗪和多沙唑嗪是选择性 α_1 受体经振兴阻滞剂,不阻断突触前 α_2 受体,肿瘤切除后的残余 α 受体阻滞作用小,优于酚苄明。

同时,为了控制肾上腺素增加或因 α 阻断而造成 β 活性过度引起的症状和体征,如快速心律失常,或为阻断突触前 α_2 抑制引起的过度心脏交感刺激,术前还可应用 β 受体阻滞剂。术前 3～6 天可输注晶体液和胶体液 1 000～2 000 ml 进行扩容,但因避免过度扩容引起急性左心衰。

3. 嗜铬细胞瘤术中应注意避免使用的麻醉药

琥珀酰胆碱引起的腹部肌肉组成束收缩可增加腹腔内压力,这可能会引起肿瘤细胞释放儿茶酚胺。氯胺酮是一种拟交感神经药物,可以增加肾上腺素能激动剂的作用。氟烷使心肌对肾上腺素的促心律失常作用更为敏感。松弛迷走神经的药物(例如抗胆碱能药和泮库溴铵)将家中自主神经张力的失衡。由于组胺能刺激肿瘤分泌儿茶酚胺,因此最好避免使用可引起组胺释放的药物(如筒箭毒碱、阿曲库铵、硫酸吗啡和哌替啶)。肌肉松弛剂可选择维库溴铵、罗库溴铵、哌库溴铵和多库溴铵。尽管氟哌利多是一种 α 受体拮抗剂,但它被认为与某些嗜铬细胞瘤患者的高血压危象有关。

4. 是否可用其他麻醉方式

硬膜外可阻断感觉神经和交感神经在手术区域的放电。然而在手术操作过程中,由嗜铬细胞瘤释放的儿茶酚胺仍能结合并激活全身的肾上腺素能受体。但硬膜外麻醉镇痛作用明确,可减少应激反应,血管扩张也有利于肿瘤切除前的血压控制和扩容,可考虑全麻符合硬膜外组织。但其缺点是肿瘤切除后的低血压发生率高,需要增加去甲肾上腺素的用量。

六、思考题

1. 手术方式对嗜铬细胞瘤的术中与术后管理有无影响?
2. 若合并心功能不全的嗜铬细胞瘤患者应如何制订麻醉预案?
3. 术中若发生因血压过高产生的心跳骤停,应如何处理?

七、推荐阅读文献

1. 张欢. 临床麻醉病例精粹[M]. 北京:北京大学医学出版社,2012:153 - 158.

2. Bajwa S J S, Bajwa S K. Implications and considerations during pheochromocytoma resection: A challenge to the anesthesiologist [J]. Indian journal of endocrinology and metabolism, 2011, 15 (Suppl4): S337.

3. Bruynzeel H, Feelders R A, Groenland T H N, et al. Risk factors for hemodynamic instability during surgery for pheochromocytoma [J]. The Journal of Clinical Endocrinology & Metabolism, 2010, 95(2): 678 - 685.

4. Domi R, Laho H. Management of pheochromocytoma: old ideas and new drugs [J]. Nigerian journal of clinical practice, 2012, 15(3): 253 - 257.

(郭　茜)

案例 32

巨大肝血管瘤切除术的
围术期麻醉管理

一、病史资料

1. 现病史

患者，女性，22岁。因"腹部增大半年余"就诊。患者于半年前无明显诱因下发现腹部进行性增大，3月前加重，出现直立时胸闷气急，至外院CT检查，提示"腹腔巨大肿块"，外院拟行手术治疗。术前检查时发现凝血功能异常，外院予输血对症治疗。患者于我院就诊，拟求诊血液科调整凝血功能，但出现呼吸困难，至急诊内科就诊。此次发病以来患者神清，夜眠差，胃纳差、夜间无法平卧，消耗性表现。

2. 既往史

否认既往重大心肺疾病史，否认哮喘病史，否认手术外伤史，否认药物食物过敏史。

3. 体格检查

(1) 患者女性，22岁，T 37.1℃，P 102次/min，R 25次/min，较浅快，BP 112 mmHg/55 mmHg，Ht 160 cm，Wt 51 kg，BMI 19.92 kg/m²，减除患者术中切除的肿瘤7 kg，患者Wt 44 kg，BMI 17.19 kg/m²，可见患者有严重的消瘦。营养状况不佳。

(2) 患者神清，精神可，对答切题，检查合作。鼻吸氧8 L/min时，SpO_2 维持于95%～98%。

(3) 听诊患者双肺呼吸音清，未及干湿啰音，心律齐，未及心脏杂音。

(4) 患者张口度＞3指，Mallampati分级Ⅰ级，头颈活动度好，甲颏间距6 cm。无缺齿、义齿或松动牙齿。

(5) 患者腹部膨隆，较足月妊娠孕妇更大，且位置更高，自诉无法平卧，平卧后气促憋闷不适，患者平静时呼吸也较浅快。右侧卧位有所缓解。

4. 实验室和影像学检查

(1) 血常规提示 WBC $4.25×10^9$/L，N 73.5%，RBC $2.79×10^{12}$/L，Hb 70 g/L，PLT $89×10^9$/L。

(2) DIC：APTT 54.1 s，PT 17.5 s，Fg 0.7 μg/ml，D-dimer 9.47 mg/L。

(3) CT提示(见图32-1)：腹盆腔巨大肿块。腹盆腔内见巨大混杂密度影，其内可见点状致密影，较低密度区平扫CT值为26 HU，软组织密度影平扫CT值为50 HU，增强后低密度灶未见明显强化，软组织密度影明显强化，CT值为60 HU，门脉期病灶边缘可见片絮状明显强化灶；腹腔内脏器明显受压移位，肝左右叶受压后移，肝左叶可见数枚类圆形低密度灶，增强后未见明显强化。腹腔干、肠系膜上动脉、肝总动脉、脾动脉及双肾动脉受压推移改变,门脉、肠系膜上静脉及脾静脉受压推移,管腔未见明显异常。胆囊显示欠清。脾脏受压,未见异常密度影。胰腺受压显示欠佳。右肾见一无强化低密度灶;左肾未见异常。腹腔积液。附见心脏受压向左推移。如图32-1所示。

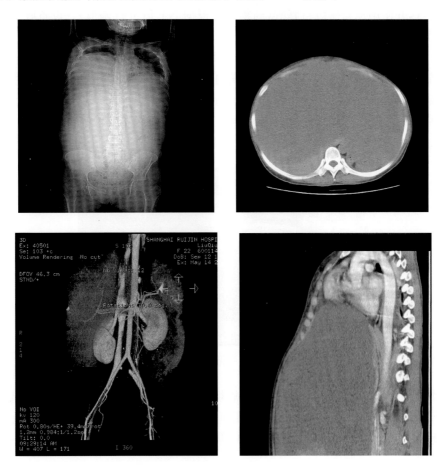

图 32-1 患者的影像学资料

二、诊治经过

1. 麻醉前初步诊断

腹腔巨大肿块。

2. 治疗方案

(1)拟于全麻下行肝血管源性肿瘤切除术。

(2)患者平车推入手术室,入室后转移至预先铺设加温毯(设置循环水温度为37℃)的手术床上,并用暖风机(设定为38℃)送暖风,协同预先加热患者外周室体温,防止诱导后体温下降,进而影响凝血功能。按常规监测右上肢无创血压、心电图、NT 和 SpO$_2$。患者此时主诉平卧时胸闷眩晕,同时监测到患者血压和 SpO$_2$ 进行性下降,让患者按其习惯取右侧卧位,并面罩吸氧。血压及 SpO$_2$ 明显好转。

(3)因患者外周静脉情况较差(静脉被反复穿刺+穿刺后血肿)和体位限制,仅在左手置入一个20 G 套管针,接加温后的平衡液进行持续滴注。给予 1 mg 咪唑安定后,在局麻下穿刺左手桡动脉,置入22 G 套管针后接有创动脉压监测。考虑到术中输血可能,给予地塞米松 5 mg、甲强龙 40 mg 静脉注射。

(4)充分预供氧后,予以静注咪达唑仑 1 mg,缓慢推注丙泊酚至 NT 值下降至 D0 区间(共注射

50 mg），患者入睡后注射罗库溴铵 25 mg，舒芬太尼 15 μg，并行人工正压纯氧通气。期间患者出现血压进行性下降，分次按需静脉注射 10 μg 去甲肾上腺素，并加快补液速度，使患者平均压不低于60 mmHg。待肌松作用完全后，经口明视下插入 6.5♯螺纹气管插管，固定在据门齿 22 cm 处，并经听诊确认。开启呼吸机维持通气，并使用地氟醚维持麻醉（药物浓度根据 NT 值进行调节）。设置呼吸机参数潮气量400 ml、呼吸频率 12 次/min、PEEP 5 cmH$_2$O，气道压维持于16～17 cmH$_2$O。

（5）诱导完成后置入导尿管监测尿量，并两次右侧颈内静脉穿刺，依次置入双腔深静脉导管（16 G/18 G）和漂浮导管鞘（7F），分别接补液，并在漂导鞘内置入六腔漂浮导管，并调节至合适位置以备术中监测上腔静脉及肺动脉压力用。此时患者 CVP 为 6 mmHg。因此开始进行容量填充治疗（所有输注液体均经过加温器加温）。并静脉注射维生素 K140 mg 为术后凝血因子的恢复作储备。

（6）术中见巨大肝脏肿块占据整个腹腔盆腔（见图32-2）。

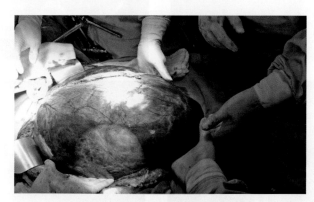

图 32-2　术中见巨大肝脏肿块

（7）手术时间 390 min，行肝血管源性巨大肿瘤切除术。在手术结束时，患者累计出血量8 000 ml，输注少浆血 32 IU，新鲜冰冻血浆 4 800 ml，冷沉淀 10 IU，PPSB 300 IU×6 瓶，Fg 0.5 g×8 瓶，单采血小板 2 IU。累计尿量 3 000 ml。带管送回外科 ICU 病房，术后第 9 天返回普通病房进一步治疗，术后13 天顺利出院。

三、病例分析

1. 病史特点

（1）女性，22 岁。患者于半年前无明显诱因下发现腹部进行性增大，3 月前加重，出现直立时胸闷气急，至外院 CT 检查，提示"腹腔巨大肿块"。

（2）否认既往重大心肺疾病史，否认哮喘病史，否认手术外伤史，否认药物食物过敏史。

（3）麻醉相关体格检查发现：

① 患者女性，22 岁，Ht 160 cm，Wt 51 kg，BMI 19.92 kg/m^2（减除患者术中切除的肿瘤 7 kg，患者 Wt 44 kg，BMI 17.19 kg/m^2）可见患者有严重的消瘦。营养状况不佳。

② 患者张口度＞3 指，Mallampati 分级I级，头颈活动度好，甲颏间距 6 cm。无缺齿、义齿或松动牙齿。

③ 患者腹部膨隆，较足月妊娠孕妇更大，且位置更高，自诉无法平卧，平卧后气促憋闷不适，患者平静时呼吸也较浅快。右侧卧位有所缓解。

2. 诊断和诊断依据

诊断：肝血管瘤。

诊断依据：

（1）女性，22 岁。患者于半年前无明显诱因下发现腹部进行性增大，3 月前加重，出现直立时胸闷气急,至外院 CT 检查,提示"腹腔巨大肿块"。

(2) 体格检查可扪及颈部巨大肿块,质软,不可推动。气管略向左侧移位。听诊可闻及喘鸣音。

(3) CT 提示:腹盆腔巨大肿块。

(4) 术后病理报告示:"腹腔巨大肿块"肝脏海绵状血管瘤

3. 鉴别诊断

(1) 与腹腔内毗邻脏器肿块的鉴别:如胰腺、肾、肾上腺肿物相鉴别,可行同位素扫描,腹膜后注气造影,静脉肾盂造影等,均有诊断价值。CT 扫描是较为理想的鉴别诊断方法。

(2) 与干酪性冷脓肿的鉴别:后者 X 线平片有腰椎椎体破坏,腰大肌阴影模糊不清的特殊影像学表现。

(3) 牧区患者须和腹腔或盆腔棘球绦虫囊肿鉴别:囊肿绝不可以随便穿刺,流行区、犬羊接触史、皮肤试验、补体结合试验均有助于鉴别。

(4) 与盆腔包块相鉴别:包括与盆壁的炎性肿块相鉴别,有时区别存在困难,需手术和病理检查才能确诊。

四、处理方案及基本原则

此患者需右侧卧位方能缓解呼吸困难等症状,故麻醉诱导时存在困难气道可能。此外,患者术前已存在贫血、凝血功能紊乱及肝损,并且因腹腔巨大肿瘤导致患者消耗、营养状况不佳。因此在围麻醉期,重点管理患者出凝血及容量、电解质平衡的同时,还需要加强患者体温保护。

(1) 瘤体分离切除前阶段:这一时期,患者所面临的主要矛盾是肿瘤压迫所带来的一系列病理生理改变。平卧体位下,肿瘤对于下腔静脉的压迫造成的回心血量减少,则动脉血压也就容易处于较低的水平。针对这一现象,结合患者业已存在的严重贫血,我们在切皮操作前先领取了少浆红细胞 3 IU、血浆 300 ml 至手术室,快速输入血浆、代血浆及红细胞以起到容量预填充的作用。并结合使用小剂量去甲肾上腺素[$0.02\sim0.03\ \mu g/(kg \cdot min)$]以维持循环的稳定。

(2) 肿瘤分离阶段:这一阶段,手术操作着重于肿块的分离与切除,在这一过程中,伴随着大量的出血(包括瘤体断面的出血和周围组织出血)。出现了需要进一步加大去甲剂量才能勉强维持最低循环血压的情况,再次领取大量少浆红细胞和新鲜冰冻血浆,并通过四条静脉通路高流量快速加压输注。期间多次复查血气,并根据测值进行纠酸、补钙等内环境紊乱的调整。

(3) 瘤体切除后阶段:工作重点也由容量填充转向了出凝血的调控。由于创面仍有渗血,复查 DIC 全套、血常规和 TEG 等实验室检查,以监测当前患者的出凝血功能和血小板功能。尽管不停地在补充新鲜冰冻血浆,但患者的 PT、APTT 仍较术前进一步延长,Fg 和血小板计数也进一步降低,此时我们决定在继续输注新鲜冰冻血浆的基础下,进一步补充 PPSB、Fg 和冷沉淀,并申请了单采血小板 2 U,并进一步将这一止血过程中渗出的出血再次补充输注给患者。

五、要点与讨论

1. 肝血管瘤的发病机制

肝血管瘤是最常见的肝脏良性肿瘤,正常人群中发病率约 $0.4\%\sim7.3\%$,可发生于任何年龄,多见于 $30\sim50$ 岁,男女比例 1:5。其发病机制尚不明确,目前认为主要是由于胚胎发育中血管发育异常导致先天性的肝动脉末梢微动脉畸形所致。组织学上分为海绵状血管瘤和硬化型血管瘤、血管内皮细胞瘤、毛细血管瘤四型,其中以海绵状血管瘤最多见。显微镜下肝血管瘤内壁由大小不一的扁平内皮细胞的血管管道所构成交通,内含红细胞,有时可见新鲜的机化血栓、瘢痕,偶有钙化。

2. 术后黄疸的原因

术后第 1 天,患者开始出现黄疸,复查肝功能提示转氨酶及胆红素升高,予以谷胱甘肽＋思美泰＋易善复＋阿拓莫兰＋苦黄保肝退黄治疗。检查引流管通畅、引流量少,复查腹部盆腔增强 CT 后见引流管在位,未见胆总管明显扩张,无明显梗阻现象,考虑患者黄疸可能系手术引起的肝细胞破坏及术中门静脉、肝静脉阻断开放导致的缺血再灌注损伤所引起。术后复查肝功能提示黄疸进行性升高,于术后第 3 天达到峰值,随后复查逐渐降低,至术后 12 天恢复至基本正常。

六、思考题

1. 此患者围术期体位变化对循环的影响是什么?
2. 如何实施有效的体温保护?

七、推荐阅读文献

1. Bioulac-Sage P, Laumonier H, Laurent C, Blanc JF, Balabaud C. Benign and malignant vascular tumors of the liver in adults [J]. Semin Liver Dis, 2008,28:302 - 314.

2. Bauland CG, van Steensel MA, Steijlen PM, Rieu PN, Spau wen PH. The pathogenesis of hemangiomas: a review [J]. Plast Reconstr Surg, 2006,117:29e - 35e.

3. Demircan O, Demiryurek H, Yagmur O. Surgical approach to symptomatic giant cavernous hemangioma of the liver [J]. Hepatogastroenterology, 2005,52:183 - 1863.

4. Gourgiotis S, Moustafellos P, Zavos A, Dimopoulos N, Vericouki C, Hadjiyannakis EI. Surgical treatment of hepatic haemangiomas: a 15-year experience [J]. ANZ J Surg, 2006,76:792 - 7954.

5. Schnelldorfer T, Ware AL, Smoot R, Schleck CD, Harmsen WS, Nagorney DM. Management of giant hemangioma of the liver: resection versus observation [J]. J Am Coll Surg, 2010,211:724 - 730.

(李　强)

案例 33

Budd-Chiari 综合征的术中管理

一、病历资料

1. 现病史

患者,男性,45 岁,因"腹胀伴双下肢水肿 1 月余"收治入院。患者 1 月前出现腹胀,腹部进行性膨隆,伴有双下肢水肿。B 超提示中量腹水,肝右叶占位,肝上 2 cm 下腔静脉内高回声。多普勒超声提示该部位血流受阻。腹部增强 CT 提示肝细胞肝癌,下腔静脉内癌栓形成可能,阻塞面积约为血管横截面一半。考虑患者出现继发性巴德-吉亚利综合征收治入院。

2. 既往史

否认既往重大心、肺、脑、血管疾病史,否认哮喘病史,否认手术外伤史,否认药物食物过敏史。

3. 体格检查

(1)患者 Ht 173 cm, Wt 66 kg, T 36.6℃, P 70 次/min, R 12 次/min, BP 110 mmHg/70 mmHg。

(2)患者神清,精神可,半卧位,对答切题,检查合作。

(3)听诊患者双肺呼吸音略粗,未及干湿啰音,心律齐,未及心脏杂音。

(4)患者张口度>3 指,Mallampati 分级Ⅱ级,头颈活动度好,甲颏间距 6 cm。无缺齿、义齿或松动牙齿。

(5)腹部膨隆,表面可见曲张静脉,移动性浊音阳性。

(6)双下肢呈非凹陷性水肿。

4. 实验室和影像学检查

(1)实验室指标(异常):TB 54 μmol/L, ALB 30 μmol/L, Hb 90 g/dl。

(2)影像学指标:腹部 B 超提示中量腹水,肝右叶占位,肝上 2 cm 下腔静脉内高回声。腹部增强 CT 提示肝右叶肝细胞肝癌,直径 2.8 mm×3.1 mm,下腔静脉内癌栓形成可能,阻塞面积约为血管横截面一半。

二、诊治经过

1. 麻醉前初步诊断

肝细胞肝癌,继发性巴德吉亚利综合征。

2. 治疗方案

(1)治疗原则:肝右叶肿瘤(特殊肝段)切除术＋下腔静脉取栓术。

（2）术前准备：备血 2 000 ml，冷沉淀 10 IU 及血小板 1 IU。

（3）麻醉准备：16 G 套管针开放外周静脉。

① 监测：心电图、血氧饱和度、呼气末二氧化碳、鼻咽温度、有创血压、中心静脉压、脑电麻醉深度 Nacotrend。

② 药物：咪达唑仑、丙泊酚、顺式阿曲库胺、舒芬太尼、瑞芬太尼、去甲肾上腺素。

③ 血液加温装置。

（4）麻醉诱导：丙泊酚＋舒芬太尼＋顺式阿曲库铵。成功建立人工气道，颈内放置双腔深静脉导管监测 CVP。

（5）麻醉维持：地氟醚＋瑞芬太尼＋顺式阿曲库铵。

（6）手术流程：门静脉阻断-特殊肝段切除-肝下/肝上下腔静脉阻断-下腔静脉取栓下腔静脉阻断前，患者生命体征平稳，共输入晶体液 1 500 ml，胶体液 1 500 ml，由于实施了门静脉阻断，特殊肝段切除过程中失血仅 500 ml，尿量 600 ml，血气结果均正常，Hb 8.6 g/ml。此时 BP 101 mmHg/60 mmHg，CVP 13 mmHg。下腔静脉阻断后，CVP 在 3 min 内迅速跌至 3 mmHg，BP 70 mmHg/40 mmHg。即予以外周及中心静脉加压输血，给与静脉推注 40 μg 去甲肾上腺素并泵注 0.2 μg/(kg·min)，BP 稳定在 95 mmHg/60 mmHg。下腔静脉取栓历时 30 min，成功取出，并检查下腔静脉内无残留癌栓。先开放一半下腔静脉，CVP 上升至 12 mmHg，BP 80 mmHg/50 mmHg，给予利尿扩血管处理。复查血气分析提示 BE －7 mmol/L，静脉滴注碳酸氢钠纠正。后 CVP 逐渐降至 8 mmHg，开放全部下腔静脉，血压上升至 125 mmHg/80 mmHg，逐渐停用去甲肾上腺素，生命体征平稳至术毕。术中总入量为 4 500 ml，其中红细胞 5 IU，血浆 500 ml；尿量 2 000 ml，血气分析提示 Hb 9.0 g/dl，BE 2 mmol/L。送至复苏室 0.5 h 后拔管，患者自主呼吸 12 次/min，意识清晰，反应良好，无不适主诉。

三、病例分析

1. 病例特点

（1）患者为癌栓阻塞引起的急性巴德吉利亚综合征，因此一般情况尚可。

（2）病变部位位于肝静脉以上平面。

（3）术中阻断下腔静脉后回心血量大幅减少。

（4）术中开放门静脉及下腔静脉后大量酸性血液回流。

2. 诊断与诊断依据

诊断：继发性巴德吉亚利综合征。

诊断依据：

（1）中年男性。

（2）腹胀伴双下肢水肿。

（3）CT 提示下腔静脉内癌栓形成，占据管腔一半。

3. 鉴别诊断

肝硬化：多表现为黄疸伴腹水，与慢性巴德吉亚利综合征（BCS）类似，既往多有肝炎病史。体检可发现腹壁曲张静脉呈离心排列，肝静脉和下腔静脉造影可明确诊断。

四、处理方案及基本原则

（1）手术方式选取下腔静脉取栓，主要考虑姑息性治疗可能导致栓子脱落引起更为严重的肺动脉栓塞;在术中探查和取出的过程中需要特别注意栓子的完整性,避免栓子破坏后碎片引起肺动脉栓塞。

(2) 由于病变部位位于肝静脉以上,一旦下腔静脉血流恢复后可能出现容量超负荷的情况,因此在下腔静脉阻断期间 CVP 应控制在正常低限,辅以去甲肾上腺素维持灌注。

(3) 门静脉及下腔静脉开放后可能由于容量过多引起右心功能不全,因此需要和主刀医师交流,逐步开放下腔静脉,并做好扩容及利尿;大量的肠道瘀滞酸性血液回流,可引起代谢性酸中毒,需要及时复查血气分析予以纠正内环境。

五、要点与讨论

1. 巴德-吉亚利综合征

巴德-吉亚利综合征(Budd-Chiari syndrome),即下腔静脉(见图 33 - 1)阻塞引起回流障碍,从而导致的一系列临床表现。发病因素主要包括:先天性大血管畸形、高凝高血黏度状态、毒素、腔内非血栓性阻塞、外源性压迫、血管壁病变、横膈因素、腹部创伤等。其症状与阻塞部位,阻塞程度及侧支循环的状况有关。

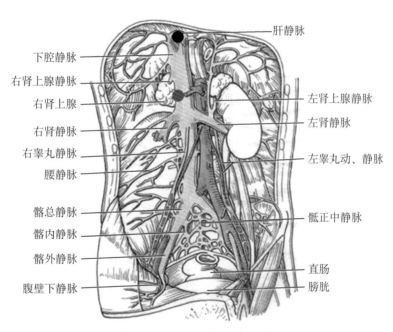

图 33 - 1 下腔静脉及其属支

(1) 阻塞部位位于肾静脉平面以下(黄):下腔静脉高压状态-下肢水肿,静脉曲张。

(2) 阻塞部位位于肾静脉与肝静脉平面之间(红):A+肾静脉高压、肾功能障碍。

(3) 阻塞部位位于肝静脉平面以上(黑):A+B+门静脉高压+心储备功能不足。

2. 术中麻醉管理两个重要的时间点:下腔静脉阻断与开放

(1) 阻断:回心血量突然减少,导致前负荷降低,心搏出量减少,从而引起平均动脉压下降。处理方案:适当从上肢或颈内深静脉输血输液,但应避免前负荷过高而引起开放后的容量过负荷;同时应用去甲肾上腺素增加后负荷维持重要脏器灌注压。

(2) 开放:回心血量突然增多,可能引起右心功能不全;同时由于大量酸性物质瘀滞,可能引起代谢性酸中毒。处理方案:应选择逐渐开放下腔静脉,并使回心血量逐渐恢复,同时避免大量酸性血液快速涌入;同时进行扩容、利尿,并根据血气分析结果纠正内环境紊乱。

六、思考题

1. 对照巴德-吉亚利综合征的术中管理,与原位肝移植的术中管理有何异同之处?

2. 若术中探查时突然出现血压降低,CVP升高,呼末二氧化碳降低,氧饱和度降低,考虑发生了什么情况?

七、推荐阅读文献

KVN Menon, V Shah, PS Kamath. The Budd-Chiari syndrome [J], N Engl J Med. 2004,350 (6),578-585.

（陶　磊）

案例 34

肝移植术中门静脉开放后心跳骤停抢救成功

一、病历资料

1. 现病史

患者,男性,54 岁。因"肝硬化 10 年,黄疸 1 年余,黑便 2 月余"就诊。慢性乙型病毒性肝炎 30 余年,肝硬化 10 年。黄疸 1 年余,进行性加重 3 月,间歇性黑便 2 月余。B 超提示大量腹水,ALB 22 μmol/L,TBIL 66 μmol/L, PT 19S,考虑目前患者肝功能失代偿状态,现为等待肝移植诊治收治入院。

2. 既往史

否认既往重大心、肺、脑、血管疾病史,否认哮喘病史,否认手术外伤史,否认药物食物过敏史。

3. 体格检查

(1) 患者 Ht 165 cm, Wt 70 kg, T 37.0℃, P 71 次/min, R 16 次/min, BP 145 mmHg/80 mmHg。

(2) 患者神清,精神可,半卧位,对答切题,检查合作。

(3) 听诊患者双肺呼吸音略粗,未及干湿啰音,心律齐,未及心脏杂音。

(4) 患者张口度>3 指,Mallampati 分级 Ⅱ级,头颈活动度好,甲颏间距 6 cm。无缺齿、义齿或松动牙齿。

(5) 皮肤巩膜明显黄染,腹部膨隆,腹壁静脉曲张,移动性浊音(+),可触及肿大脾脏。

4. 实验室和影像学检查

(1) 实验室指标(异常):TB 66 μmol/L, ALB 22 μmol/L, PT 19S, Cr 224 μmol/L, Hb 76 g/dl, K^+ 5.4 mmol/L, Na^+ 144 mmol/L, Ca^{2+} 0.89 mmol/L, BE −4.5 mmol/L,糖 2.8 mmol/L。

(2) 影像学指标:腹部超声-肝脏体积缩小,实质回声增粗,门静脉增宽。脾大,脾静脉增宽,大量腹水。

二、诊治经过

1. 麻醉前初步诊断

乙肝后肝硬化(Child-Pugh C 级),门脉高压。

2. 治疗方案

(1) 治疗原则:患者肝功能进入失代偿状态,待合适肝源择期行肝移植手术。

（2）术前准备：纠正贫血，凝血功能紊乱，内环境紊乱，备成分输血各类血制品。

（3）麻醉准备：以 14 G 套管针开放外周静脉。

① 监测：心电图、氧饱和度、呼气末二氧化碳、鼻咽温度、有创血压、中心静脉压（颈内静脉和股静脉）、肺动脉压、脑电麻醉深度 Nacotrend。

② 药物：咪达唑仑、丙泊酚、顺式阿曲库胺、舒芬太尼、瑞芬太尼、地塞米松、甲强龙、氯化钾、氯化钙、硫酸镁、胰岛素及葡萄糖、各类心血管活性药物（泵注或推注）和抗心律失常药物、促凝血药物。

③ 血液加温装置及暖风设备。

（4）麻醉诱导：丙泊酚＋舒芬太尼＋顺式阿曲库铵。成功建立人工气道，颈内放置双腔深静脉导管及 6 腔漂浮导管监测右心房压及肺动脉压，股静脉穿刺监测下肢中心静脉压。

（5）麻醉维持：丙泊酚（TCI）和七氟醚＋瑞芬太尼＋顺式阿曲库铵，根据脑电指数及心率血压调节麻醉深度。

（6）无肝前期：分离病肝，过程中失血 1 000 ml，输入白蛋白晶体液 2 000 ml，血浆 1 000 ml，红细胞悬液 10 IU。适当应用扩血管药物：硝酸甘油 0.3 $\mu g/(kg \cdot min)$；米力农 0.2 $\mu g/(kg \cdot min)$。BP 122 mmHg/78 mmHg，HR 80 次/min，CVP 14　mmHg。阻断前复查血气：pH 值 7.322，BE －1 mmol/L，K^+ 4.1 mmol/L，Ca^{2+} 0.89 mmol/L，Hb 9.6 g/dl。

（7）无肝期：停用硝酸甘油及米力农，开启去甲肾上腺素 0.1 $\mu g/(kg \cdot min)$，多巴胺 5 $\mu g/(kg \cdot min)$。分别阻断门静脉及下腔静脉，CVP 下降至 4 mmHg，BP 105 mmHg/55 mmHg，HR 90 mmHg。取下病肝，逐步吻合供体肝，吻合期间以 4℃ 2％白蛋白溶液持续冲洗门静脉，主刀医师提示供肝略肿胀，且存在脂肪肝。无肝期生命体征平稳，共历时 1 h 20 min。期间缓慢静脉滴注碳酸氢钠，输注红细胞 4 IU，血浆 400 ml，期间尿量 20 ml，门静脉开放前 5 min 复查血气：pH 值 7.322，BE 5 mmol/L，K^+ 4.5 mmol/L，Ca^{2+} 1.1 mmol/L，Hb 10 g/dl，鼻咽温度 35.5℃。开放前 BP 110 mmHg/66 mmHg，HR 75 次/min，CVP 6 mmHg。

（8）移植肝血流恢复期：去甲肾上腺素泵调至 0.3 $\mu g/(kg \cdot min)$，首先开放部分门静脉及肝上下腔静脉，患者生命体征无明显波动，继而开放肝下下腔静脉并开放全部门静脉，2 min 后，患者血压下降至 90 mmHg/50 mmHg，给予去甲肾上腺素 40 μg，血压上升至 115 mmHg/70 mmHg；心率自 85 次/min 逐渐下降至 40 次/min，立即给与肾上腺素 100 μg，反应不明显，鼻咽温度降至 34.5℃并有进一步下降趋势，将暖风加热设备加至最大并预备温盐水腹腔冲洗。

（9）心跳骤停及复苏：30 s 后心率进一步下降至 15 次/min，并出现长间歇，BP 下降至 40 mmHg/20 mmHg，CVP 25 mmHg，PA 50 mmHg/24 mmHg，ETCO$_2$ 至 20 mmHg，考虑患者即将出现心跳骤停，请外科医生停止手术操作，即刻轮流行胸外按压，并给与肾上腺素 1 mg，利多卡因 40 mg，静脉快速滴注碳酸氢钠，除颤仪备用。按压过程中患者血压维持在 160 mmHg/70 mmHg，ETCO$_2$ 维持在 30 mmHg 以上，3 min 后暂停按压，心电图为一直线，未出现室颤波形，患者双侧瞳孔散大。继续行胸外按压并查血气分析：pH 值 7.12，BE －11 mmol/L，K^+ 7.1 mmol/L，Ca^+ 0.95 mmol/L。立即反复给与葡萄糖兑胰岛素静脉缓慢推注，CaCl$_2$ 1 g，继续反复给与肾上腺素、利多卡因、硫酸镁、碳酸氢钠、呋塞米及甘露醇等药物，并努力尝试复温，多次复查血气分析，并根据结果纠正，持续抢救至 60 min，尝试停止按压，患者首次恢复窦性心律，HR 130 次/min，BP 140 mmHg/90 mmHg，CVP 22 mmHg。此时泵走速为去甲肾上腺素 0.6 $\mu g/(kg \cdot min)$，肾上腺素 0.5 $\mu g/(kg \cdot min)$。此时鼻咽温 37.1℃，血气分析提示：pH 值 7.34，BE 2 mmol/L，K^+ 5.1 mmol/L，Ca^+ 1.33 mmol/L。后经进一步利尿，扩血管，CVP 下降至 13 mmHg，心电图提示 II 导联及 V5 导联 ST 段下降至基线，但血管活性药物无法减量，维持该剂量入 ICU。术中总入量 11 000 ml，出血 6 000 ml，其中血浆及冷沉淀 4 000 ml，红细胞悬液25 U，尿量 3 500 ml，其中复苏后尿量 700 ml。

三、病例分析

1. 病例特点

(1) 患者肝硬化史 10 年,并存明显的门脉高压症状,全身状况差。

(2) 门静脉开放前循环稳定,内环境良好,体温稍低(35.5℃)。

(3) 开放门静脉及下腔静脉后:

① 电解质紊乱:高钾血症,K^+ 7.1 mmol/L,低钙血症,Ca^{2+} 0.95 mmol/L。

② 酸碱平衡紊乱:代谢性酸中毒失代偿,pH 值 7.12,BE −11 mmol/L。

③ 低体温:鼻咽温 34.5℃。

④ 心功能不全:CVP 25 mmHg, PA 50 mmHg/24 mmHg。

⑤ 心跳骤停。

2. 诊断及诊断依据

诊断:心跳骤停。

诊断依据:心率逐渐下降至 15 次/min,血压下降至 40 mmHg/20 mmHg。

3. 鉴别诊断

根据心电图及有创动脉监测可快速明确诊断,无需鉴别,及时处理。

四、处理方案及基本原则

(1) 有效的胸外按压:按压过程中患者血压维持在 160 mmHg/70 mmHg,$ETCO_2$ 维持在 30 mmHg 以上,以保证重要脏器的灌注以及代谢的需要。

(2) 药物支持:肾上腺素　利多卡因。

(3) 纠正内环境紊乱:胰岛素兑葡萄糖降钾、补充氯化钙、碳酸氢钠纠正酸中毒。

(4) 恢复正常体温。

(5) 利尿扩血管纠正急性心功能不全。

五、要点与讨论

1. 为什么会发生心跳骤停

心跳骤停的常见原因——6H5T:

6H:Hypovolemia 低血容量;

　　　Hypoxia 低氧血症;

　　　Hydrogen 酸中毒;

　　　Hyper/Hypokalemia 高/低钾血症;

　　　Hypoglycemia 低血糖;

　　　Hypothermia 低体温。

5T:Toxins 中毒;

　　　Tamponade 心脏压塞;

　　　Tension pneumothorax 张力性气胸;

　　　Thrombosis of the coronary/pul vasculature 冠脉或肺动脉栓塞;

Trauma 创伤。

在本案例中为：Hydrogen＋Hyperkalemia＋Hypothermia＋Toxins。

2. 什么是再灌注综合征

再灌注综合征 PRS：供肝下腔静脉和门静脉血管吻合完毕开放后循环系统不稳定，血流动力学剧烈波动的状态。

（1）时间：一般发生在移植肝血流再通后约 5 min 内，通常在 5～10 min 内缓解，但有时持续时间较长。

（2）表现：全身血管阻力降低，MAP 急剧下降 30％以上或降低幅度大于 30 mmHg；MAP、PAWP、CVP 升高；以及窦性心动过缓、心律失常甚至心搏骤停。

（3）发生机制：无肝前期的低容量可能导致严重的低血压和重要脏器的灌注不足，甚至损伤心肌。

（4）代谢性酸中毒：手术中无肝期一般历时 1 h 左右，这段时间内门静脉和下腔静脉阻断，导致肠道和盆腔的血液瘀滞，使酸性代谢产物大量产生。

（5）高钾血症：用于保养供肝的 UW 液中常含有高浓度的钾离子。

（6）低温：在供肝血管吻合期间，常在肝脏周围布满冰屑，造成无肝期体温下降。

供肝循环开放后，下腔静脉恢复血流引起心脏前负荷增加，同时含有大量酸性物质的血液经由门静脉冲入肝脏，连同肝内的低温液体、缺血期间聚集的血管活性物质以及残留的高钾保养液一起进入心脏，从而引起 PRS，若术前合并右心功能不全则这种影响更严重。

3. 如何预防及处理

（1）无肝前期管理：维持患者循环稳定，填充较多的容量以应对下腔静脉阻断后出现的回心血量不足，CVP 控制在正常稍高水平，可适当给与硝酸甘油等药物进一步扩容。

（2）无肝期管理：即便通过容量填充，由于下腔静脉的回流量占回心血量一半以上，因此在下腔静脉阻断后患者仍处于低容量状态。因此，当下腔静脉阻断后，应快速从上肢输入新鲜血。然而由于开放后回心血量骤增对心脏前负荷影响巨大，因此建议将 CVP 控制在正常稍低水平，而为了保证重要脏器的灌注，可应用去甲肾上腺素增加外周循环阻力从而提高 MVP。为减轻代谢性酸中毒影响，开放前可给与适量碳酸氢钠以增加机体的碱储备。为预防高血钾，需要在开放前充分冲洗供肝内的高钾 UW 保养液，循环开放前最好维持血 K^+ 处于正常稍低水平，血 $Ca^{2+}>1.0$ mmol/L。无肝期内需要特别做好保温措施，条件允许考虑应用水毯快速升温。

（3）复苏：心肺复苏参考最新版指南，对于此类患者特别需要强调的是病因治疗。该患者短时间内未能成功复苏主要是由于心跳骤停的病因持续存在，当后期解除了酸中毒、高血钾及低温的影响后，患者才复苏成功。

六、思考题

1. 该患者 Child-Pugh 评分为多少？
2. 患者术前存在哪些严重的合并症，该如何纠正？
3. 为患者预后考虑，除了关注复苏后循环稳定外，还应关注哪些问题？

七、推荐阅读文献

1. Michael Ramsay. The Reperfusion Syndrome：Have We Made Any Process？［J］. Liver Transplantation，2008，14：412－414.

（陶　磊）

2. Khoo CW，Lip GY. Acute management of atrial fibrillation [J]. Chest，2009，135：849 - 859.

3. Nolan JP，Deakin CD，Soar J，et al. European Resuscitation Council guidelines for resuscitation 2005. Section 4. Adult advanced life support [J]. Resuscitation，2005，67S1：S39 - 86.

4. Gyorgy Frendl，Alissa C Sodickson，Mina K，et al. 2014 AATS guidelines for the prevention and management of perioperative atrial fibrillation and flutter for thoracic surgical procedures [J]. The Journal of Thoracic and Cardiovascular Surgery，2014，148(3)：e153 - 193.

5. 刘进，邓小明，等. 2014 版中国麻醉学指南与专家共识. 中华医学会麻醉学分会. 第 15 章　颅脑外伤患者的麻醉管理指南. 130 - 134.

常用医学缩略语

一、临床常用缩略语

T	体温	Sig	乙状结肠镜检查术
P	脉搏	CG	膀胱造影
HR	心率	CAG	心血管造影,脑血管造影
R	呼吸	IVC	下腔静脉
BP	血压	RP	逆行肾盂造影
BBT	基础体温	RUG	逆行尿路造影
Wt	体重	UG	尿路造影
Ht	身长,身高	PTC	经皮肝穿刺胆管造影
AC	腹围	GA	胃液分析
CVP	中心静脉压	LNP	淋巴结穿刺
VE	阴道内诊	LP	肝穿刺,腰穿刺
ECG	心电图	Ca	癌
EEG	脑电图	LMP	末次月经
EGG	胃电图	PMB	绝经后出血
EMG	肌电图	PPH	产后出血
LS	腹腔镜手术	HSG	子宫输卵管造影术
MRI	磁共振成像	CS	剖宫产术
UCG	超声心动图	AID	异质(人工)授精
UT	超声检测	AIH	配偶间的人工授精
SEG	脑声波图	EPS	前列腺按摩液
BC	血液培养	DC	更换敷料
Bx	活组织检查	ROS	拆线
Cys	膀胱镜检查	KUB	尿路平片
ESO	食管镜检查	BB	乳房活检

二、实验室检查常用缩略语(1)

自动血液分析仪检测项目	WBC	白细胞计数			APTT	部分活化凝血活酶时间			
	RBC	红细胞计数			CRT	血块收缩时间			
	Hb	血红蛋白浓度			TT	凝血酶时间			
	HCT	红细胞比容			3P 试验	血浆鱼精蛋白副凝固试验			
	MCV	红细胞平均体积			ELT	优球蛋白溶解时间			
	MCHC	红细胞平均血红蛋白浓度			FDP	纤维蛋白(原)降解产物			
	MCH	红细胞平均血红蛋白量			HbEP	血红蛋白电泳			
	RDW	红细胞分布宽度			ROFT	红细胞渗透脆性试验			
	PLT	血小板计数			尿液分析仪检查项目	pH	酸碱度		
	MPV	血小板平均体积				SG	比重		
	LY	淋巴细胞百分率				PRO	蛋白质		
	MO	单核细胞百分率				GLU	葡萄糖		
	N	中性粒细胞百分率				KET	酮体		
	LY#	淋巴细胞绝对值				UBG	尿胆原		
	MO#	单核细胞绝对值				BIL	胆红素		
	N#	中性粒细胞绝对值				NIT	亚硝酸盐		
DC	白细胞分类计数	GR	粒细胞	N	中性粒细胞		WBC	白细胞	
				E	嗜酸性粒细胞		RBC/BLD	红细胞/隐血	
				B	嗜碱性粒细胞		Vc, VitC	维生素 C	
		LY	淋巴细胞				GC	颗粒管型	
		MO	单核细胞				HC	透明管型	
Rt	常规检查	B	血			尿沉渣显微镜检查	WC	蜡状管型	
		U	尿				PC	脓细胞管型	
		S	粪				UAMY	尿淀粉酶	
	EOS	嗜酸性粒细胞直接计数					EPG	粪便虫卵计数	
	Ret	网织红细胞计数					OBT	粪便隐血试验	
	ESR	红细胞沉降率					OCT	催产素激惹试验	
	MP	疟原虫					LFT	肝功能检查	
	Mf	微丝蚴					TB	总胆红素	
	LEC	红斑狼疮细胞					DB	结合胆红素,直接胆红素	
	BG	血型					IB	未结合胆红素,间接胆红素	
	BT	出血时间							
	CT	凝血时间					TBA	总胆汁酸	
	PT	凝血酶原时间					II	黄疸指数	
	PTR	凝血酶原时间比值					CCFT	脑磷脂胆固醇絮状试验	

三、实验室检查常用缩略语(2)

RFT	肾功能试验	β-LP	β-脂蛋白
BUN	尿素氮	ALT	丙氨酸氨基转移酶
SCr	血肌酐	AST	天门冬氨酸氨基转移酶
BUA	血尿酸	γ-GT	γ-谷氨酰转肽酶
Ccr	内生肌酐清除率	ALP/AKP	碱性磷酸酶
UCL	尿素清除率	ACP	酸性磷酸酶
NPN	非蛋白氮	ChE	胆碱酯酶
PFT	肺功能试验	LDH	乳酸脱氢酶
TP	总蛋白	AMY，AMS	淀粉酶
ALB	白蛋白	LPS	脂肪酶,脂多糖
GLB	球蛋白	LZM	溶菌酶
A/G	白蛋白球蛋白比值	CK	肌酸激酶
Fib	纤维蛋白原	RF	类风湿因子
SPE	血清蛋白电泳	ANA	抗核抗体
HbAlc	糖化血红蛋白	ASO	抗链球菌溶血素"O"
FBG	空腹血糖	C_3	血清补体 C_3
OGTT	口服葡萄糖耐量试验	C_4	血清补体 C_4
BS	血糖	RPR	梅毒螺旋体筛查试验
HL	乳酸	TPPA	梅毒螺旋体确证试验
PA	丙酮酸	WT	华氏反应
KB	酮体	KT	康氏反应
β-HB	β-羟丁酸	NG	淋球菌
TL	总脂	CT	沙眼衣原体
TC	总胆固醇	CP	肺炎衣原体
TG	甘油三酯	UU	解脲脲原体
FFA	游离脂肪酸	HPV	人乳头状瘤病毒
FC	游离胆固醇	HSV	单纯疱疹病毒
PL，PHL	磷脂	MPn	肺炎支原体
HDL-C	高密度脂蛋白胆固醇	TP	梅毒螺旋体
LDL-C	低密度脂蛋白胆固醇	HIV	人类免疫缺陷病毒
LPE	脂蛋白电泳		

四、实验室检查常用缩略语(3)

Hp	幽门螺杆菌	CEA	癌胚抗原
AFP	甲胎蛋白	PSA	前列腺特异抗原

（续表）

TGF	肿瘤生长因子	HLA	组织相容性抗原
PRL	催乳素	CO_2CP	二氧化碳结合力
LH	促黄体生成素	$PaCO_2$	二氧化碳分压
FSH	促卵泡激素	TCO_2	二氧化碳总量
TSTO，T	睾酮	SB	标准碳酸氢盐
E_2	雌二醇	AB	实际碳酸氢盐
PRGE，P	孕酮	BB	缓冲碱
HPL	胎盘泌乳素	BE	碱剩余
TT_4	总甲状腺素	PaO_2	氧分压
PTH	甲状旁腺激素	SaO_2	氧饱和度
ALD	醛固酮	AG	阴离子间隙
RI	胰岛素	BM－DC	骨髓细胞分类
Apo	载脂蛋白	CSF	脑脊液
EPO	促红细胞生成素	Ig(A，G，M，D，E)	免疫球蛋白
GH	生长激素	PA	前白蛋白

五、处方常用缩略语

ac	饭前	qn	每晚一次
am	上午	qod	隔日一次
aj	空腹时	sos	需要时(限用一次)
bid	1天二次	st	立即
cm	明晨	tid	1天三次
dol　urg	剧痛时	prn	必要时(可多次)
hn	今晚	pc	饭后
hs	临睡前	aa	各
int. cib	饭间	ad　us　ext	外用
qm	每晨一次	ad　us　int	内服
q10 min	每10分钟一次	co	复方的
pm	下午	dil	稀释的
qd	每天一次	dos	剂量
qh	每小时一次	D. S.	给予,标记
q4h	每4小时一次	g	克
q6h	每6小时一次	ivgtt	静脉滴注
q8h	每8小时一次	id	皮内注射
q12h	每12小时一次	ih	皮下注射

六、部分常用药品名缩写

药品名	缩写	药品名	缩写
青霉素	PEN	头孢曲松	CRO, CTR
氨苄青霉素	AMP	头孢他啶	CAZ
阿莫西林	AMO, AMX, AML	头孢哌酮	CFP, CPZ
甲氧西林(新青Ⅰ)	MET	头孢甲肟	CMX
苯唑西林(新青Ⅱ)	OXA	头孢匹胺	CPM
羧苄西林	CAR	头孢克肟	CFM
替卡西林	TIC	头孢泊肟	CPD
哌拉西林	PIP	第四代头孢菌素:	
阿帕西林	APA	头孢匹罗	CPO
阿洛西林	AZL	头孢吡肟	FEP
美洛西林	MEZ	其 他:	
美西林	MEC	头孢西丁	FOX
第一代头孢菌素:		头孢美唑	CMZ
头孢噻吩(先锋Ⅰ)	CEP	头孢替坦	CTT
头孢噻啶(先锋Ⅱ)	CER	头孢拉宗	CE
头孢来星(先锋Ⅲ)	CEG	拉氧头孢	MOX
头孢氨苄(先锋Ⅳ)	CEX	舒巴坦	SUL
头孢唑啉(先锋Ⅴ)	CFZ	克拉维酸	CLAV
头孢拉定(先锋Ⅵ)	RAD	氨曲南	ATM
头孢乙腈(先锋Ⅶ)	CEC, CAC	亚胺培南	IMI, IMP
头孢匹林(先锋Ⅷ)	HAP, CP	他唑巴坦	TAZ
头孢硫脒(先锋18)	CSU		
头孢羟氨苄	CFR, FAD	链霉素	STR
头孢沙定	CXD	卡那霉素	KAN
头孢曲秦	CFT	阿米卡星	AMK
第二代头孢菌素:		庆大霉素	GEN
头孢呋辛	CFX, CXM	妥布霉素	TOB
头孢呋辛酯	CXO	奈替米星	NET
头孢孟多	CFM, FAM	西索米星	SIS
头孢磺啶	CFS	地贝卡星	DBK
头孢替安	CTM	异帕米星	ISP, ISE
头孢克洛	CEC	新霉素	NEO
第三代头孢菌素:		大观霉素	SPE, STP
头孢噻肟	CTX	红霉素	ERY
头孢唑肟	CZX	螺旋霉素	SPI, SPM

罗红霉素	ROX	四环素	TET，TCY
阿奇霉素	AZI，AZM	多西环素(强力霉素)	DOX
交沙霉素	JOS	米诺环素(美满霉素)	MIN，MNO
氯霉素	CMP	环丙沙星	CIP，COFX，CPLX
林可霉素	LIN	培氟沙星	PEF，PEFX
克林霉素	CLI	依诺沙星	ENO，ENX，ENOX
甲硝唑	MNZ	芦氟沙星	RUFX
替硝唑	TNZ	氨氟沙星	AMFX
利福平	RFP	妥苏沙星	TFLX
甲哌利福素	RFP	加替沙星	GTFX
利福定	RFD	洛美沙星	LOM，LFLX
异烟肼	INH	新三代喹诺酮类抗菌药：	
乙胺丁醇	EMB	氟罗沙星	FLE
吡嗪酰胺	PZA	左氧氟沙星	LEV，LVX，LVFX
磷霉素	FOS	司帕沙星	SPX，SPFX
褐霉素	FD	司巴沙星	SPA
对氨基水杨酸	PAS	短效磺胺药：	
杆菌肽	BAC	磺胺二甲嘧啶	SMZ
万古霉素	VAN	磺胺异噁唑	SIZ
壁霉素	TEC	磺胺二甲异嘧啶	SIMZ
原始霉素	PTN	中效磺胺药：	
曲古霉素	TSA	磺胺嘧啶	SD，SDI
丰加霉素	TMC	磺胺甲噁唑	SMZ
卷须霉素	CPM	磺胺苯唑	SPP
粘杆菌素	COM	长效磺胺药：	
争光霉素	BLM	磺胺邻二甲氧嘧啶	SDM
第一代喹诺酮类抗菌药：		磺胺对甲氧嘧啶	SMD
萘啶酸	NAL	磺胺间甲氧嘧啶	SMM
恶喹酸	OXO	磺胺甲氧嗪	SMP，SMPZ
西诺沙星	CIN	磺胺二甲氧嗪	SDM
第二代喹诺酮类抗菌药：		甲氧苄胺嘧啶	TMP
吡哌酸	PPA		
第三代喹诺酮类抗菌药：		两性霉素 B	AMB
诺氟沙星	NOR，NFLX	制霉菌素	NYS
氧氟沙星	OFL，OFX，OFLX	咪康唑	MIC

（续表）

益康唑	ECO	利巴韦林	RBV
酮康唑	KET	干扰素	IFN
氟康唑	FCZ，FLU	胸腺肽	XXT
伊曲康唑	ICZ，ITC	肌酐	HXR
阿昔洛韦	ACV	γ-氨酪酸(γ-氨基丁酸)	GABA
更昔洛韦	GCV	乙烯雌酚	DES
泛昔洛韦	FCV	6-氨基己酸	EACA
伐昔洛韦	VCV	破伤风抗毒素	TAT